# 中医五神 辨治学

—— 中医五神理论体系的重构与实践

主编 滕晶

魂
意 神 志
魄

中国中医药出版社

·北京·

**图书在版编目（CIP）数据**

中医五神辨治学：中医五神理论体系的重构与实践 /
滕晶主编 . —北京：中国中医药出版社，2021.9
ISBN 978 - 7 - 5132 - 7021 - 2

Ⅰ.①中…　Ⅱ.①滕…　Ⅲ.①辨证论治—研究
Ⅳ.① R241

中国版本图书馆 CIP 数据核字（2021）第 108886 号

中国中医药出版社出版

北京经济技术开发区科创十三街 31 号院二区 8 号楼
邮政编码　100176
传真　010-64405721
廊坊市晶艺印务有限公司印刷
各地新华书店经销

开本 710×1000　1/16　印张 18.5　字数 298 千字
2021 年 9 月第 1 版　2021 年 9 月第 1 次印刷
书号　ISBN 978 - 7 - 5132 - 7021 - 2

定价　79.00 元
网址　www.cptcm.com

服 务 热 线　010-64405720
购 书 热 线　010-89535836
维 权 打 假　010-64405753

微信服务号　zgzyycbs
微商城网址　https://kdt.im/LIdUGr
官 方 微 博　http://e.weibo.com/cptcm
天猫旗舰店网址　https://zgzyycbs.tmall.com

如有印装质量问题请与本社出版部联系（010-64405510）

# 编委会

# 内容提要

　　五神是人生来就有的，它贯穿生命过程的始终，由"神、魂、魄、意、志"五种基本要素构成。中医的五神学说能够从本质上诠释疾病发生的根源。本书系统回顾了中医学中关于五神的文献，结合现代人文社科研究成果，总结出五神的形成基础，重新定义和解读五神——"神、魂、魄、意、志"要素的具体内涵，并从五神的生理病理入手，详细地阐明了五神紊乱的致病机制，并构建出中医五神辨治体系的相关量表，对常用药物、方剂作了较为系统的整理归纳，初步总结出中医五神要素用药的规律，书中还记载了大量的古今验案并附有详细的解析，可作为临床诊疗的参考。

　　本书内容翔实，观点新颖，将五神学说与现代心理学、西医学等相关学科进行了融合重构，形成针对此类疾病的中医五神辨治体系，适合各级中医人士阅读参考。

# 序

　　"五神"又称"五神藏"，其理论体系起源于《黄帝内经》(以下简称《内经》)，《灵枢·本神》曰："随神往来者谓之魂，并精而出入者谓之魄，所以任物者谓之心，心有所忆者谓之意，意之所存谓之志。"本人在研究心理脉象和情志病因的过程中发现，"五神"在人类情志致病和心理、思维等方面是一个完全不同西方心理学认识的重要领域。"五神"虽与五脏关系密切，但又代表了人类某些与生俱来的功能体系，是人类精神意识思维活动最基本的五个构成元素。通过这五个要素之间的系统联系，构成了人类思维意识活动最原始、最本质的特点，在形形色色的外界事物刺激和作用下逐渐形成并健全了认知反映和思维模式，并由此辐射和影响至机体的生理病理活动。

　　"五神"贯穿于生命过程的始终，具有生、长、壮、老、已的生理特点。从两精相搏产生"神"，到"八十岁，肺气衰，魄离"，人体所秉受的"五神"在不同的生命阶段有着明显的强弱趋势，而且在人的生命历程中不断受到内外界的干扰及损耗，导致不同程度的病理状态。因此，五神有强、弱、紊乱等几种不同层次的表现，进一步导致心理情绪和相应机体状态的变化，成为人类精神心理类疾病和某些躯体行为性疾病的源头。

　　"五神"在人们日常生活和本土文化中广泛应用，如"神采飞扬""得意""失魂落魄""踌躇满志""意志坚强"等，但医学领域应用却不甚广泛，虽然古代文献对其多有记载，但尚未形成理、法、方、药等完备的辨治体系，难以对精神心理类疾病及部分行为性疾病的整体状况给予客观、科学的评估，故深入挖掘并重构"五神"理论体系对防病、治病具有非常重要的意义。

　　滕晶教授及其研究团队潜心致力于"五神"领域的研究，从古代文献到现代诠释，从基础概念到临床诊断、评估及治疗做了大量的文献挖掘和临床研究

1

工作，付出了辛勤的劳动，在传统中医六腑辨证、八纲辨证等基础上突破创新，以客观的学术态度，正视中医自身存在的问题，吸纳现代科学研究成果，吐故纳新，去伪存真，使得这一中医理论的重要组成部分得到了发扬和深化，随着这项工作的进一步深入，必将为中医基础理论和临床诊治疾病增添新的内容，开拓新的思路和方法，促进中医药事业更好更全面地发展和进步。

齐向华

2021 年 3 月 1 日

# 前 言

　　人类社会历经千年的发展至今天，物质生活的极大提高使我们的生活质量发生了翻天覆地的变化，但随之而来的是工作节奏的加快、社会压力的加剧、人际关系的复杂等，人类疾病谱已经不再局限于躯体性病症，精神心理行为性疾病越来越突出地危害着人类的身体和心理健康。随着医学模式逐渐转向生物-社会-心理模式，医学界已经认识到人的心理情绪变化在疾病发生中扮演着重要的角色，但尚未认识到心理问题并不是导致疾病的最本质根源，人类与生俱来的本质潜能才是影响疾病发生的本源。

　　通过多年的临床实践和文献资料研究，我们发现中医的"五神学说"能够从本质上诠释疾病发生的根源。五神是人生来就有的，它贯穿生命过程的始终，由"神、魂、魄、意、志"五种基本要素构成。随着时代疾病谱的演变，中医学的疾病观和辨证思路多趋向于脏腑辨证、八纲辨证、三焦辨证、六经辨证等，五神在医学应用中的地位逐渐被浅置。但其在社会生活中的应用却时时存在，如民间风俗中的"招魂"，人物描述的"失魂落魄""三心二意""神魂颠倒""神采奕奕""意志薄弱"等。这说明了五神之中蕴藏着丰富的人类情感心理活动，可以用其指导中医临床辨治疾病。

　　疾病形成是一个完整的过程，从始动原因到疾病形成是逐渐发展演变的。西医学诊治疾病注重疾病形成这个结果；而中医学强调整体观念和形神统一，立足于窥视疾病发生发展的全貌，注重"形变"与"神变"两者之间的因果关系。就精神心理行为性疾病而言，其发病的潜在和最根本原因是"神变"，其他的因素只是促进疾病发生和发展的相关因素，临证诊病要以"神变"为核心，才能使整个疾病过程一览无余。

　　针对当前普遍存在的精神心理行为性疾病，我们将五神学说与现代心理学、西医学等相关学科进行融合重构，形成了针对此类疾病的"中医五神辨治体系"。在新的体系中，"神、魂、魄、意、志"各个要素并不是孤立存在的个体，而是有着内在联系的一个系统的整体，其最佳的功能状态是"五神平秘"。五神自先天而来，是人类精神思维活动的本源所在，充分体现了人类内心世界的原生态。它代表的是一种与生俱来的本能，这种深存于内心，难以被意识的潜能，对一个人的成长经历和个性形成至关重要，它作为人体最本源的基础，决定了一个人的个性、心理、体质等。人体若受到内外之邪的干扰，打乱"五神平秘"状态，导致脏腑气血失和，便会产生疾病。

反观目前诊疗精神心理行为性疾病多从内伤七情入手进行分析，未能更深层次地触及疾病发生的本源所在。中医五神辨治体系则是追溯到人体本源层面进行论治疾病，丰富了中医诊治疾病的思维模式。这其中充分体现了中医治未病的思想，通过从疾病的源头调节"五神"紊乱，可以达到防病治病的目的。这种新的辨治体系能够为中医治疗现代精神心理行为性疾病提供新的思路和方法，促进中医病因学的发展。

本书体例创新，内容翔实，观点新颖，共分十章。首先从五神概念的形成谈起，进一步系统回顾了中医学中关于五神的文献，结合现代人文社科研究成果，总结出五神形成的基础，重新定义了五神——"神、魂、魄、意、志"要素的具体内涵，并从五神的生理病理入手，详细地阐明了五神紊乱的致病机制，并构建出中医五神辨治体系的相关量表，对常用药物、方剂作了较为系统的整理归纳，初步总结出中医五神要素用药的规律，书中还记载了大量的古今验案并附有详细的解析，可作为临床诊疗的参考。

本书适用于中医爱好者、中医临床医师、中西医结合工作者以及对中医"五神"理论研究者，希望本书能够对广大读者有所启示。本书的编写得到了各界同仁的帮助，在此一并表示感谢。由于编写人员学识有限，本书的学术观点有待进一步完善，敬请有关专家和读者不吝赐教，以便不断提高本书的学术水平和实用价值。

滕 晶

2021 年 2 月 1 日

# 目 录

# 第1章
# 五神的源流与发展

## 第一节　五神的由来与发展

　　五神这一概念的产生与中国传统文化有着密切的关系，人类从最初的茹毛饮血，到学会使用火和劳动工具并最终创立文明社会，是一个对自然逐步认识的过程，当然这也是一个充满艰辛与曲折的过程。在最初与大自然的争斗中，人类对自然界是一无所知的，自然界呈现的是先祖们无法理解的奇异现象，先祖们为了解释这些现象，创造了各种各样的神话与传说，"神"就作为一个可以满足先祖好奇心的概念诞生了。而"五神"在古代的神话传说中代表着"五帝"和"五方之神"，"五帝"指黄帝、颛顼、帝喾、尧、舜；"五方之神"即东方属木春神勾芒、南方属火夏神祝融、中心属土配神后土、西方属金秋神蓐收、北方属水冬神玄冥，亦称之为"五行之神"。这在古代的文献中不乏记载，如《淮南子·要略训》曰："顺时运之应，法五神之常。"《南齐书·礼志上》曰："勾芒等五神，既是五帝之佐，依郑玄说，宜配食于庭也。"这些都是因当时科学水平有限，先人们对一些无法解释的自然现象而求助于神灵的一种普遍现象，这也说明神灵在当时是用来解释自然界奇异现象的一种工具。

随着人类文明的不断进步，其文化思想也在逐渐成熟和丰富。当哲学兴起时，"五神"的概念又有了另外的含义。如"五神"代表"五德"，"五德"在传统儒家思想中意指"温、良、恭、俭、让"，如《论语·学而》曰："夫子温良恭俭让以得之。"在阴阳家心里，"五神"则表征构成世界的五种物质，即"木、火、土、金、水"。也有人认为"五德"代表东、西、南、北、中五方种的五色谷物，如《汉书·郊祀志下》曰"耕耘五德，朝种暮获"，这里的"五德"就是晋灼说的："五德东方甲，南方丙，西方庚，北方壬，中央戊。种五色禾于此地为耕耘也。"

除此之外，"五神"还被认为代表五脏的灵气。如汉·河上公注："神，谓五脏之神也。肝藏魂，肺藏魄，心藏神，肾藏精，脾藏志。五脏尽伤，则五神去矣。"此处对"五神"概念的认识很明显来自中医学，如《素问·宣明五气》中就提道："五脏所藏：心藏神，肺藏魄，肝藏魂，脾藏意，肾藏志。"中医学认为"五神"是指"神、魂、魄、意、志"，它们分别藏于五脏之中。但由于历史原因，人类在相当长的一段时间内主要关注躯体器质性疾病，与之相对应的辨证模式，如脏腑辨证、六经辨证、八纲辨证、三焦辨证大行其道，而精神情志类疾病并未受到广泛关注。因此原本作为组成人类思维活动的五种基本元素"神、魂、魄、意、志"慢慢淡化出了医学领域。但在人们的日常生活中却常常用这些词语来描述一个人的精神心理状态，比如人们耳熟能详的失魂落魄、神采飞扬、三心二意、意气风发等，文学家们用这些鲜活的词勾勒出的人物形象往往给人跃然纸上的感觉。这说明古老的"五神"在处理精神情志类疾病中蕴含着巨大的潜力。为了尽可能将其全貌展现给读者，在这一章中将分别从"神、魂、魄、意、志"五个方面探索中医五神的发展渊源。

## 一、"神"含义的发展及演化

### （一）"神"概念的由来

神，古写作"𥘈"。详考其字符的发生，"神"字的写形就能充分体现这一概念发生的相关背景。"神"字是由左"礻"右"申"架构的。左"礻"又分为上"二"下"三垂"两部分，"示，天垂象，见吉凶，所以示人也。从二

（注：二，即上，指天空）；三垂，日、月、星也。观乎天文，以察时变，示，神事也"（《说文·示部》）。右"申"，甲骨文、金文以及石文中写为"中"文，是闪电的象形；篆文和后来的隶书将其拉直规整后形成楷书的"电"和"申"两个变体字。变体后"电"表其原始义。"電"字，左"E"和右"ヨ"分别象征阴阳二气所形成的云团，中间的"Z"是具有阴阳属性的两个云团（即阴阳二气）相互撞击时所产生耀眼电光的写形。此即是"電，阴阳激耀也。从雨从申"（申，读 diān）（《说文·雨部》）。人们今天仍在使用"电"和"申"这两个变体字，其中"电"成为今之简体字，而"申"形成后就有了新的读音和表义，即"申，神也。七月阴气成体，自申束。从臼，自持也"（《说文·申部》）。也有人认为"神"字的右"申"为北斗星的写形。这些论述表明上古时代的人们已经开始有意识地观察、认识各种自然现象，但由于认识能力所限，并不能对其进行科学的解释，从而认为存在一种主宰天地万物变化的力量，即神。许慎在《说文解字》中云："神，天神引出万物者也。"徐灏注解："天地生万物，物有主元者曰神。"即神为天地万物之主宰。《礼记·祭法》记载："山林川谷丘陵，能出云为风雨，见怪物，皆曰神"。即神是一种超自然体的存在。通过对"神"字写形的剖解和字义的诠释，人们得知一个事实，字符"神"的出现揭示了"神"概念产生的背景，即古人对天地、日月、星辰、闪电、云雨、地震、四季寒暑更迭等具体事物进行长期、反复的观察和研究，运用人们当时已经广泛应用的"气""阴阳""五行"等哲学理念予以分析和概括，并在此基础上逐渐对导致这些事物和现象出现或发生的原因及其内在规律进行概括与总结。

## （二）神在不同领域中的含义

### 1. 神在哲学领域中的含义

（1）先秦时期对神的认识　春秋战国到秦汉之际，随着人们认知水平的提高，神的含义也发生了分化。一些哲学家认为神是宗教和神话中的超自然体，如《论语·述而》曰："子不语怪、力、乱、神。"何晏《论语集解》云："神，谓鬼神之事。"所谓鬼神之事，是指人死后的魂灵。古人认为既然天与地都有神灵，那么作为天地万物最得灵气的人就更应有神灵，故《礼记·乐记》云："明则有礼乐，幽则有鬼神。"郑玄注："圣人之精气谓之神，贤知之精气谓之鬼。""神"被赋予了唯心主义的色彩后，唯物论者开始认为神是天地万物运动变化的内在动力。如汉·刘向在《说苑·修文》中曰："神者，天地之本，而为万物之始。"《管子·内业》云："一物能化谓之神。"即因天地的变化而生成万物，这种现象是神的表现，有天地之形，然后有神的变化。可见，神的作用形式虽不可见，但其作用结果是显而易见的——神是万物运动变化的内在根据，并且自然界的各种变化是微妙而难以预测的，故《周易·系辞上》云："阴阳不测谓之神。"此处的"不测"不是"不可知""无法知"，而是指虽然用"阴阳"所抽象出的客观事物所具有的固有规律是物质世界固有的、自在的、不受人类主观意志影响的，但是人类用自身的五大感官无法直接去感触这些客观事物固有规律。而人死后的魂灵则更难以琢磨，于是"神"衍生出了神奇、神异、灵验的含义。如《史记·龟策列传》序中所言："略闻夏殷欲卜者，乃取龟著，已则弃去之，以为龟藏则不灵，著久则不神。"但《周易》之"神"没有人格化的倾向，《易传》之"神"从根本上讲是自然性的，没有自己的意志，它对于宇宙的生成与变化不起支配作用，与夏、商、周时期所认识的"神"具有人格化的特征是截然不同的。

（2）唐宋时期对神的认识　唐宋时期经济繁荣，社会相对稳定，文化得到了极大的发展，涌现出一大批道学家，如张载、程颐、程颢、朱熹等，他们都是道学的代表人物。这一时期道学占据了思想界的主流，是整个社会的价值尺度。在道学家的哲学思想中自然渗透着对"神"这一概念的认识。如张载在《正蒙·太和篇》曰："气聚则离明得施而有形，气不聚则离明不得施而无形。""离明"指人的肉眼，"气聚"成为特殊的事物，人的肉眼能看到，这就是有形、有象；"气不聚"，人的肉眼就不能看到，这是无形、无象，是"清通而不可见"，这就是神。这并不是说在气之外另有一个"神"，"神"只是气之散不能够被看到。《正蒙·太和篇》又说："天道不穷，寒暑也；众动不穷，屈伸也。鬼神之实，不越二端而已矣。"《周易》讲"幽明之故""死生之说"，还讲"鬼神之情状"。张载说："鬼神者，两者之良能也。"鬼神就是"屈伸"。张载说："物之初生，气日至而滋息。物之既盈，气日反而游散。至之谓神，以其伸也；反之谓鬼，以其归也。"（《正蒙·动物篇》）"反"就是返，言其复返于太虚。在宇宙演化的过程中，凡是过去的就是鬼，过去的事物都回归于"太虚"，所以称为"鬼"。将要到来的东西都是神，张载说："神者，太虚妙应之目。""应"是太虚对于"感"的反应。有什么"感",怎么反应,这都是不可预测的,所以称为"妙应",也称为"神"。所以说在张载的哲学体系中,"神"所代表的就是一种形而上的、变化莫测的意思。

朱熹的学问体现在一个"理"字上,"格物致知"是获取"理"的途径。他在《答黄道夫书》中说道:"天地之气,有理有气。理也者,形而上之道也,生物之本也;气也者,形而下之器也,生物之具也。是以人物之生,必禀此气,然后有形。其性其形,虽不外乎一身,然其道器之间分际甚明,不可乱也。"理和气是道学中两个最重要的范畴,朱熹在此处对其内涵与差异做了阐述。与程颐、程颢的观点不同,朱熹认为鬼神是气。《中庸》道:"子曰:鬼神之为德,其盛矣乎!"朱熹注道:"程子曰:鬼神,天地之功用,而造化之迹也。张子曰:鬼神者,二气之良能也。愚谓以二气言,则鬼者阴之灵也,神者阳之灵也。以一气言,则至而伸者为神,反而归者为鬼,其实一物而已。"这说明了鬼神不是理,而是气之灵。朱熹还认为"鬼神无形与声",由于一切物都不过是阴阳二气的聚散,所以《中庸》认为鬼神"体物而不可遗"。朱熹援引《礼记》所载孔子的话,认为鬼神就是气"发扬于上为昭明"的"百物之精"(《中庸》)。和朱熹在讨论人心与人性关系时一样,在理与气之间,他又提出了一个气之灵。这个灵,在人为心,人死为鬼、为神。这个灵,也就是张载哲学观点中气所固有的"虚与神"。

朱熹还认为人神一理,幽明一理,如(《论语·先进》):"未能事人,焉能事鬼。""未知生,焉知死。"朱熹在《四书集注》说:"问事鬼神,盖求所以奉祭祀之意。而死者人之所必有,不可不知。皆切问也。然非诚敬足以事人,则必不能事神;非原始而知其所以生,则必不能反终而知其所以死。盖幽明始终,初无二理,但学之有序,不可躐等,故夫子告之如此。"

由上可以看出,这一时期的"神"已经开始成为哲学家的一种说理工具,而非最初用于解释一些人类难以理解的事物了。

(3)明清时期对神的认识　这一时期道学成就的高峰非王夫之莫属,王氏的哲学体系中也有对"神"的阐述。如王氏继承并发展了张载的"气一元"论,他在《张子正蒙注·太和》中写道:"神化者,气之聚散不测之妙,然而有迹可见。性命者,气之健顺有常之理,主持神化而寓于神化之中,无迹可见。若其实则理在气中,气无非理,气在空中,空无非气,通一而无两者也。"

气的聚散，有各种不同的形式。这些形式之间千差万别，也就是王夫之所说的"不测之妙"。正是因为"不测"，所以才称之为"神化"。气的聚散必须遵循一定的规律，这个规律就是"理"。这些规律也是神化所遵守的，就在"神化"之中。此外，王夫之在对人性的阐述中也涉及神这一概念，他说："其屈而消，即鬼也；伸而息，则神也。神则生，鬼则死。消之也速，而息不给于相继则夭而死，守其故物而不能日新，虽其未消，亦槁而死。不能待其消之已尽而已死，则未消者槁，故曰：日新之谓盛德。"在这里，神的含义明显带有张载的影子，他认为神代表的是一种变化的、革新的含义。

因此，朱伯昆对此总结说："神，最初指主宰自然界和人类社会变化的天神，后来经过《易传》和历代易学家、哲学家的解释，到张载和王夫之，演变为用来说明物质世界运动变化性质的范畴，成为内因论者反对外因论的理论武器。"（《中国大百科全书·哲学》）

**2. 神在人文科学领域中的含义**　在人文科学领域中，神指特别高超的技艺或作品，如文学或书画作品中的"神韵""神采"。下面以中国传统文化中较具代表性的绘画艺术作品为例进行简要的探讨。

（1）中国画中"神"的含义　中国画讲求"妙在似与不似之间"和"不似之似"，其形象的塑造以能传达出物象的神态情韵和画家的主观情感为要旨。国画领域人才辈出，对国画的认识可谓是"百花齐放，百家争鸣"。如东晋顾恺之就提倡绘画要"以形写神而空其实对"，他认为"神"是最重要的。然而神到底是什么，明代董其昌认为"所谓神品，以吾神著之顾也"，将这种神性看作是人性的一种折射。南朝谢赫首倡中国画六法，其中第一条就是"气韵生动是也"。气韵第一，是绘画的终极追求，这里的气韵即顾恺之说的"神"和董其昌认为的"主观精神"。至于如何表现气韵，谢赫认为最重要的是"骨法"，即"用笔是也"。骨法不仅指用笔的书写性，更代表的是一种精神，如五代后梁的荆浩就提出"生死刚正为之骨"。中国画以笔墨的本质——"写"作为其学术上的准则，应该说是最永恒的，因为绘画中的"神"是"写"出来的，只有真正领悟"写"的人，才能达到中国画最高的"神"境界。正如宗白华在《中西画法的渊源与基础》中谈到的："引书法入画，乃中国画的第一特点……中国画以书法为骨干，以诗境为灵魂，诗、书、画同属一境层。"

（2）中国画中的形神观　在中国绘画的初始阶段，古代画论许多是注重

"形"的,《尔雅》云:"画,形也。"谢赫的六法论有"应物象形"一说,宗炳《画山水序》也有"以形写形"之说。但历史证明,追求"神似"是中国古代画论和实践中的主流。在中国古代哲学对"形神论"的论争中,何为"质"?何为"用"?庄子的形神观无疑对中国画"神似论""重神轻形"说有很大影响。他说:"精神生于道,形本生于精,而万物以形相生。""道"是先天而生的本原,在庄子看来,"神"由"道"产生,而"形"由"神"产生,所以"神"比"形"更为根本。《庄子·刻意》中说:"精神四达并流,无所不及,上际于天,下蟠于物,化育万物,不可为象。"他强调要重视"神",认为"神"是化育万物的。可见庄子的形神观是以"神"为质,以"形"为用。"形神论"作为哲学上的一种社会意识形态,肯定会影响其他意识形态,特别是深受老庄哲学影响的中国画,其"写意"特征自然也是以"神"为质,"形"为用。画中人物,若没有"神",不管如何"惟妙惟肖"也很难生机勃勃。正如《淮南子·说山训》所说:"画西施之面,美而不可悦,规孟贲之目,大而不可畏,君形者亡焉。""君形者,精神也。"意思是说描绘美女西施的面容,形状好看而不能令人赏心悦目;描绘勇猛武将孟贲的眼睛,形状大而不能令人生畏。这是因为形象的主宰——神没有表现出来。宋代陈郁在《藏一话腴》中对重视神的意义做了更为切要的论述:"盖写形不难,写心惟难……盖写其形,必传其神,传其神,必写其心。""君子小人,貌同心异,贵贱忠恶,奚自而别?形虽似何益?故曰写心为难。"由此可见绘画中对人物"神"的重视。

　　元人在宋人的基础上发展了重"神"轻"形"的观念,汤垕在《画鉴》中直截了当地提出,绘画应该"以意写之,不在迹象"。"意"主要指画家主观的意趣和情意。"意"与宋人讲的"神会"意思相近,更强调了意象审美的主观作用。元代倪瓒的形神观也是以"神"为质,以"形"所用。他在《清秘阁遗稿》中说:"仆之所谓画者,不过逸笔草草,至求形似,聊以自误耳。""不求形似"说明画家能够不滞于"物",遗物之"形",取物之"神"。到了明代,沈周在《题画》中说:"但写生之道,贵在意到情适,非拘于形似之间者。"徐渭在《徐文长三集》中提出:"不求形似求生韵,根拔皆吾五指栽。"其中"意""情""韵"都是"神"的衍化,都比"形"重要。清代石涛强调"画必似之山必怪",郑板桥提出了"画到神情飘没处,更无真相有真魂"。概括来说,中国画讲求"重神轻形",正是传统哲学上"形神论"的衍化产物,从而创造出"意似""不似之似",并由"神"衍生出"意",从写"神"到写"意",从轻"形"到重客体的"神",再到重主体的"神"和"意"的写意表现方式。

## 二、"魂魄"含义的发展及演化

### （一）魂、魄概念的由来

魂魄概念的形成与神概念一样，也经历了一个漫长的历史过程。人类的先祖们处于蛮荒时期，思想尚未开化，难以认识到精神其实是依附于肉体而存在的，他们虚构出一个"灵魂"概念来解释人体的某些精神活动。这个"灵魂"既可以寄居于肉体中，也可以脱离人的肉体而独立存在。在他们的意识中，魂魄是一种可以离开形体的精神活动，即使人死后形体消亡了，魂魄仍然是存在的，也就是所谓的"形质亡而魂魄存，是人所归也"（《礼记·祭义》）。历史研究表明：人类最晚在旧石器时代中期，或许还要更早些的时候，就已经对同类的死亡有所意识和思考，并可能受睡眠和梦象经验的启发，幻化出一个非现实的（对于他们来说却是实实在在的）精神世界，即灵魂的世界，从而想象死亡同人的睡眠一样，在睡梦中人的灵魂可以出游或者可以做现实生活中的一切事情，人死犹如长眠，是灵魂离开肉体所致。在这些早期的、原始的关于魂魄观念的初步认识和朦胧意识中，原始人逐渐形成了对这个充满灵魂和鬼神世界的集体表象。这种集体表象广泛存在于各地区、各民族先民的头脑中，不只属于任何单个心灵或单个人物的模式，而属于一般人类的模式。可以说，在人类进入到文明时代以后的相当长的时期内，人类生活的各个侧面，包括语言、文字、艺术、宗教信仰、民风民俗，都或多或少带有人类史前时期"鬼神信仰"所留下的特有的印记。如果说以上的观点只是推测，那么，来自考古学的发现和对古汉字的研究则证实了这些推测。殷商时期是目前有史可据的中国早期文明开始的时期，此时已形成了最初的社会结构、文字技术和道德教化。

早在夏朝和商朝时，人们就把敬鬼神看作是头等大事。魂、魄的概念与神的概念之间也有着千丝万缕的联系，《人身通考·神》记载："神者，阴阳合德之灵也。唯神之义有二，分言之，则阳神曰魂，阴神曰魄，以及意智思虑之类皆神也。"又说："盖神之为德，如光明爽朗，聪慧灵通之类皆是也。魂之为言，如梦寐恍惚，变幻游行之境是也。神藏于心，故心静则神清。魂随乎神，故神昏则魂荡。"在这里就将神的概念一分为二，阳者为魂，阴者为魄。

关于魂、魄二字符的出现，据考证，在甲骨文中就有魂之本字（图1），字形表示魂之离散浮扬之象。《康熙字典》中对"魂"有生动形象的描述，书中记载："魂，形声。从云，从鬼，云亦声。""云"的本义为"在天空中回旋团聚的气体"，"鬼"则指死人。"云"和"鬼"合起来表示"人死后其体魄中的阳气回旋升天"或"已升天死者的阳气"。这说明古人认为太极出现、天地初分之后，天气（阳气）下降，地气（阴气）上升，二气相合，乃生人类。其中，阴气化为人的肉身，阳气则入主肉身，表现为人的精神。人死之时，体魄留地，通过腐烂过程还原为地气，寄宿于肉身的阳气则离开体魄，回旋升空，还原为天气。离开死者体魄回旋升空的阳气，就是"魂"。这一点与甲骨文中的"魂"是一致的。魄之本字即"白"字（图2）。《礼记·檀弓上》云："殷人尚白。"国光红解释为："是以白色象征魂魄，此与殷人尚鬼的传统完全吻合，殷人认为魂魄之色白。"这明显是深受远古时巫事中招魂与复魄的影响。

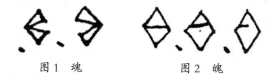

图1　魂　　　　　　　图2　魄

## （二）魂、魄在不同领域中的含义

**1. 魂、魄在哲学领域中的含义**　春秋战国和秦汉时期，受到当时阴阳家学术观点的影响，人们开始以"阴、阳"将魂魄区别开来。《吕氏春秋·禁塞》曰："费神伤魂。"高诱注曰："魄，人之阴精也，魂，人之阳精也。"《淮南子·说山训》曰："魄问于魂。"高诱注曰："魄，人阴神也。魂，人阳神也。"秦汉时期亦是后世训诂家以"形气当魂魄"观点的开端。《礼记·檀弓下》曰："魂气则无不之也。"《礼记·郊特牲》曰："魂气归于天，形魄归于地。"郑玄注："耳目聪明为魄。"《周礼春官·大宗伯》曰："人之嘘吸出入志气为魂，耳目聪明为魄。"将魄归之于有形之形，将魂归之于无形之气。

秦汉时期之后，"形气当魂魄"观点得以丰富和发展。《左传·昭公七年》曰："人生始化曰魄，既生魄，阳曰魂，用物精多，则魂魄强。"孔颖达疏注：

"始变化为形，形之灵者，名之曰魄也。既生魄矣，魄内自有阳气，气之神者，名之曰魂也。魂魄神灵之名，本从形气而有，形气既殊，魂、魄亦异。"又曰："附形之灵为魄，附气之神为魂。附形之灵者，谓初生之时，耳目心识，手足运动，啼呼为声，是魄之灵也。附气之神者，为精神性识渐有所知，则附气之神也。"其实孔颖达对魂魄的认识已经相当到位，他从形与气的角度对魂魄的概念及其区别做了详细的描述，将控制无形的能量、信息、思想、意识、情绪、情感、智慧的神叫作魂；把控制有形的身体，影响人的知觉、饥渴、需要、冷暖、排泄等诸多本能的神叫作魄。汉代《白虎通》曰："魂，犹伝伝也，行不休于外也，主于情……魄者，迫然著人，主于性也。"可见古人已经开始打破远古时代以"灵魂鬼神"为基础的魂魄观念的束缚，尝试从唯物主义的角度解释魂魄，来探讨人体的生命活动。即一方面是代表人与生俱来的"耳目心识，手足运动，啼呼为声""迫然著人，主于性也"的魄，另一方面是代表"精神性识渐有所知""行不休于外，主于情"的魂。"形气当魂魄"观点的出现，可以视为古人尝试从唯物论自然主义的角度解释魂魄，用以探讨人体的生命活动。这一认识不仅是对以"灵魂鬼神"为基础的远古魂魄观念的突破，也为后世医家的探索开辟了道路。

**2. 魂、魄在人文社科领域中的含义** 殷商时期的魂魄观念，经过早期文明的塑造和千百年历史的积淀，已内化为当时的社会生活内容，人们以一种完全融入到日常生活起居中的态度来对待"魂魄鬼神"。魂魄观念在民间流传甚广，各种各样的故事传说、风俗习惯等都带有魂魄的色彩，比如广为熟知的失魂落魄、魂飞魄散、三魂七魄、勾魂摄魄、神魂颠倒、魂不附体、借尸还魂、惊心动魄等。

现在从"三魂七魄"这一俗语来探讨魂魄在人文领域中的含义。道教中"三魂"是指胎光、爽灵和幽精。"胎光"就是生命之光，故称神明，是人最宝贵的部分。人们说的黯然神伤，就是指胎光晦暗，人表现为抑郁状态、满眼灰色、了无生趣，甚至有轻生的念头。"丢了魂儿"就如同失去胎光，与现在所说的行尸走肉差不多，虽然身体在活动，也有一定的思想意识，但是在道家和中医眼中其已经如同死人一般。"爽灵"说的是人快速灵动的反应，简单来说就是聪明、智慧。灵是沟通联系天地鬼神的功能，即直觉、第六感。"灵"的繁体字写作"靈"，是巫觋念动咒语、祈求下雨的意思。人若能沟通联系天地鬼神便称之为灵应、灵验。人们日常说的"灵不灵"也是这个意思。小孩子聪明伶俐就是天赋爽灵出色，智力有障碍的孩子则是丢失爽灵或者爽灵发育不良。中医学中的灵台、灵道、青灵三穴，都带有一个"灵"字，说明它们可以提高人的智力。"幽精"乃阴气之杂，属于地魂，控制人体性腺、性取向，我们常说的"被什么人勾去了魂"，这里的魂指的就是幽精。很多人失恋后痛不欲生，看谁都不顺眼，再也没有爱的欲望，那是因为幽精丢了。"七魄"则分别指尸狗、伏矢、雀阴、吞贼、非毒、除秽、臭肺。七魄为人身中之浊鬼，每于月朔、月望、月晦之夕在人身中流荡游走，招邪致恶。人们要做的便是学会如何制御七魄。上述的记载说明魂魄与人的生命息息相关，对人们保持健康、提高生活质量有重要的意义。魂魄观念之所以在民间深入人心是有其特殊原因的，即在中国传统文化影响下人们对生命的一种更高的追求。

在其后的文献中，还记载了上古时期（夏、殷、商）就存在并一直保留至周、春秋战国乃至秦汉的"招魂与复魄"的仪式，如《礼记·曲礼》曰："复曰：天子复矣！某甫复矣！"这是讲国君的复礼和复礼的方法——呼其名号以复魄。陈皓注曰："复者，人死则形神离，古人持死者之衣，升屋北面招呼死者之魂，令还复体魄，冀其再生也，故谓之复。"这种古老的仪式至今在一些地区仍然保留着，人们借这种形式表达对死者的一种追念，希望由此可以使死者复生。

### （三）魂、魄含义的发展

秦汉以后，魂、魄概念的发展出现了两条主要轨迹，一条是"灵魂信仰"和"鬼神崇拜"，续接殷商"招魂复魄"之社事，经秦汉、唐宋、明清而至今不衰，主要体现在民风民俗和各种宗教流派中。另一条则是魂、魄概念在中医学中的演变发展及其价值体现，这将在第二章中详细介绍。

## 三、"意志"含义的发展及演化

### （一）意、志概念的由来

"意""志"属于中国古代哲学、心理学范畴的常用概念。中国古代已有"意志"一词，在《商君书·定分》中记载："夫微妙意志之言，上知之所难

11

也。"这里的意志大约指思想、意识、志向，与现代心理学的"意志"概念有所契合。但古代文献中单独记载"意志"一词并不多见，大多以"意""志"来表达"意志"的含义。早在战国时期，诸子百家的论著中就有关于"意""志"的记载，如《诗经·关雎》序曰："在心为志。"《论语·为政》曰："盍各言尔志。"《庄子·天道》曰："意之所随者，可以言传也。"《礼记·乐记》曰："故听其《雅》《颂》之声，志意得广焉。"这里的"志""意"与"志意"的意思基本相近，均泛指人的精神情志。其实，从"意"与"志"的造字法中可以理解其含义，"意"在金文中呈混合结构，写为"🔯"，由🔯（音，声）和⊙（曰，说）组成，表示言语所传达的心声。篆文中"意"写作🔯，是由🔯（音，声）和🔯（心，情感）组成，表示言语所传递的情感。其造字本义为心声、心念。隶书"意"写作意，是将篆文的🔯写成🔯，篆文的🔯写成🔯。"志"的金文写为"🔯"，由🔯（之，既是声旁也是形旁，表示前往）和🔯（心，思想）组成，代表心之所向。其造字本义为心之所向，即内心追求的目标。"意"为心念，即兴而多变，三心二意乃人之常情；"志"为理性化的心念，具有稳定性、长期性，因此有"有志者事竟成"之说。从两者的造字法中不仅能够明确其最初的含义，又可以从中了解"意"与"志"的区别，对于理解两者含义的发展也有重要的参考意义。综上所述，最初的意、志是用来表达人类情感的一个概念，即使在今天仍然被广泛应用，后来这一概念被哲学家采用，成为他们布道说理的工具，比如阐述人性思想、道德自觉问题以及与宿命论相关的辩论等。

## （二）意、志在不同领域中的含义

### 1. 意、志在哲学领域中的含义

（1）先秦时期对"意、志"的认识　春秋战国时代诸子蜂起，是我国传统思想形成的重要时期，其中儒家的传统思想特别强调道德意志的培养，真正地实现意志自由，其中以"性善论"学说的影响最大。性善论认为，人天生具有避恶趋善、行善的本能，人之所以能在文明的社会中过上完善而无弊端的生活，关键在于人能够保持自身先天固有的善性。性善论确立了"本心""良知"等人性的至上地位，反对外在的权威。如孟子从性善论出发，认为人性本善，具有天赋的仁、义、礼、智，即"四端"，以及不虑而知的"良知"和不学而能的"良能"。同时也指出了人性、人心的"四端"可失，需要进一步充分发展，加强存养，特别是"养气"。孟子提出"反求诸己"，排除感官的物累，"善养浩然之气"，以达"万物皆备于我"的境界。在孟子看来要培养这种浩然，则要做到"必有事焉，而勿正，心勿忘，勿助长也"（《孟子·公孙丑上》），也就是说要慎重地对待，坚持不懈地努力追求，同时也遵循其固有规律，循序渐进，不拔苗助长。可见浩然之气作为一种精神力量，在道德活动层面以理性自觉为基础，在道德意志的作用下，追求至善的行为，从而保证了世人理想人格的实现，因此性善论中也就渗透出了提倡培养个体道德意志的问题。与孟子相反，荀子反对性善论，首创"性恶论"，他从"人性恶"的理论前提出发，在《荀子·性恶》中提出"人之性恶，其善者伪也"。主张以"师法之化，礼仪之道"去"化性起伪"。他同时强调环境和教育对人的影响，用"明分使群"的观点来说明"礼"，即国家和伦理道德起源于人的物质欲望，追求欲望"无度量分界"，而财物却是有限的，进而必然产生争乱，于是"先王恶其乱也，故制礼以分之"（《荀子·礼论》）。此外，他还强调道德修养的"养心"并不是人的天然善性的积累，相反它只是人们通过"锲而不舍"的努力，不断强化"习俗"和"强学而求"，达到"至于礼"的圣人境界，即他在《劝学》中所提出的道德修养是个循序渐进的过程，是个积善成德的过程。

关于道德选择的问题，即人的意志独立性问题，《论语·子罕》曰："三军可夺帅也，匹夫不可夺志也。"句中的匹夫是指一般的平民百姓，不可夺"志"也，就是说相比家世显赫或者家财万贯的贵族，平民百姓同样也可以具有独立的人格、思想和意志，且可以有不受外物强加的意志，同时还进一步强调："为仁由己，而由人乎哉"。孟子比孔子更加强调意志的能动性，《孟子·公孙丑上》中对志进行了诠释，"夫志，气之帅也；气，体之充也。夫志至焉，气次焉。故曰：持其志，无暴其气"。他在此强调一个人的意志直接影响着其立身为人所依赖的气节。意志在气节之上，注意意志的修养就不会在气节上出问题。他还在《孟子·告子下》中提出"人皆可以为尧舜"。孟子将意志在人类社会活动中的能动作用提到了一个非常高的地位上，不仅在思想史上占到了一席之地，并且对当时的平民百姓也具有很高的感染力和吸引力。

总的来说，诸子百家学术争鸣推动了中国古代志意观的发展。如墨子确立了志行说、志功说及志敢说，把"志"与"行""功""敢"联系起来，强调有志之"行"，才能称其是"为"，即"志行，为也"。必须将个体的主观动机的"志"与效果的"功"结合起来，才能全面评价个体的行为活动。只有意志坚强，敢作敢为，才能有所作为。孟子提出了"志气说"，对意志的"志"与情感的"气"的相互关系进行了解读。孟子认为一方面"夫志，气之帅也"，意志在一定程度上可以控制情感，即"持其志，无暴其气"；另一方面，意志与情感两者可以相互影响，即"志壹则动气，气壹则动志也"。《荀子·修身》曰："志意修则骄富贵，道义重则轻王公；内省而外物轻矣。"证明荀子非常重视"志意"，认为"志意"与德行、道义、礼节同等重要，认为志意坚定则不为名利、权势所动。

（2）唐宋时期对"意、志"的认识　唐代佛教盛行，对"意志"的认识主要集中于天人之辩上，即"意志"与"宿命论"的争辩。禅宗主张"一念返照，全体圣心"，李筌则追求成仙，韩愈提出"贤不肖，存乎己，贵与贱，祸与福，存乎天"（《与卫中行书》），这些强调的都是人的主观能动性。特别是刘禹锡通过提出"天与人交相胜"，强调"人力胜天"在于明理，做到"当其数，乘其势"。宋代理学大家们仍对这一论题展开争论，朱熹认为："总天地万物之理，便是太极。"（《朱子语类》卷九十四）这一系列有关天人之辩的认识体现出来的天人合一，或是力命并举的观点进一步淡化了命定的作用，彰显出了人的理性意志的能动作用。

宋代的程颐与程颢认为"意"与"志"有明显的区别，如《二程遗书》中记载："志者，心之所之也。"这里的"志"是指主张或者意见。《二程粹言》中说："志自所存主言之，发则意也。"说明"意"和"志"的区别在于"存"与"发"，存而未发是"志"，已表达出来的主张或意见称为"意"。朱熹对此做了进一步说明，《朱子语类》曰："志者，心之所之。""意者，心之所发。"他认为两者虽然都是从"心"而发出的心理活动，但"志"是内心对事物的指向，是"心"寂然不动的一种状态，而"意"则是去实现"志"，即"方发出使唤做意"。这样便构成了"志——意——行"的一个过程，即宋代理学家的"志行说"。

孟子的"志气说"在二程、朱熹和陈淳这里得到了进一步发展，程颐与程颢强调"志为之主，乃能生浩然之气。志至焉，气次焉，自有先后"。他们的观点是"志动气者多，气动志者少""志御气则治，气御志则乱"。朱熹认为：

"意者，心之所发也，有思量运用之义。"陈淳认为："志者，心之所之。之犹向也，谓心之正面全向那里去。如志于道，是心全向于道；志于学，是心全向于学。一直去求讨要，必得这个事物，便是志。若中间有作辍或退转底意，便不得谓之志。"认为"意"是一种欲动而未动的动机，"志"是一种必定要达到既定目标的精神力量，有其趋向性和期必性，包含了决心、信心和恒心。

除朱熹外，宋明理学中还有大量关于意志的论述，比如陆九渊和王守仁，他们共同持着"心即理"的观点，并以这一观点作为他们学说的基础。陆九渊在发展孟子观点的基础上得出"心即理"的观点，王守仁则是在经历了对朱子理学的长期研习后，通过积极的实践得出了人因为有了意念才产生了善恶以及道德修养的目的就在于去恶存善的观点等。

（3）明清时期对"意、志"的认识　明末清初是启蒙思潮的一个高峰，这时候哲学家对"意、志"的认识还是关于"人性论"这一焦点，主要体现在"个性解放"思想和新型的理欲观两方面。这些哲学家们高扬人的意志自由和个性解放，如李贽提出不以圣人之是非为是非，王夫之则提出天理与人欲相统一，戴震所倡导的"理存于欲"更是构成了新型的理欲观，这种理欲观把人从宋明道学的道德压制下解放出来，使人具有了主体性。

这一时期哲学家们对"意、志"的区别也有了新的认识，如王夫之提出的"心之所期为者，志也"（《诗广传》），"欲有所为者，亦可云意"（《读四书大全说·论语·子罕》）。他认为"意""志"两者都是心有所向的表现，但"意者，心所偶发"而"志者……一定而不可易者"（《张子正蒙注·大心》），"意者，乍随物感而起也；志者，事所自立而不可易者也"（《张子正蒙注·有德》）。他提出"意"是随感而发，时起时变，带有任意的非自觉性质，具有短期性和偶然性的特点，是一种"私地潜行"的动机；而"志"则是事先预定的带有明确目标的自觉心理活动，具有持久性、稳定性的特点，是"公然主张"的目的。

综上所述，古代哲学家们认为志、意是一种可以主动调节行为和情感的精神力量。正是如此丰富的志、意文化研究成果，为后世医家对中医学志、意理论的发展和应用奠定了坚实的基础。

**2. 意、志在人义社科领域中的含义**

（1）中国画对"意、志"的认识　中国画有独特的绘画观、审美意识和审美趣味，它是在中国传统哲学基础上发展起来的。"精而造疏，简而意足"是中国画的审美原则。清代方薰云："李（成）、范（宽）笔墨稠秘，王（洽）、米（芾）笔墨疏落，各极其趣，不以多寡论也。画法之妙，人各意会而造境。"概括来说，中国画主要的艺术审美意识形态就是"写意"，追求"象"外之"意"和画外之境。"写意"特征表现在许多方面，现针对"重意轻象""笔墨与意境"进行一些探讨。

"写意"既是中国画的绘画观，又是创作方法。写"神"固然重要，但它未必超出审美客体本身。而创作主体的"意"从审美、构思、造形、情感思想等角度都可贯穿在表现的过程中。中国画写意也就是以"意"造"意"，"意"是手段也是目的。中国画关于"意""象"的观念是十分独特而深刻的。张彦远在《历代名画记》中说："意存笔先，画尽意在。"清人方薰在《山静居画论》中说："古人作画，意在笔先……未画时，意象经营，先具胸中丘壑，落笔自然神速。"两位画家都强调要"意象经营"，作画即写"意"。中国画重"意"是受道家的影响，以"意"为本，以"象"为末，重"意"轻"象"。因为"象"相对于"意"来说是有"形"的，"形"与"质"之间，"质"总是超越"形"的。"意"除了指画家的主观意志、情感，还指神似、意趣、韵味等。米芾称自己作画"意似便已"。苏东坡说："巧者以意绘画。"欧阳修亦说："画意不画形。"中国画要创造具有"意"（主观）特征的"象"，而不是客观的"象"。清人查礼在《画梅题跋》中说："画梅不要像，像则失之刻。要不到，到则失之描。不像之像有神，不到之到有意。""不到之到"应与"不似之似"通，道出了"写意"的根本。

"精而造疏，简而意足"可以说是中国画的审美原则，正如《淮南子·说林训》中言："谨毛而失貌。"唐代的《历代名画记》曰："精之为病也，而成谨细。"中国画反对历历俱足，以精细为忌，重视写"意"，追求"不到之到""不足之足""不似之似""以意绘画""画意不画形"。写"意"作为中国画最主要的表现手段和创作方法，与道家哲学分不开，因此确立了以"意"为本，以"象"为末的观念，重"意"轻"象"是道家观念的独特审美特征。

综上所述，中国画的"写意"始终与中国传统哲学，特别是老庄之道契合紧密。"道"给人们带来了很大的想象空间，如老子的"大象无形""大音希声""大巧若拙""见素抱朴""惟恍惟惚"等。有了道，才有了中国画的"写意"。艺术是心灵和精神的产物，这是中国画"写意"特征的来源，如苏东坡

《跋秦少游书》中说："技进而道不进，则不可。"像老子一样明白"道""象帝之先""先天地而生""天法道"而有万物，然后"明道若昧""得意忘形"，终达"心无所滞""笔无所滞"的如来之境。

（2）书法中对"意、志"的认识  书法是最讲究意、法、气的充盈贯通、相互密切协调以及和谐联动的，并以此为前提而深化、展现内心世界的意识形态艺术。意、法、气乃书法艺术的精髓，在书法作品里，意、法、气的各自艺术效应应和谐统一。意、法、气的艺术地位有主有次，各司其位，相互为用，此为统揽艺术全局的思想指导。即意是法中之法，是作品的灵魂；法是作品的核心；气是作品的血脉和底气，如气脉周身于作品。在作品创作中，要谱写出意、气、法三者和谐共鸣的生命艺术乐曲。

在书法临池与创作中，首先要从先天性与后天性的角度营造出飘逸洒脱的"意"的境界，培养对书法艺术的独特感觉，在从事书法艺术时仿佛自己是在驾驭着一种"思飘云物外"的灵感，能够自由自在地抒发内心情怀。"意"作为一种艺术感受能力，往往是靠先天灵性（或说秉性）和后天意志的磨炼才会获得的。其次要经过不断"临帖"来继承古代优秀的技法，做到灵活掌握和变通化用这一整套娴熟而完备的"法"。人们通常是靠学习古人的优秀法帖并进行总结和完善，不断自我磨砺从而实现"法"的"古为今用"，使"法"最终成为思想之法、精神之法乃至于生命之法。此外，还要体现出舒通而活络的"气"。古人云："气备而神完。"所以"气"应自始至终充盈于作品的字里行间，"气"的存在使作品生命力洋溢四射，一气贯通、鲜活感人，进而不断提升艺术感染力。"气"不仅贯通表现于风格与气势之上，还充盈表现于笔力的强与弱方面。"气"格既可以表现出作品风格的雄强，又可以表现出作品的娟秀柔美。在某种意义上讲，一幅好的书法作品就是意、法、气"和谐"联动的审美产物，因此，好的作品只有在具备了意、法、气且必须是三者俱佳的和谐状态下，才能被创造出来。

总的来说，中国画和书法对"意"的强调是非常明显的，对"志"的论述较少。不论是绘画还是书法，其最终目的是传达创作者的某种情感和志向。"意"是一种表达方式，只有将"意"发挥得淋漓尽致，创作者的"志"才能得到施展，从而表明中国画和书法对"意"与"志"的认识仍未脱离出传统哲学的范畴。

# 第二节　中医五神的历史沿革

## 一、先秦医学对五神的认识

先秦医学的代表之作是《内经》，此书代表了先秦医学的最高成就。《内经》在先秦哲学思想的基础上，对人体生命本质进行了探索，摆脱了宗教观念的束缚，对五神的认识是"唯物"的，如《内经》中就有"拘于鬼神者不可与言至德""道无鬼神，独来独往"之语，这在当时的历史环境下是难能可贵的。《内经》对五神的认识主要分为两个方面：一是对五神的含义赋予了新的内容，如《灵枢·本神》曰："故生之来谓之精，两精相搏谓之神，随神往来者谓之魂，并精而出入者谓之魄，所以任物者谓之心，心有所忆谓之意，意之所存谓之志。"此段论述是对五神高度的概括与总结。二是最早将神志与五脏相联系并进行论述。书中将神一分为五而分藏于五脏，将藏神的五脏称为"五神脏"，如《素问·宣明五气》："心藏神，肺藏魄，肝藏魂，脾藏意，肾藏志，是谓五脏所藏。"指出脏腑在机体生命活动中承担着特定的思维、意念、情感、精神、行为等职能，脏气相合，气血调顺，阴阳相系，则神和志宁、魂魄潜藏，正常的精神情感活动方可维系，否则就会发生相关的病变。

### （一）神

《内经》中将神分为广义之神和狭义之神。广义之神指人类的一切生理活动和心理活动的主宰，其中也包括生命活动的外在表现，如《灵枢·天年》曰："何者为神？岐伯曰：血气已和，荣卫已通，五脏已成，神气舍心，魂魄毕具，乃成为人。"生命诞生之时，五脏调和，气血流畅，具有感觉、知觉、意识、思维等心理活动，都是由神作为原动力推动的结果。狭义之神则仅指人的精神活动，如意识、思维、情感等。书中对于神的论述相当丰富，尤以《灵枢·本神》最为精辟。在神的生成方面，《灵枢·本神》认为"两精相搏谓之神"，说明人的生命来源于父母，生殖之精的交融是生命起源的原动力，神就是生命起始的原动力。

《内经》认为心与神的关系非常密切，有"心藏神"之说，并列举了神伤的表现来说明神的生理功能。如《灵枢·本神》中讲道:"心忧惕思虑则伤神,神伤则恐惧自失。破䐃脱肉,毛悴色夭死于冬。"神伤就会使人感到恐慌畏惧而失去主宰自身的能力,并出现膝腘等处高起的肌肉陷败,遍体肌肉消瘦等症状。进一步发展,则出现毛发憔悴凋零,皮色枯槁无华等症状,在冬季病情会加重甚至死亡。《灵枢·本神》还提道:"心藏脉,脉舍神,心气虚则悲,实则笑不休。"神是寄附在血脉之中的,心气足则脉道充盈,神安于其中,则精神和缓。心伤则神伤,若心气虚弱,神无可容之所,则易出现悲哀动中等情绪反应。心气过于充盛则神亢乱不宁,出现大笑不止等表现。

除了论述心神的关系之外,《内经》中有多处提及神这一概念,使"神"具有更丰富的含义。比如《素问·六节藏象论》曰:"气和而生,津液相成,神乃自生。"此处的神代表的是人体正常的生命状态,并提到了神的产生过程。《灵枢·天年》云:"失神者死,得神者生。"《素问·五常政大论》曰:"根于中者,命曰神机,神去则机息,根于外者,命曰气立,气止则化绝。"这里的神则指人体生命的主宰,调控机体的一切生命活动。神除了表征人体的一些生理功能外,尚可代表自然界的规律,如《素问·阴阳应象大论》曰:"阴阳者,天地之道也,万物之纲纪,变化之父母,生杀之本始,神明之府也。"当然还包括鬼神之说的"神",如《素问·五脏别论》曰:"拘于鬼神者不可与言至德。"

## (二) 魂

在《内经》中,"魂"一词出现的频率并不是很高,主要见于《灵枢·本神》中"随神往来者谓之魂""肝悲哀动中则伤魂,魂伤则狂妄不精,不精则不正,当人阴缩而挛筋,两胁骨不举,毛悴色夭死于秋""肝藏血,血舍魂,肝气虚则恐,实则怒"等,关于"魂"的其他论述则散在于其他章节中,但其含义都没有超出《灵枢·本神》对"魂"的认识。在此篇中,"魂"是指人与生俱来的一种本能、潜意识和注意力,以及后天逐渐习得的思维、推理、判断等认知过程。《内经》中认为魂与肝密切相关,有"肝藏魂"之说,魂寄居血液之中,肝藏血充盈,则魂内守,意识清晰。若肝血亏虚,则会产生恐惧的情绪,肝气盛实容易发怒。简而言之,若肝藏血的功能发生紊乱则易产生魂的病变,表现为精神意识的异常,甚至会出现幻觉、梦游、睡眠障碍等潜意识流露的表现。《内经》认为肝伤则魂伤，并列举了魂伤的表现，间接说明"魂"的一些生理功能，比如魂伤时会出现癫狂、健忘等精神紊乱的表现，此时精气不能内守，使人阴器萎缩，筋脉挛急，两肋骨痛。若进一步发展，则毛发憔悴、容色异常等症状，在秋季时病情加重甚至死亡。这表明"魂"在维持人正常的精神状态中起重要作用，而且对肝的正常生理功能也有调控作用。

## （三）魄

《内经》中关于"魄"的论述以《灵枢·本神》为要，如"并精而出入者谓之魄""肺喜乐无极则伤魄，魄伤则狂，狂者意不存人，皮革焦，毛悴色夭死于夏""肺藏气，气舍魄，肺气虚则鼻塞不利少气，实则喘喝，胸盈仰息"等，此外《素问·生气通天论》中记载"魄汗未尽，形弱而气烁，穴输已闭，发为风疟，故风者，百病之始也"。在《内经》中"魄"是指与生俱来的各种感觉、反应、反射和行为，也在潜意识的范畴之内。文中认为"魄"与肺在功能上密切相关，有"肺藏魄"之说。魄的正常表现与肺的生理以及人身之气的盛衰密切相关，肺气不足，就会感到鼻塞、呼吸不便。肺气壅实则会出现大喘、胸满，甚至仰面而喘。肺脏功能紊乱，魄的功能失常，主要表现为感觉障碍，行为迟缓，反应迟钝等。肺伤则魄伤，这里列举了魄伤的一些表现来间接说明"魄"的生理功能，比如魄伤时会产生狂病，这种病会使人正常的意识活动丧失，对周围的事物不能仔细观察，多表现为善忘、善恐、善笑、善骂詈等，而且魄伤大多由于过度的喜乐所致。因"肺主皮毛"，故病人皮肤枯槁，若病情进一步发展，就会出现毛发憔悴，容色异常等症状，在夏季时病情加重甚至死亡。以上说明"魄"对于维持精神活动是必不可少的，但这种精神活动是较低级的，大多是一些非条件反射。

## （四）意

"意"在《内经》中的记载见于《灵枢·本神》，如"心有所忆谓之意""脾愁忧而不解则伤意，意伤则悗乱，四肢不举，毛悴色夭死于春""脾藏营，营舍意，脾气虚则四肢不用，五脏不安，实则腹胀，经溲不利"等。《内经》中的"意"是指在心接受刺激或信息之后，对认知对象所形成或产生的心理表象，存储于感觉记忆和短时记忆的过程，是对感觉信息的初级存储。人类对客观事物的认知心理过程，首先是接收和对象有关的感觉信息，形成关于对象的表象或信息特征，然后存储于感觉记忆或短时记忆的结构之中，等待更进一步的加工和处理。简而言之，"意"是指心在支配外来事物时留下的记忆印象。《内经》认为"意"与脾在功能上联系密切，有"脾藏意"之说。脾气虚则四肢不用，五脏不安，实则腹胀经溲不利。脾气健旺，营血充足，则意活动正常，感觉记忆和短时记忆良好。脾伤则意伤，这里同样列举了意伤的表现来间接说明"意"的生理功能，如意伤时出现苦闷烦乱，手足乏力而不愿抬起等现象，进一步发展就会出现毛发憔悴、容色异常等症状，病情在春季会加重甚至死亡。以上说明"意"是一种更高级的精神心理活动，是信息的短时记忆过程。

## （五）志

《内经》中关于志的论述在《灵枢·本神》中有详细的记载，如"意之所存谓之志""肾盛怒而不止则伤志，志伤则喜忘其前言，腰脊不可以俛仰屈伸，毛悴色夭死于季夏""肾藏精，精舍志，肾气虚则厥，实则胀，五脏不安"等。此外，《素问·四气调神大论》中也有对志的论述，如"广步于庭，被发缓形，以使志生，生而勿杀，予而勿夺，赏而勿罚，此春气之应，养生之道也"。《内经》认为"志"是指人对客观对象信息的保持或长期存储，即形成长时记忆的过程。将短时记忆中的感觉、知觉、表象等相关信息，经过强化、复述、抽象、编码等加工，使之进入到长时记忆之中，形成对对象信息的深度加工。书中认为"志"与肾的关系密切，有"肾藏志"之说，肾气虚则厥，实则胀。志的活动归属于肾，以肾中精气为物质基础。愤怒伤肾，肾中精气亏虚，易出现手足厥冷；肾有实邪，易出现腹胀，并连及五脏不能安和。因此，志的活动失常，常见症状有记忆困难，健忘，或记忆衰退。故《灵枢·本神》曰："肾盛怒而不止则伤志，志伤则喜忘其前言。"肾伤则志伤，这里同样列举了志伤的一些表现来间接说明"志"的生理功能，如屡次忘记从前说过的话，腰脊疼痛不能随意俯仰屈伸等表现，进一步发展就会出现毛发憔悴、容色异常等症状，病情在夏季会加重甚至死亡。以上说明"志"是比"意"再高一级的精神活动，是信息的长时记忆过程。此外在养生方面，《内经》也特别强调养"志"，要求人们在春天晚睡早起，在庭院中散步，披开头发，舒缓形体，以便使神志随着春天的生发之气而舒畅活泼。

《内经》中时有"志意"合称，其生理功能主要表现在以下方面，如《灵枢·本脏》曰："志意者，所以御精神，收魂魄，适寒温，和喜怒者也。"指出志意不仅能够统帅支配人的精神行为，驾驭魂魄，而且使人体能够主动适应外界的各种变化以及调节精神情绪，只要做到志意和调，则可做到"精神专直，魂魄不散，悔怒不起，五脏不受邪"。另外，志意亦是一种评价疾病愈后的指标，如《素问·汤液醪醴论》曰："精神不进，志意不治，故病不可愈。"

总的来说，《内经》中对于五神的表述，几乎涉及自然、生命、疾病、诊法、治疗、养生等各个方面，但其中最核心的论述莫过于《灵枢·本神》对"神、魂、魄、意、志"的概括与总结，它从五神的源头到生理、病理都有所涉及，虽然还没有将五神作为一个单独的理论体系进行阐释，但已经具备了雏形，为中医五神学说的发展奠定了基础。

## 二、秦汉医学对五神的认识

秦汉时期的医学成就主要见于《神农本草经》和张仲景的《伤寒杂病论》。《伤寒杂病论》一书中对于五神理论的论述较少，基本上继承了《内经》中对五神的认识。《伤寒杂病论》序言中说："厥身已毙，神明消灭，变为异物，幽潜重泉，徒为啼泣，痛夫！"这里的神就代表着人体生命的主宰和外在表现。《伤寒论·平脉法》曰："心迷意惑，动失纪纲。"这里的"意"与《内经》中对意的阐释并无二致，都是指"心之所存"。

《神农本草经》是本草学的专著，虽未具体论述神、魂、魄、意、志的内涵，但它萌芽了志、意、魂、魄、精、神等病证的药治分类雏形。文献研究显示，《神农本草经》中调志意类药物中有增志类、益志类、强志类、安志类、定志类和心志类药物共20味和强意类药物1味；调精神类药物中有安神类、益精类、养精类、通神类、养精类、养神类药物共16味；调魂魄类药物中有安魂类、安魄类、安魂魄类、强魂类、定魂魄类药物共8味。这种药治分类的模式与中医五神之间有密切的联系，对中医五神辨证体系的治疗用药具有重要的指导意义。

总的来说，秦汉时期的医学主要是对《内经》中五神思想的继承与应用。

张仲景的学术思想更关注于辨证论治，对于五神的认识仍在《内经》的范畴之中。《神农本草经》将部分中药的功效直接与传统的神、魂、魄、意、志相互对接，这一认识在当时来说是难能可贵的，它创造性地将药物与人身五神相统一，为中药治疗精神类疾病提供了理论基础。反观后世的本草学著作，其对药物治疗精神类疾病的记载仍主要以《神农本草经》为纲。

## 三、隋唐医学对五神的认识

医学经历秦汉后，至隋唐又得到了进一步的发展，官方的参与使得医学理论得到比较系统的整理。如隋代杨上善的《黄帝内经太素》就是其中的代表，此书是较早译注《内经》的著作。书中对于五神的认识仍以《内经》为蓝本，较好地体现了《内经》中的五神理论，并且书中融入了许多作者自身的哲学观点，使得五神理论更趋丰富。

杨上善认为"神"多表示生命的主宰、生命活动的外在表现及精神、意识、思维等。关于"神"的由来，杨氏认为父母之精相搏产生了一种具有形体的物质，这种物质的"精灵"则称为"神"。所以说"神"是依附于躯体而存在的，是形而上的，即"前两精相搏共成一形，一形之中，灵者谓之神者也，即乃身之微也"(《黄帝内经太素·脏腑之一》)。

"魂"与"魄"在《黄帝内经太素》中多并列出现，含义却各有不同。"魂"是"随神往来"，"魄"是"并精出入"，可谓是"神"的阴阳两面，正如杨氏所说"魂者，神之别灵也，故随神往来，藏于肝，名曰魂""魄，亦神之别灵也，并精出此而入彼，谓为魄也"(《黄帝内经太素·脏腑之一》)。"意"与"志"同样是"神"外在功能的体现，"意"是指在心里有所忆念而留下的印象，当这种意念成为认识之后就称之为"志"，如其所说"意，亦神之用也，任物之心，有所追忆，谓之意也""志，亦神之用也，所忆之意，有所专存，谓之志也"(《黄帝内经太素·脏腑之一》)。至于"魂"与肝、"魄"与肺、"意"与脾、"志"与肾之间的对应关系仍承袭《内经》中的论述。

同时期巢元方所著的《诸病源候论》是我国最早论述各科疾病病因、病机和证候的专著，本书总结了隋以前的医学成就，对临床各科病证进行了搜求、征集、编纂，并予以系统的分类。书中不乏对五神的记载，多有发挥，现简述如下。

**1. 神**　书中关于神的论述较多，其意可概括为以下几个方面：①指人体生命的主宰，如"夫人阴阳顺理，荣卫调平，神守则强，邪不干正"（《诸病源候论·中恶候》）。②指人体生命活动的外在表现，如"阳脉结，谓之膈。言忧患寒热，动气伤神，而气之与神，并为阳也"（《诸病源候论·五膈气候》）。③指人的思维意识活动，如"若言语思虑则劳神，梳头澡洗则劳力，劳则生热，热气乘虚还入经络，故复病也"（《诸病源候论·伤寒劳复候》）。④指魂、魄、意、志的功能活动，如书中引用《养生方·导引法》的记载"卒左胁痛，念肝为青龙，左目中魂神""右胁痛，念肺为白虎，右目中魄神"。⑤指鬼神之说中的神，如"人有气血虚弱，精魂衰微，忽与鬼神遇相触突，致为其所排击，轻者困而获免，重者多死"（《诸病源候论·鬼击候》）。

此外，书中还大量描述了心与神的关系，如"人有禀性阴阳不和，而心神愊塞者，亦有因病而精采暗钝，皆由阴阳之气不足，致神识不分明""心藏神而主血脉，心气不足则虚"等，都体现了心与神在结构与功能上的密切关系。

**2. 魂**　书中主要有两层含义，第一是用来说明肝与魂之间的联系，其具体内涵与《内经》并无二致，如"又肝藏魂，悲哀动中则伤魂，魂伤则狂妄不精明，不敢正当人，阴缩而挛筋，两胁骨不举。毛悴色夭，死于秋"（《诸病源候论·风狂病候》），很明显是对《内经》中"肝藏魂"理论的继承。第二是以"魂魄"的形式出现，表明魂的具体含义，如"人有血气少，则心虚而精神离散，魂魄妄行，因为风邪所伤，故邪入于阴，则为癫疾"，这里的"魂"是指人较为高级的精神状态，即"阳神"。

此外，书中还有关于"魂"与卧寐异常的记载，如"人眠睡，则魂魄外游，为鬼邪所魇屈。其精神弱者，魇则久不得寤，乃至气暴绝。所以须傍人助唤，并以方术治之，乃苏"，说明人的睡眠与魂魄之间具有一定的相关性，并强调其预后与人的精神强弱有密切关系。书中还提到穴位与魂魄的关系，如"脐下三寸，名曰关元，主藏魂魄，妇人之胞，三焦之腑，常所从止"，认为关元穴主藏魂魄。由于历史条件所限，书中难免有一些如今认为不科学之处，如"人死三年之外，魂神因作风尘，著人成病，则名风注"（《诸病源候论·诸注候》），具有明显的唯心主义思想。

**3. 魄**　全书中关于"魄"的论述仅有十余处，其中部分以"魂魄"的形式出现。巢氏对"魄"的认识也是集中于两方面，一是"魄"与肺之间的功能联系，体现了《内经》中"肺藏魄"的理论；二是"魄"与某些疾病的发生有内在关系，如"魄"与睡眠不安、多梦及鬼邪侵人等有关，而此时"魄"的异常多伴有"魂"的异常。书中记载："邪从外集内，未有定舍，反淫于脏，不得定处，与荣卫俱行，而与魂魄飞扬，使人卧不得安，喜梦。"(《诸病源候论·虚劳喜梦候》) 这里讲的是失眠多梦之人魂魄的异常表现。至于"有魂魄衰弱者，则为鬼气所犯忤，喜于道间门外得之"，则是鬼气侵人，大多与人之魂魄虚弱有关。

此外，《诸病源候论》还多引用《养生方》中关于"魂、魄"的论述，提到了一些应用魂魄理论治疗精神异常病症的方法，如"拘魂门，制魄户，名曰握固法。屈大拇指，着四小指内抱之，积习不止，眠时亦不复开，令人不魇魅"，这里说的就是大拇指内收，其余四指紧包住拇指可以"拘魂门"和"制魄户"，如果在睡眠过程中也保持这种姿势，可以预防梦魇。这种姿势小宝宝都会，他们把大拇指掐在掌心里，而且大拇指正好掐在无名指的指根下面，小宝宝的这种握拳的姿势可以使"魂魄内收"，不至于惊悸害怕。

**4. 意**　巢元方关于"意"的论述散在于全书之中，大致有以下几种含义：①指心思，意志。表示为了达到既定目的而自觉努力的心理状态，如"两足两指相向，五息止。引心肺，去咳逆，上气。极用力，令两足相向，意止引肺中气出，病患行肺内外，展转屈伸，随适，无有违逆"(《诸病源候论·上气候》)。②指心愿，愿望。即"人有不得意志者，多生忿恨，往往自缢，以绳物系颈，自悬挂致死，呼为自缢"(《诸病源候论·自缢死候》)。③指人或事物流露的情态。如"夫金疮，多伤经络，去血损气。其疮未瘥，则血气尚虚，若因而房室，致情意感动，阴阳发泄，惊触于疮，故血汁重出"(《诸病源候论·金疮因交接血惊出候》)。

**5. 志**　书中对于"志"的论述较为局限，主要集中于"志"与肾的关系及"志"异常的一些证候表现。书中提到"肾为志"，这是五脏所藏五志在肾中的表现。至于"志"的异常，则有"志劳""伤志""失志"等，并列举了常见的一些症状，如"五劳者：一曰志劳……肾劳者，背难以俯仰，小便不利，色赤黄而有余沥，茎内痛，阴湿，囊生疮，小腹满急""七曰大恐惧，不节伤志，志伤，恍惚不乐"(《诸病源候论·虚劳候》)。"志"还代表志向、意

25

愿、理想等，如"诸气愤郁，不遂志欲者，血气蓄积，多发此疾"（《诸病源候论·痈疽病诸候》）。"是手少阳三焦之脉，风属于三焦，静形体，和心志"（《诸病源候论·妇人妊娠病诸候》）等。

除上述医家外，隋唐时代的医家还有葛洪、陶弘景、孙思邈、王冰等，他们对医学的发展都作出了重大的贡献。但在对中医五神理论的认识上基本与上述医家的见解相似，同样是对《内经》理论的继承与发挥，故不再赘述。

## 四、宋金元医学对五神的认识

在宋金元这一历史时期中，由于经济、文化、生产发展的不平衡，对医学的发展也产生了相应的影响。纵观整个宋金元时期，医学的发展主要体现在以下几个方面：一是官方的参与使得既往医学著作得以整理与流传，二是以"金元四大家"为代表的一批在理论上独树一帜的医家们的兴起，三是人文科学的发展对医学进步起到了至关重要的作用。

中医的五神学说在这一时期也得到了一定程度的重视与发展。如《圣济总录·治神》中就提道："病有致于持久不释，精气弛坏，荣泣卫除者，岂特外邪之伤哉，神不自许也。"这充分说明了调治心神对维持人体健康状态的重要作用。南宋陈无择提出了"七情学说"，这是在《内经》的基础上总结前人经验所得，渗透着中医五神学说的思想，如"又人之五脏，配木火土金水，以养魂神意魄志，生怒喜忧思恐……因恐则志室不遂，水气旋却，脾土承之，脉必沉缓"（《三因极一病证方论·五脏传变病脉》）。并提出"情志五劳"的新见解，如"五劳者，皆用意施为，过伤五脏，使五脏不宁而为病，故曰五劳。以其尽力谋虑则肝劳；曲运神机则心劳；意外致思则脾劳；预事而忧则肺劳；矜持志节则肾劳"（《三因极一病证方论·五劳证治》）。对"魂、魄、意、志"的认识仍与《内经》相似，如"内则精神魂魄志意思，喜伤七情"（《三因极一病证方论·三因记》）。"脾主意与思，意者记所往事，思则兼心之所为也""志意不定""志意惶惑"（《三因极一病证方论·健忘证治》）等。

到了刘河间、张子和、李东垣、朱丹溪金元四大家时，他们各持自己的学术观点，形成了不同的派别。其中刘河间提倡"六气皆从火化"，创立了"火热论"，后世称为"寒凉派"。张子和学术上认为风、火、燥、湿皆为邪气，邪留正伤，邪去正安，故治法以攻邪为要，称之为"攻邪派"。李东垣提出"脾胃内伤，百病由生"的理论，制定升阳泻火、甘温除热之大法，创制了补中益气汤、升阳益胃汤等名方，并详辨内伤外感之异同，被后世称为"补土派"。朱丹溪认为肾精不足，相火易亢，是人体发病的关键，因此尤其重视相火为病，提倡"阳有余阴不足论"，治疗上强调滋阴降火，开后世滋阴法之先河，被称为"养阴派"。以上四家虽各执己见，但对火热病机都有深刻的研究，这是由当时的社会因素造成的。金元时期社会动乱，战火连绵，疫病流行多从火化，刘、张、李三家主要生活在此时；朱丹溪则生活在元代初年，其生活较为安定，不少人沉溺于酒色之中，阴虚火旺成为疾病的主要矛盾，这促使了朱丹溪致力于滋阴降火的研究。这说明社会环境的变化导致了疾病谱的变化，催生出新的医学理论。金元时期，战乱频仍，老百姓生活在水深火热之中，求身保命是最基本的诉求，对于精神心理健康与否已经无暇顾及，以上诸因素使得医家更多从脏腑层面认识疾病，将疾病的器质性变化放在首要位置，渐渐忽视了精神情志因素在发病中的重要性，中医五神理论的适用范围渐趋狭窄，这是五神学说在金元以后不被重视的一个重要原因。

## 五、明清医学对五神的认识

医学经历了宋金元的学术创新与繁荣之后，至明清时期则发展相对平稳。在这段时期内，中医五神学说的地位已逐渐被脏腑辨证理论、八纲辨证理论、六经辨证理论、卫气营血辨证理论等取代，仅成为某些神志病及养生疗法的理论依据。虽然中医五神学说已经不再是指导临床辨证施治的主流，但此时期医家们对中医五神的某些见解还是很深刻的。其中以明代的张介宾为代表，他在《类经》一书中曾系统地阐释过中医五神理论，现简述如下。

**1. 神**　张氏认为神主要有以下几方面的含义：①指变化莫测的事物。如"神者，灵明之化也，无非理气而已……故曰阴阳者，神明之府也……阴阳不测之谓神……善言化言变者，通神明之理……知变化之道者，其知神之所为乎！是皆神之为义"。②指生命的外在表现。如"神者，阴阳合德之灵也。二气合而生人，则血气荣卫五脏，以次相成，神明从而见矣"。③神统领魂魄意志。如"惟是神之为义有二：分言之，则阳神曰魂，阴神曰魄，以及意志思虑之类皆神也"。④心神与情志密切相关。如"然万物之神，随象而应，人身之神，惟心所主……则神藏于心，而凡情志之属，惟心所统，是为吾身之全神也"。⑤指气血。如"故神者，水谷之精气也""营卫者精气也，血者神气也"。

**2. 魂、魄**  魂、魄在书中常同时出现，主要有以下几种含义：①指神的阴阳两面。如"阳神为魂，阴神为魄"。②指本能行为。如"魂之为言，如梦寐恍惚、变幻游行之境。魄之为用，能动能作，痛痒由之而觉也"。③与五行、五脏相应。"木之精气，藏于肝曰魂""肝藏魂，故为魂之居""金之精气，藏于肺曰魄""肺者，气之本，魄之处也"。④与体质相关。如"魂强者生之徒，魄壮者死之徒"。⑤可调控梦寐。魂魄在人做梦时可以显露出来，如"梦有作为而身不应者，乃魂魄之动静，动在魂而静在魄也"。

**3. 意、志**  对于何为意与志，张氏认为"一念之生，心有所向，而未定者，曰意""志为意已决而卓有所立者"。意是指感觉系统接受各种刺激后，经过加工、处理、分析、判断、归纳，最后得出相关结论，产生某种动机的意识思维过程。志是在意确定之后，有着明确的目标，并向着这个既定目标努力奋斗并付诸行动，从而有所成就的过程。可以看出，意与志虽均为"意会之所向"，但志比意有更明确而坚定的目标，因此有"志者，专意而不移也"之说。

当然，明清两代除张介宾外，许多医家在其著作中都有关于中医五神的论述与见解，如王肯堂在《证治准绳》中将志意进行比较，认为"志意并称者，志是静而不移，意是动而不定"，明确了两者的关系是由不定的"动机"发展到稳固的"意志"的过程，此处的"动机"与"意志"分别指"意"与"志"。《医宗金鉴》中也提道"意是心机动未形""意之所专谓之志"，与王肯堂的认识如出一辙。

纵观历朝历代医家对中医五神学说的认识可以看出，他们都是在深入研究《内经》的基础上融入了自己的学术观点，这为学者们研究中医五神学说提供了理论基础。

# 第2章
# 中医五神的形成基础与内涵

## 第一节　中医五神的形成基础

中医五神包含了神、魂、魄、意、志五种要素，是古代先哲对人类生理、精神、心理层面的认识，表征出个体正常的精神心理活动与某些行为活动的内在关系和原始机制，是人类的本能反应和原始思辨过程的指导中枢，其形成和发展是人类整个生命历程的总体现。五神的形成是先后天环境交互作用的结果。禀赋是五神形成的先天基础，是五神形成和发展的生理前提，神魂魄偏向于先天性，故多受到先天因素的影响。先天因素对五神形成的作用是相对有限的，五神在形成的过程不断受到来源于自然环境、社会环境、居住环境等后天因素的熏陶和感染，潜移默化地影响和改变着五神的表达和外显。意志偏向于后天性，故多受到后天因素的影响。

### 一、先天禀赋

《灵枢·本神》曰："生之来谓之精，两精相搏谓之神，随神往来者谓之魂，并精而出入者谓之魄，所以任物者谓之心，心有所忆谓之意，意之所存谓之志。"明确指出神、魂、魄、意、志的形成源于"父母之精"，始于两精相搏，即男性之阳精与女性之阴精的相互结合时，是人之性之再现。人性是与生俱来的，"天之就也"，与人体的禀赋息息相关，由此可以得出，禀赋是五神形成的先天基础。肾藏先天之精，主生殖，为人体生命之本源，故称肾为"先天之本"。肾精化肾气，肾气分阴阳，肾阴和肾阳能资助、促进、协调全身脏腑之阴阳，故肾又被称为"五脏阴阳之本"。肾藏精，主蛰，又称肾为封藏之本。可知禀赋与肾关系密切。故张景岳在《类经·疾病类.胎孕》中云："夫禀赋为胎元之本，精气之受于父母者是也。"禀赋始于"父母未生之前"，是个体在先天遗传的基础上及胎孕期间内外环境的影响下所表现出的形态结构、生理功能、心理状态和代谢方面综合的、相对稳定的特征，是人体生长发育的根本，即先天。用西医学解释，"禀赋"类似于"遗传"，遗传是子代按照亲代所经过的发育途径和方式，产生与亲代相似的一种过程，是遗传信息从亲代传给子代的生命现象。中医理论与现代遗传学对生命形成的认识是殊途同归的，遗传信息与禀赋的具体表现十分类似。

通过系统回顾中医文献，发现中医"五神"学说与精神心理之间存在很大的相关性，五神与人物的个性、气质、体质等密切相关，是个性、气质等形成的基础，是人类内在的本能，具有潜在性。《灵枢·寿夭刚柔》说："人之生也，有刚有柔，有弱有强，有短有长，有阴有阳。"禀赋绝佳者不多，多数情况下存在程度不一的阴阳偏胜，五行或缺，五脏不坚，五神亢弱等。禀赋不一，五神亢弱不均，则体质、气质、个性各异。宋·梅尧臣在《新婚》诗中曰："幸皆柔淑姿，禀赋诚所获。"温柔、贤淑、姿态三词，包含了个性、性格、气质等多个方面的概念，而文中指出温柔、贤淑、姿态均由禀赋所获得，由此可推知，禀赋是五神形成及其外显的先天基础，是个性、气质、性格等形成的前提条件。就遗传学而言，人是生物实体，人与生俱来的生物特征构建成个性形成的基础，遗传信息从一定程度上左右了人体的某些功能的表达。

《素问·宣明五气》曰："心藏神，肺藏魄，肝藏魂，脾藏意，肾藏志，是谓五脏所藏。"这是《内经》对于五脏藏神观点的论述。在其构建的五脏五神观的框架下，奠基了中医学五神观的先天理论基础，提出五神理论的生理内涵。张景岳在《类经·针刺类.八正神明泻方补圆》中曰："形者神之体，神者形之用；无神则形不可活，无形则神无以生。"可见人之生成，既要有形体基础——"五脏已成"，又要有精神心理基础——"神气舍心，魂魄毕具"，形神皆备，乃成为人。《内经》认为形为神之生理架构，神为形之精神支撑，"形神一体观"奠定了五神形成的先天生理基础。《灵枢·本神》指出，凡精、气、血、营、脉、魂、魄、意、志及思、智、虑等皆称之为神。五脏分藏五神，通过五脏——五种基础生命物质（血、营、脉、气、精）——五神这种链接，层层相扣，使五神形成的先天生理过程有了一个较为合理的阐释。由此可见，人体构造为中医"五神"的形成和发展提供了一个先天生理载体。

　　禀赋遗传特征和形体生理构造共同筑建了中医"五神"形成的先天基础。禀赋是由父母之精所决定的，是与生俱来不可改变的。禀赋从遗传信息的表达和作用上影响着人之五神形成，为中医五神的形成奠定了固有的先天基础。"形神一体观""五脏五神观"为后世五神理论的研究提供了一个可信度较高的理论依据。人体构造（包括五脏、气血精液等生命物质）作为"五神"的承载者、执行者、表达者，为中医"五神"的形成和发展提供了一个先天的生理载体，勾勒出一个以"形神共存，神主形从"为特点的相对完整和独特的体系。

## 二、后天因素

　　五神的形成不仅受到先天因素的影响和作用，还受到包括社会、自然、居住环境等后天因素的熏陶和改变。张景岳在《景岳全书·先天后天论》中说："故以人之禀赋言，则先天强厚者多寿，先天薄弱者多夭；后天培养者，寿者更寿，后天斫削者，夭者更夭。"由此可知，禀赋对人体的作用是一定的，只有不断与后天环境磨合、改变并适应其变化，方能到达"寿者更寿"的目的。五神亦是如此，禀赋不一，五神亢弱不均，后天因素对其作用反应和效应结果亦不尽相同。与先天因素相对，后天因素即出生以后对人体秉性起到改变和修饰作用的因素，是人类后天赖以生存的各因素总和。

### （一）自然环境

　　许豫和在《新安医籍丛刊·热辨》中将天时气候与父母体质相结合进行论述："人禀父母之质，受天地之气以生，生而长，长而壮而老，代谢相仍，以承天运，理之常也。然天地之气有盈虚，而父母之质有强弱，得质之强而受天之虚者，所谓阴有余阳不足也；得质之弱而受天之盈者，所谓阳有余阴不足也，故人生每多偏胜之病。"文中说到人之禀赋来源于"父母之质"，接受自然之气而得以维持生、长、壮、老、已整个生命过程。还提到人的禀赋不同，所吸收和消化的天地之气亦有差别。五神形成于人体禀赋的基础之上，由此可知，五神的形成与自然环境的"盈虚"有着密切的联系。美国弗吉尼亚大学的遗传学家格底斯曼分析说："人的性格、行为就像人的气质一样，最终还是主要靠后天的培养。"由此可见自然环境对人的个性、性格、行为等形成存在着必然的影响效应。自然环境对五神的影响主要体现在两个方面：一是天然形成的地理气候环境对人之性格、气质等潜移默化的作用；二是突发的自然环境变化对人之性格、情绪等产生的应激效应作用。

古来素有一方水土养一方人之说，如西北人多彪悍，南方人多细柔。南方气候温和湿润，溪流萦绕，泉水叮咚，在这种居住环境中生长的姑娘，温柔多情，感情细腻；北方气候干燥，平原宽广，高山大川，在这种居住环境中成长的姑娘，热情奔放，开朗大方。《素问·异法方宜论》曰："黄帝问曰：医之治病也，一病而治各不同，皆愈何也？岐伯对曰：地势使然也。故东方之域，天地之所始生也……西方者，金玉之域，沙石之处，天地之所收引也。其民陵居而多风，水土刚强，其民不衣而褐荐，其民华食而脂肥……北方者，天地所闭藏之域也。其地高陵居，风寒冰冽，其民乐野处而乳食，脏寒生满病……南方者，天地所长养，阳之所盛处也。其地下，水土弱，雾露之所聚也。其民嗜酸而食胕，故其民皆致理而赤色……中央者，其地平以湿，天地所以生万物也众。其民食杂而不劳，故其病多痿厥寒热……故圣人杂合以治，各得其所宜，故治所以异而病皆愈者，得病之情，知治之大体也。"《内经》不仅指出人体疾病的易感性与"地势"有关，还以东、南、西、北、中央五方的地理环境、自然气候的差异，以及生活习惯的不同，突出强调了自然环境对人体生理活动、体质等长期的影响。现代心理学家的研究结果也充分证实了自然环境对人之性格、心理的形成确实有着重要影响，特别是对同一地区、同一民族的共同性格、心理特征影响较大。比如，黑河地区处于中国的北部边陲，高纬度、超低温是该地区的主要特征。古代生活在这里的少数土著居民"家无定所，只幸游猎、渔牧为生"，然而恶劣的生活环境却促就了当地人顽强、不怕严寒的性格。这种精神逐代延续至今，由此形成了独特的黑河文化——在高寒禁区顽强拼搏的精神。钱伟指出日本独特的地理环境对日本国民的忧患意识、注重实际与积极进取的性格、宽容与忍从的性格、强烈的求知欲和好奇心、忍耐性和牺牲精神、骄傲自大的民族心理以及狂妄自大与强烈的自卑性格等形成有着重大的影响。

由此可见，自然环境作为一个后天的外在因素，在长期的历史发展中对五神的形成表现出独有的区域环境作用，多体现在对人的个性、气质、人生观、价值观的调控和渲染之上。

大多数情况下，自然环境对五神的影响是潜移默化的。但在某些不可避免的突发情况之下，亦可表现为及时性和持久性应激效应，如唐山大地震就对当地人民产生了强烈的心理危机和严重的精神创伤。张本等人关于唐山大地震对人类心身健康远期影响的调查结果表明研究组（亲历唐山大地震且有一级亲属震亡者）心身健康程度低于对照组（亲历唐山大地震而无一级亲属震亡者），表现在症状自评量表（SCL-90）总分和各个因子分、焦虑自评量表（SAS）总分和标准分、抑郁自评量表（SDS）总分、康奈尔健康问卷（CMI）中诸多项目研究组分数均高于对照组。另外，研究组中出现患高血压、脑血管疾病者比例高于对照组。表明突发环境变化会对受害者产生重大心理创伤和持久性应激效应。地震作为一个突发的自然灾害，不仅会在当下对人的心理、精神造成强烈的刺激，以长久的眼光来看，对日后人的生活、身心健康也会产生一定的辐射和影响。

中医五神，是人体最高层次的自觉意识，是人体面对突发应激事件产生各种情绪、心理过程的生理基础，与西医学中的潜意识有着异曲同工之义。当自然环境发生较大规模或者程度的变异，超出人体所能承受的范围时，就有可能作用于机体，造成机体内环境（包括生理、心理、情绪、性格等）强有力的对抗或者反应，潜意识里就会对该环境产生一个深刻的储存记忆，在某些特定的环境刺激下激发，比如故地重游、情景再现等。综上可知，自然环境是五神形成和发展的重要影响因素之一。

## （二）社会环境

人类在长期有意识的社会劳动中，不断地加工和改造自然环境，并创造和积累出一定的生产物质和文化物质，进而构建出一个文化—物质—精神多方位一体的系统，即社会环境。社会环境一方面是人类精神文明和物质文明发展的标志，另一方面又随着人类文明的演进不断地丰富和拓展。五神是人类身心发展的先天基础，社会因素中以文化环境对五神的影响最为明显，一方面表现在文化环境对人之性格、个性、心理、情绪等作用，另一方面表现在历史文化文明对五神体系形成的理论思想作用。

**1. 文化环境**

"近朱者赤，近墨者黑"是家喻户晓的一个故事。晋·傅玄在《太子少傅箴》中曰："故近朱者赤，近墨者黑；声和则响清，形正则影直。"朱和赤可以理解为正义的或优秀的，相对而言，墨和黑则指代邪恶的或劣质的，多用于形容文化环境对人之性格、个性的影响。在新中国成立前有一位叫穆时英的青年作家，曾以一本名为《南北极》的小说来揭露旧社会黑暗，在当时引起了不小的轰动。但他走进了上海的十里洋场后，受到腐朽生活方式和文化氛围的影响，竟也歌颂起那些醉生梦死的生活来。这就是"近朱者赤，近墨者黑"的一个典型案例。由此可见，文化环境会在一定程度上导致人之个性、心理、情绪等发生改变。近墨者黑与不黑，与五神之亢弱存在一定的关联性。如意志薄弱者，容易受到外界的干扰而导致自身内外环境的改变。家庭环境和邻里环境属于文化文明因素的范畴，对人的性格和个性影响最为直接明显。

家庭环境可简单理解为家庭氛围，是对家庭内软、硬环境的总括。家庭软环境，可理解为家庭内文化环境，包括了父母的道德水平、父母之间的相处方式及父母对待子女的方式等。McCord 等人对父母抚养方式与儿童的攻击行为相关性进行了长达 5 年的系统研究，发现父母对儿童的惩罚等行为对儿童攻击行为的发生起着极大影响。很大一部分恶性犯罪事件与犯罪者儿童时期的家庭环境有关，Joycelyn 等调查显示，在被忽视、虐待家庭环境下成长的儿童中 50% 有可能发生青少年犯罪，40% 有可能发生暴力犯罪。Cooper smith 的研究表明，父母的态度在儿童自尊心的形成过程中起着至关重要的作用。由此可见，家庭内的文化环境对人（主要体现为父母对子女）的个性、行为、心理等塑造起着"耳濡目染"的作用。

邻里环境是微观社会环境的一种类型，是由邻里这一初级社会群体构成，是除家庭环境外一个人接触时间最长的环境。邻里间的社会文化氛围、互动关系及人群的习性素养对人的个性、心理形成的影响是重要和潜移默化的。孟母三迁，就是邻里环境对子女性格影响的典型案例。孟轲的母亲为给孟轲选择良好的文化教育环境，煞费苦心，多次迁居。

中医"五神"是古代先哲对于人类精神、心理乃至生理活动层面的认识，是个体内在的运行机制，它是一种本能的反应，对人物个性、心理状态等形成具有重要的影响作用，是人类对外界反应的基本作用机制。家庭环境、邻里关系作为人的社会属性中最直接接触的客观因素，对人的成长、生理、病理均有不可忽视的意义。

**2. 历史文化**

中医"五神"学说在漫长的发展过程中，受到了各朝各代的文化熏陶和洗礼，吸收兼容了各家学说的精华，独辟蹊径，归纳出符合中医思维的理论体系。其中以道家、佛家、儒家对中医五神学说的影响最大。

道家的"天地之道"、精气阴阳思想、朴素辩证思维、养生观为中医五神学说的理论知识框架的构建打下了坚实的文化和理论基础。老子把"道"作为天地万物的本原，构建了"道—气—物"的宇宙生成模式。庄子发展了老子的这一观点，提出了"通天下一气耳"的观点，指出阴阳是一气的最大规律。《内经》发扬了道家思想的精华，建立了"天人合一观"，承袭了"道家养生，强调静养"的养生理论，认为只有通过静养来保养神气，才能维护其清静内守之常态，保留了道家顺应客观自然规律的观点，创建了独特的"顺时养生"思想。五神不仅是功能上的五种物质的代表形态，还代表了各种心理、个性的形成过程。中医五神学说吸收了道家之"天人一体观""阴阳理论""辨证思想""养生理论"，用于指导五神体系的构建和完善，为中医"五神"学说的临床辨证分型、社会功能作用等提供了基本的理论指导依据，对中医五神学说的形成、发展、完善均有重要的指导意义。

佛教文化的"四大学说""病有二因缘"及其特殊的心理疗法对中医五神的发展影响颇远。佛教认为宇宙间万物由地、水、火、风四大元素构成，任何一种元素出现异常现象，即可导致疾病的发生。虽然这种理论与中医"五神"理论存在一定的差别，但为中医"五神"理论的基本构成和结构内稳态性的维持提供了可靠的指导依据。佛教指出患病有二因缘，兵刃刀杖、坠落推压、寒热饮渴为外缘，饮食不节、卧起失常为内源。"五神"前期理论构建在一定程度上吸取了佛教的"二因缘致病"的基本分类原则和框架思路。佛教医学宣扬四大皆空，六根清净，最擅长者当为心理疗法，通过静养、暗示、调息，起到保健康复的作用。中医五神是人体个性、心理、体质等形成的基础条件，其发展或多或少吸收了佛教心理疗法的相关内容，这就使中医"五神"学说与佛教心理疗法的关系甚为密切，对指导形成正确的个性、心理观和生活态度，保持身心健康和人格健全，都具有重要的意义，同时为中医"五神"学说指导临床心理类疾病的调摄、诊疗提供很好的导向。

儒家思想的"医易学"及其特有的实用理性特征对中医五神理论的构建、发展和完善提供了一个较为科学的思想哲学基础。易学中最为完善的当属以张介宾为代表的"医易学派"，及其建立的以义理象数为基础的"医易学"。易学为中医学提供了取象比类的思维方法和太极象数的思维模型，中医学以此模型为基础，构建了中医理论体系基础框架。中医五神学说虽然不同于传统的八纲辨证、六经辨证，但从整体思路和原则上而言，在其形成和发展过程中均受到了取象比类的思维方法、太极象数思维模型的影响，使五神学说在形成的过程中，形成了"脏腑—经络"等相关的生理学基础模型，亢弱并存的阴阳失调病理学构架等，为五神理论的构建提供了一个参考的理论框架。实用理性是儒家文化的一个基本精神，学术实用理性为中医五神学说的辨证论治体系提供了比较完美的比照对象，在中医五神紊乱的治疗中，不仅可以采用传统的中草药治疗，还可以并用针灸、推拿、气功、心理、祝由等多种施治方式。儒家思想为中医五神学说的完善作出了巨大的贡献。

五神学说根植于悠久的中国古代文化和中医学理论，其形成、发展的过程中经过了数千年悠久文化和环境的熏陶，融合了各家哲学思想和思维成就，接纳了道、佛、儒等多家经典思想，吸收了历朝历代的学术理论，融合了中医学基础理论知识和构架，并不断创新、积极付诸实践。虽然其理论体系仍旧不够完善和健全，但无疑为后世医家对中医五神学说理论甚至是中医学的的研究夯实了基础。

先天因素对人物性格、心理的塑造是有限的，人作为具有社会属性的生物，长久处于社会环境的包围中，势必会与排除了自然环境的社会环境融合和兼并。大到社会环境的文化、文明、科技，小到父母对待子女的教育方式等，均可对人物性格、心理等造成一定的影响，进而可能由后天影响反作用于先天，对人物性格、心理等造成不同程度的干预和限制。由此可知，社会环境，尤其是文化环境为中医五神的形成、发展奠定了雄厚的思想和理论基础，这是中医五神学说形成和发展的另一重要影响因素。

## （三）居住环境

建筑是"人类按照自然形象创造自己天地的第一个表现形式"，是一定环境形态延续的综合效应。人类生存所创造的居住环境不同于一般的物质生产，其最根本的特征在于满足人的物质和精神需要，寓含人类活动的各种意义。居住环境是人类唯一可以完全靠自己的力量来改变的空间。居住环境对五神形成的影响主要体现在居住内外环境对人之心境、情绪、心态、机体等调节和保护的作用。

现代理论从外环境和内环境两方面强调居住环境对人体身心状态的影响。外环境包括了太阳、空气、土壤、水源等属于自然成分的物质，外环境对人体的影响在某些程度上认为是不可控的。在阴阳理论中，向日为阳，背日为阴；山为阳，水为阴；左为阳，右为阴。而中国地处北半球，故在建筑选址的最佳地形是背山、面水、向阳，以坐北朝南为最佳。中国古代的皇宫、民居、寺庙建筑都是按照这一原则来选址的。然而，由于建筑技术的限制，古人在对居住空间的理解更倾向于房屋的实用性。部分文人雅士和官员富商们在实用性的基础上，用更多的精力将自然形态与室内环境进行巧妙的布置，使得院子变得错落有致，曲径通幽，避让有序，遮掩含蓄，气贯连通，虚实相间，这也是中国几千年文化精髓和生活智慧的应用和再现，使得居者心情愉悦、放松自然，维持着一种良好的心理状态。随着城市的扩张和发展，人们的居住外环境逐渐被各种各样的建筑所取代，不仅改变了城市的环境和面貌，而且也深刻影响着人们的生活习俗和方式，切断了传统居民、里弄环境中建立起来的接近和亲热，使居民变得越发理智、疏远，与此同时，也导致了孤独、不安等情绪的滋生。

建筑内、外环境的建设可以体现建筑个性，同时也是使人产生良好心理效应的重要途径。一般认为，自然舒适、通透明亮的建筑内环境，可以起到放松心情、调节情绪等多角度的作用。建筑的设计讲究颇多，包括了玄关、客厅、书房、卧房、厨房、卫生间等多个利用空间，要求在设计时既要考虑时尚美观，又要突出舒适协调，最好达到与自然充分对话的效果。除此之外，内环境还包括了室内空气、室内温度等层次在内。尽量在置办家具、电器或者装潢时，降低其对空气的污染，保持内环境的干净、舒心。根据心理学的原理，人的心理活动总是由一定的客观刺激引起，而居住环境是人的感觉反映的客观实在，它属于客观刺激物，美好的客观刺激可抑制不良情绪和心态等的产生。已有的心理学理论证明，色彩环境对人的情绪、智力、个性发展有着重要影响。室内色彩等客观刺激对儿童的身心成长具有重要意义，其影响主要分成两种，一种是促使兴奋、活跃的暖色调，如橙色能产生活力，诱发食欲；红色是一种较具刺激性的颜色，它给人以燃烧和热情感。另一种则是安静、平和的冷色调，比如绿色是一种令人感到稳重和舒适的色彩。色彩对儿童心理和行为活动有影响，除了色彩心理学通常意义上的普遍刺激影响外，还有其特殊性。鲜亮的色彩环境如红色、橙色，可以刺激儿童心理活动，使儿童兴奋，有效地提高他们的敏感性和创造力；蓝色等冷色调色彩可以使儿童保持安静的心态，但过多地接触可能会造成儿童抑郁内向的心理。由此可见，好的内环境对促进人类的身心健康发展有重要的意义。

"五神"要素分别从不同的层面上体现出人的精神心理等功能活动上的差异，可以较为全面地把个体对外界事物的感知、调控、决断等功能以及由此而引发的一系列心理变化过程和个性特点反映出来。奥地利著名心理学家弗洛伊德认为，人的潜意识是人类一切精神生活的根本动机。居住环境是人们朝夕相处的一个物质常态，潜移默化中对五神产生了熏陶和改变的作用。综上可知，居住环境对五神有着必然的影响作用，是五神产生的客观条件之一。

在五神学说的形成过程中，受到来自先天因素和后天环境的双重作用，但各有偏重。神魂魄偏向于先天性，故多受到先天因素的影响，意志偏向于后天性，故多受到后天因素的影响。当代心理学认为人之身心发展是遗传与环境交互作用的结果。个体与环境的交互作用主要有反应的交互作用、唤起的交互作用、超前的交互作用三种方式。个体在出生前的发展（反应的交互作用），主要由遗传因素决定。个体出生后的婴幼儿期（唤起的交互作用），仅限于在父母所提供的环境中活动的时候，其基因型与环境的内在相关非常显著。随着儿童的成长（超前的交互作用），他们开始选择和建构自己的环境时，基因型与环境的最初相关逐渐为超前的交互作用所代替，而反应的交互作用和唤起的交互作用在生活中仍具有重要作用。五神的形成亦是如此，先天因素相当于反应的交互作用阶段，其主要作用于个人在出生前的时期。后天因素相当于唤起的交互作用阶段和超前的交互作用阶段，其中唤起的交互作用相当于社会环境中的家庭环境等因素，多与父母教育方式等有关；超前的交互作用倾向于自然环境等因素，潜移默化的影响和改变着其先天的特性。由此可见，先天因素和后天因素均是五神形成过程中至关重要的组成部分，两者共同作用，相互影响，对五神的形成和发展起到不可磨灭的影响。

# 第二节　中医五神的内涵

在当今社会，随着人们物质生活水平的提高，疾病谱也在发生变化，由最初的传染性疾病、营养不良性疾病逐渐转向代谢性疾病、精神心理性疾病等转变，新的"生物—社会—心理"医学模式也应运而生，说明精神心理性疾病现已成为严重影响人类健康的医学问题。对于临床中常见的烦躁焦虑、郁闷不舒、思虑过度等病症，患者大多服用镇静药、抗抑郁焦虑药物，虽有短时间的疗效，但后期的不良反应和药物依赖性也成为许多患者拒绝西药治疗的重要原因。反观中医学，其历史悠久，内容博大精深，能否从中找到治疗此类疾病的方法，是一个值得学者们深入研究的问题。

要解决这个问题，首先要从中医学的源头入手。只有溯本求源，理清脉络，才有可能找到问题的答案。我们系统查阅整理了从中医学的奠基之作《内经》直到清末各代医家的论著，发现中医学早在两千多年前就已经对精神心理性疾病有了一定的认识，其内容主要体现在中医五神学说上。中医五神学说即神、魂、魄、意、志，它们并不是孤立的个体，而是一个有着内在联系的完整的系统，涵盖了中医学的多个方面，除对于指导精神心理类疾病有着重要意义外，对指导养生调护、社会交际、婚姻、就业等都有借鉴意义。中医五神学说是从人体最本原处入手，阐释人体的各种生命现象，指导后天的生命过程，这种预见性是其一大特色。但是由于时代的局限性，起自先秦的中医五神学说还只是一个笼统、模糊的概念，尚未形成一个完整的疾病诊疗体系，无法指导后天调摄，再加上在历朝历代的传承中被逐渐置之于细支末流，使得此学说没有被很好地继承下来，其应有的价值自然就无从实现了。

在临床实践和研究中，学者们逐渐认识到人的许多后天表现实际是由于先天——五神所决定的，这些后天表现不仅局限于疾病，也包括人的性格与个性、心理状态、社会性等，所以重新审视中医五神学说是有着重要意义的。然而今天的社会环境与两千多年前有着天壤之别，除了求本溯源以还原五神的原貌外，必须打破历史的局限，融入现代科技知识，才能重新塑造现代视角下的中医五神体系，实现它在当今社会中的价值。对此，首先需要重新界定中医五神的内涵，现分述如下。

## 一、神的内涵

中医学认为"神"要素概念包含了三个层次的含义。

1. 指天地万物变化的规律。《说文解字》载："天神，引出万物者也，从示申。"示指天垂象，见吉凶，所以示人也。示，神事也。凡示之属皆从示。申指引申、延伸的意思。神其实就是造物主。《易经·系辞上传》言："阴阳不测谓之神。"神即为主宰事物发生发展变化的一种力量，或者共同规律，为神所引申，此为自然之神。

2. 指人体一切生命活动的主宰及其外在表现。它有两方面的含义：①神为生命活动的规律及其主宰。②就中医学的整体性来说，人的形体与神志亦是统一的整体，但神为意识，是人的高级中枢，指导形体的活动，即为"形神合一，神御于形"。《灵枢·本神》认为"天之在我者德也，地之在我者气也，德流气薄而生者也""两精相搏谓之神"，个体的人以及人神是父母之精结合的瞬间诞生的，即人在形成生命形体时就有了神，这是生命之神，也是中医的广义之神。

3. 指人的精神、意识、思维活动，称之为狭义之神。它由心所主，归属心系，为君主之官。《灵枢·邪客》中说："心者……精神之所舍也。"心位居君主之官，神明之府，是精神活动产生和藏附的中心，并具有统领和主宰精神、意识、思维、情志等活动的作用，为五神脏精神情志活动之主宰。张介宾《类经·疾病类》说："心为五脏六腑之大主，而总统魂魄，并赅意志。故忧动于心则肺应，思动于心则脾应，怒动于心则肝应，恐动于心则肾应，此所以五志唯心所使也。"说明了在外界信息刺激下，首先心先受之，并在心神的调控下，由相关脏腑继发反应，产生魂、魄、意、志、思、虑不同的情绪变化。

综上所述，"五神"之"神"要素含义属于狭义之神，主要是指感知、记忆、思维和想象等全面的认知过程，并涉及意志和情感。推而广之，其属于人的心理活动范畴，是呈现于外的各种表现和精神心理活动的总的指代。主要有以下几个方面的功能：

**1. 神主协调脏腑功能** 《素问·六节藏象论》曰："心者，生之本，神之处也。"《灵枢·大惑论》曰："心者，神之舍也。"神寄居于心脏，作为君主之官，主宰调控脏腑功能。精化气，气生精，"精、气、神"是人身上的三宝，精气之间不仅可以相互转化，又可以生神、养神。神蕴布在全身，寄于细胞、组织、脏腑、骨骼、气血等，使得人体中的一切有形物质和无形之气都具备神的灵动性和可调控性，即任何轻微的变化及其效应均可被觉知。神通过脏腑精气来调节其生理功能，正如汪绮石在《理虚元鉴》中说："以后天运用之主宰论，则神役气，气役精。"关于形与气的关系，《素问·玉机真脏论》中指出"形寓气，气充形"，可以理解为只有人体阳气充足，功能正常，才能充分推动精血津液的生成和运行输布，进而发挥其温煦形体、化精微以濡养脏腑官窍、激发各脏腑的生理功能、保持形体正常机能的作用。因此，人体精气血津液等有形物质的正常新陈代谢和脏腑功能的正常发挥，都必须受神的调控和主宰。

**2. 神主任物** 任，指担任、接受。任物即认识客观世界。在心神的指导下，由五脏之神协调来接受外界事物，进而发生相应的思维活动过程。《灵枢·本神》云："所以任物者谓之心，心有所忆谓之意，意之所存谓之志。"从认知过程来看，客观事物首先通过"任物"活动反应于心神，事物由简入繁逐步注意内化后而进入记忆系统，组成人的主观世界。这些被保存的巩固记忆成为人认知客观事物的模板，并成为新接收的各种信息的认知背景和最基础的调控系统。在记忆基础上结合社会环境进行综合分析、抽象概括，上升为理性认识。

**3. 神主情感** 心藏神，为五脏六腑之大主，主宰和调控着机体的一切生理功能和心理活动。喜怒忧思悲惊恐，人之七情，是人体的生理和心理活动对内外环境变化产生的情志反应。即有感于物，激之于神，神动而发之为情。

《类经·疾病类》认为："心为五脏六腑之大主，而总统魂魄，并赅志意。故忧动于心则肺应，思动于心则脾应，怒动于心则肝应，恐动于心则肾应，此所以五志惟心所使也。"《素问·阴阳应象大论》言:"人有五脏化五气,以生喜怒悲忧恐。"人体作为以五脏为中心的有机整体,其情志活动与五脏精气有着密切的关系,五脏藏精,精化为气,气的运动是产生情感变化的内在生理学基础。因此,各种正常情志活动的产生都依赖于心神的统帅、各脏腑精气阴阳的协调作用、五脏精气充盛以及气血运行的畅达。外界环境因素作用于人体,若能影响脏腑精气及其功能,则亦可影响心神而产生相应的情志活动。

人类正常的情绪反应由心神所主,倘若七情过激也可致人发病。其病发同样首先作用于心神。时间较短者仅出现异常的心理反应,时间较长者则会变化为异常精神状态。《灵枢·本神》一文中有言:"是故怵惕思虑者则伤神……喜乐者,神惮散而不藏……恐惧者,神荡惮而不收。"即惊恐思虑均可伤及神气,喜乐过度可致精神涣散,神志失常……过于恐惧则可致神气散失,神不守舍。而《素问·举痛论》中"惊则心无所依,神无所归……思则心有所存,神有所归"之论也明确指出了惊与思二志首先损伤心神,然后影响相应的脏腑。所以《类经·疾病类·情志九气》对此总结为:"情志之伤,虽五脏各有所属,然求其所由,则无不从心而发。"《医醇賸义》也说:"七情之伤,虽分五脏而必归本于心。"

## 二、魂的内涵

"魂"概念历经千年的继承与发展,直至今天仍然具有丰富的内涵。除了其最初被应用于"招魂"、"魂魄"中,表示离开身体而存在的精神之意外,现在"魂"的含义主要集中于以下几个方面:①泛指一切事物的精神,比如"花魂""诗魂""柳魂"等。②特指国家、民族崇高的精神,比如"民族魂""国魂"等。③指人的全部心灵作用,比如"断魂""神魂颠倒"等。

在中医五神理论体系中,"魂"的含义更为具体,它更趋向于表达人的精神意识活动,而与躯体活动之间没有直接的联系。"魂"是人与生俱来的一种本能、潜意识和注意力,包括在后天逐渐学习得到的思维、推理、判断等。

"魂"表征的是一种高级的精神活动,与现代生理学中的条件反射和第二信号系统有相近之处。人类的精神活动过程是:大脑平时在意识系统的作用下收集信息,通过脊髓传到相应部位进行存储,大脑则根据内部与外部情况进行信息的提取，再通过神经或递质等传导至效应器产生各种精神活动。这些高级的精神活动如情感、意识、思维、意志、智能、技巧等，除了随着身体其他组织器官（特别是神经系统的发育健全）的发育生成外，再加上接受后天环境的熏陶，如学校的教育、个人的努力与实际经验的积累、总结等，才逐渐发展形成的，可以说这是一个"渐有所知"的过程。这些精神活动可以被分为有意识和无意识两种，有意识的精神活动以思维等认知过程表现出来，而无意识属于潜意识的范畴，将通过梦的形式表现出来。

**1. 认知过程**　人们获得知识或运用知识的过程开始于感觉与知觉。感觉是对事物个别属性和特性的认识，如感觉到颜色、明暗、声调、美丑、粗细、软硬等。而知觉是对事物的整体及其联系与关系的认识，如看到一面红旗、听到一阵嘈杂的人声、摸到一件轻软的毛衣等。这时候人们所认识到的已经不再是事物的个别属性或特性，而是事物的联系与关系了。知觉是在感觉的基础上产生的，但不是感觉的简单相加。其实这是一个非常复杂的过程，简单来说就是一个对信息进行加工处理的过程，它由人的感觉、知觉、记忆、思维、想象等认知要素参与，而"魂"就是这个过程的体现。

一个人"魂"的强弱会通过其认知过程表现出来，比如听到同样一句话，甲可能会认为这是一句再普通不过的话，不以为意；乙可能不局限于这句话的表面意思，而是深入到话语之中，得出言外之意，弦外之音，从而真正领悟说话者的意图。甲和乙对同一句话的认识不同，这除了潜意识在发挥作用外，后天获得的经验对于乙来说同样扮演着举足轻重的角色。这就有些像今天人们经常提到的"情商"——情感智商，情感智商中包括"识别他人的情绪"和"处理人际关系"两个方面。现实生活中看似简单的一句话可能传递着说话者的一种主观的需求与欲望，而能否及时、准确地获得这种信息体现的是一个人"魂"的强弱与否。这样一种能力——"魂"的获得虽然有先天因素起到决定性作用在里面，但也不能忽视后天主动学习的重要性。可以借用中医理论中的"先天"与"后天"的关系来说明这个问题，即先天决定后天，后天充养先天。

**2. 潜意识**　潜意识其实包括无意识与前意识两个方面，前意识是指曾经储存在长时记忆中的信息，但只有在必要情形卜进行回忆时才会对其产生意识。在中医五神理论中，前意识介于"魂魄"与"意志"之间，是沟通两者的桥梁。在此所涉及的"魂"可能更多的属于无意识范畴，是指已经发生但并未达到意识状态的心理活动过程，比如人们所做出的关乎生死的快速判断和决定，以及下意识所采取的行动都是"魂"的外在体现。

特别需要指出的是，梦也是无意识的一种表现方式。弗洛伊德在其早期临床实践中发现，精神病人往往不能有意识地回想起有关自己病因的一切情绪经验，但当患者处于催眠状态下多能回想起有关的情绪经验。做梦时人处于无意识状态，各种信息也是无意识地碰撞组合，从而衍化出不同的梦境。梦境是一个人潜意识内容的反映，如果一个人经常做梦，梦境杂乱无章、混乱不清，难以描述时，可认为这是"魂"处于"惑乱"的状态。

## 三、魄的内涵

与"魂"相同，"魄"这一概念在殷商时期就已出现，最初多以"魂魄"的形式出现，指人身中依附于形体而显现的精神。而在今天，"魄"除了在"魂魄"一词中使用外，主要指精力、胆识，如"体魄""魄力"。在康海的《粉蝶儿·贺登科》套曲中就记载："气魄如南阳卧龙，精神似渭水非熊。"

在中医五神理论体系中，对"魄"的含义做了更为明确的界定，使其与人体生理病理的联系更加密切。参照《灵枢·本神》中所说"并精而出入者谓之魄"，可以认为"魄"是指与生俱来的各种感觉、反应、反射、行为、精力以及胆识等。

**1. 指本能行为** 所谓人的本能，是指人类与生俱来的、不需教导和训练的、天赋的、在人类进化路上所留下的一些行为和能力，而本能行为则指天生对具有刺激作用的情况的识别能力。本能行为出现在同物种的所有个体上，即使是被隔离培养的个体，也具有该种行为。这种本能行为就是"魄"的一种表现，就人类自身来说，婴儿出生后不学即会的先天的本能感觉、反应和动作，如吮乳吸食、啼哭嬉笑、耳听目视、手足运动、消化排泄、心跳呼吸、皮肤感觉、疼痛反射等。这些本能行为有些是在无意识状态下进行的，有些是以低级的精神活动为基础的，这些低级的精神活动也隶属于"魄"的范畴。

一些在无意识状态下进行的本能行为可能会在外界的压制下暂时消失，但在某些特定情况下，如外伤、昏迷等，这些本能反应又会得到释放。这是低级中枢受高级中枢的抑制产生的结果，比如脊髓休克的病人在休克期首先出现二便消失，进入恢复期出现二便失禁，这就是脊髓低级功能中枢由被抑制到逐渐恢复的一个过程，而且恢复时间的长短与物种的等级有关，说明脊髓下位低级中枢在维持低级的本能行为方面起着至关重要的作用。上述过程就是"魄"的体现。人类的"魄"在"神"的指导下行使功能活动，成为"神"的一个子系统，这是动物进化的结果，是为了适应更高级、更复杂的行为活动。

**2. 指精力和胆识**　"魄"可以通过人的体魄、胆识和魄力等方面表现出来，体魄指的是一个人的形体状态，人们常说强健的体魄，就是表明人的身体健康、形体盛壮、富有活力。胆识是指一个人的胆量和见识，一个人可以经过特殊的训练或者丰富的社会游历提高他的胆量和见识，但不能彻底改变它，因为"魄"与父母之精并行出入，生殖之精固定不变，"魄"也是固定不变的，这种因后天提升的胆识是不会遗传于下一代的。这说明"魄"是相对稳定的，与先天禀赋密不可分。一个人有魄力，并不在于这个人的年龄、性别、身高等，而是这个人处事是否有果断的作风和气势。

## 四、意的内涵

"意"有广义与狭义之分，广义之"意"有心思、愿望，料想、猜想，情意、感情，想法、意图，神情、态度等含义，而狭义之"意"则专指五神之"意"，即思维与意向。五神之"意"是指由心所发，产生于人脑的有主向的"未动而欲动"的客观想法，是思维活动的初步阶段。这种"客观想法"不具备坚定性，在进一步逻辑思维下，人们可能会将此种想法付诸行动，也可能不会付诸行动而取消此种想法，并没有形成一个完整的逻辑关系。简而言之，"意"可包含以下几个方面的内容。

1. "意"者，思维活动之初始阶段。思维是人脑对客观现实间接、概括的反映并据以揭露事物的本质和规律的心理过程，是认识事物的感性阶段。它既能动地反映客观世界，又能动地反作用于客观世界。《说文解字》："意，志也。从心察言而知意也，从心从音。"本意为心思，心中的想法。《读四书大全说·论语颜渊篇七》曰："意不能无端而起，毕竟因乎己之所欲。己所不欲，意不自生。"均认为意是人心中之想法，意的产生必然有着一定的原因，是思维活动的第一个阶段。《灵枢·本神》有"脾藏营，营舍意"之说，强调脾作为气血生化之源，对于神具有充养扶持的重要作用。因此，脾气健运、气血化源充足、髓海得养，即表现出思路清晰，意念丰富，记忆力强；反之，脾的功能失常，则表现为"思虑短少""记忆多忘"。又有"心有所忆谓之意"之说，指出"意"是对于感官系统所传递的各种信息进行"加工""处理""判断""分析""综合""归纳"，最后得出相关结论的意识思维过程。

2. "意"者，由心所发之意向所在。《类经·藏象类》曰："一念之生，心有所向，而未定者，曰意。"将"意"类同于"意向"。《四书章句集注》有"意者，心之所发也"之说，认为"意"是心中所发的意向所在。《灵枢·本神》曰："天之在我者德也，地之在我者气也……所以任物者谓之心，心有所忆谓之意，意之所存谓之志，因志而存变谓之思。""心有所忆谓之意"，即心接受事物，对事物产生初步印象或想做某事的念头，叫作意，此处的"意"为意向的意思。张介宾注："忆，思忆也，谓一念之生，心所向而未定者，曰意。"将"意"类同于"意向"，如《医宗金鉴》认为"意是心机动未形"，"意"为思维活动的第一个阶段。

3. "意"者，未动而欲动者。《北溪字义》曰："意者，心之所发也，有思量运用之义。大抵情者性之动，意者心之发。"《朱子语类》又云："未动而能动者，理也。未动而欲动者，意也。""意者，心之所发"的"发"既不是"动"，更不是"已动"，而是指"未动而欲动"的状态，符合现代心理学中动机的意思。"意"在人的动作行动中发挥主导作用，规定了行动的方向，但不等于动作行动本身，只是"未动而欲动"的心理状态。当"意"（动机）的要求强烈，则会进一步发展成为"志"，着手付诸行动，形成真正的意志行为，当"意"的要求不够强烈，则该动机有可能会被放弃，并不付诸行动。

## 五、志的内涵

"志"有广义与狭义之分，广义之"志"有志向、意识、神志、意念、情志、心情、愿望、神情、态度、意志、志向、识记、精神等含义，而狭义之"志"则专指五神之"志"，即思维、意志与志向。五神之"志"是指由心所发，产生于人脑的有主观能动性的突出表现，包含两个方面的意义。首先，五神之"志"包括思维活动的终结阶段，这种主观能动性具备强烈的意愿性、坚定性。其次，在进一步逻辑思维下，人们最终会将此种想法付诸行动，形成一个完整的逻辑关系。简而言之，"志"主要包含以下几个方面的内容。

1."志"为人类思维过程的终结。思维是人脑对客观现实的间接、概括地反映并据以揭露事物的本质和规律的心理过程，包括了感性认识与理性认识。它既能动地反映客观世界，又能动地反作用于客观世界。中医五神之"志"更偏向于理性认识，属于认识过程的高级阶段和高级形式，是人们凭借抽象思维把握到的关于事物的本质、内部联系的认识。志属于精神意识思维活动。《说文解字》："从心，之声。志者，心之所之也。"本意为志向，内心中的想法。《灵枢·本神》有"肾藏精，精舍志"之说，强调肾所藏的精气，对于神具有充养化生的重要作用。因此，肾精充足，精血同源，气血得化，髓海得养，则表现为意志坚定、情绪稳定，并且对外界事物分析、鉴别、判断的能力较强，处理事情之时就表现为反应灵巧、足智多谋、活动迅捷。反之，肾的功能失常，则表现为"思维迟钝""记忆力减退""活动迟缓"。又有"意之所存谓之志"之说，指出"志"是对于感官系统所传递的各种信息进行加工、处理、判断、分析、综合、归纳，最终得出相关结论的意识思维过程。

2."志"者，专意而不移也。《北溪字义·志》云："志者，心之所之。之犹向也，谓心之正面全向那里去。如志于道，是心全向于道；志于学，是心全向于学。一直去求讨要，必得这个物事，便是志。"是内心中想法的趋向，表示志向的目的性，规定了动作行为或者想法的方向性，同时界定了动作行为或者想法的持久性、坚定性，这是中医五神之"志"最初的雏形。另外《难经正义》谓："肾藏精与志者，心之所存谓之志，神生于精，志生于心，亦心肾交济之义。"这也契合了现代心理学中动机的意思。当动机的要求强烈，就会进一步发展成为"志"的行为阶段，着手付诸行动，形成真正的意志行为。因此，中医五神所界定的"志"表示有着明确目标的意向性心理过程，且这种意志持久性极强，更多的表示动机和信念，即专意而不移也。

3."志"蕴含情绪体验和神志表现。《礼记·曲礼上》云："志不可满，乐不可极。"此处的"志"专指心情。《神女赋》谓："惆兮不乐，怅然失志。"这里的"志"指情感。情志一词首先记载于《古诗十九首·十二》有云："荡涤放情志，何为自结束。"对于情志这一含义，《史记·张丞相传》中有"沛公以周昌为职志"的用法。情志之义为人在认识客观事物之时，人体本能的综合体现，情之内生而显现于外时称情为志。志指神志，唐·柳宗元《与杨京兆凭书》："凡为文，以神志为主。"此处的志与神并称为神志，是精神志气的意思。《宋书·王僧达传》："比日眩瞀更甚，风虚渐剧，腠理合闭，荣卫惛底，心气忡弱，神志衰散。"这里的志为理智、知觉。本书中所界定的中医五神之"志"，首先是人类的情绪体验，这种情绪体验包含着正常的情志刺激和异常的情志反应；其次，五神之"志"亦是一种神志表现，这种神志表现蕴含了精神活动和行为表现，然而无论是情绪体验或者是神志表现，都是从事物本身的主观感受或者体验出发的，是对客观事物的心理反应。

# 第3章
# 中医五神的生理与病理

## 第一节　中医五神的生理

### 一、神的生理

**1. 总统魂魄兼赅意志**　五神要素主管人体生命活动，具有明显的系统性，各要素之间相互协调统一，在"神"要素的整体调控下，机体的生命活动才能正常维持。《素问·灵兰秘典》云："心神总统魂魄，并赅意志。"可见，"神"要素为四神之长，统率诸神，是最高层次的主宰。例如在《灵枢·本神》中："两精相搏谓之神，随神往来者谓之魂，并精而出入者谓之魄……"就通过人的认知过程，系统地诠释了神统御其他四神的作用。神由先天精气形成，体现为人体新陈代谢旺盛，四肢百骸活动流利，精神心理情志能够在正常的范围内张弛有度，神志清晰、反应迅速、思维敏捷，能够适应自然界的变化，快速调整自身的状态，并找到解决问题的途径和方法。所以，神是精神意识思维活动中最高层次的自觉意识，是认知活动的主导，故张介宾注之曰："心为君主之官，统神灵而参天地，故万物皆其所任。"魂魄两者，一为阳一为阴，随神往来者为"阳魂"，并精出入者谓之"阴魄"。两者互为功用，在神的调控下，魂激发魄处于活跃状态以接受外界信息，并将魄接收来的信息上传于神，形成有意识自觉的感知，并加以分析，在意志的参与下，经过思维，作出判断、决策，再由魂将指令传于魄，形成综合的情绪和动作反应。因此，神可以总统魂魄，兼赅志意。

**2. 统御形体** 中医提倡心身一元论，认为形神之间具有"形质神用，神可御形"的关系，强调神对于形体的统御作用。神对形体的主宰性，具体表现在神具有支配人体脏腑的功能活动方面。《灵枢·口问》曰："悲哀忧愁则心动，心动则五脏六腑皆摇。"神思稳定，有利于脏腑功能保持正常，人就远离疾病和衰老。若神变导致人无以激发身体各部位的功能，久而久之就会减弱原本强健的脏腑功能，使气血运行失常，精神和身体得不到充养，疾病将随之而至。

## 二、魂的生理

**1. 参与调节神志活动** 魂在维持机体正常的精神意识活动方面起到了重要的作用，人体的思维意识、认知等高级的精神活动都离不开魂的参与。神是生命活动的主宰，机体一切的精神活动都是在神的统领下完成的，《灵枢·本神》也提道"随神往来者谓之魂"，说明魂是神功能的重要组成部分，故有"阳神为魂"之说。神与魂皆属阳，然神为阳中之阳，魂为阳中之阴，两者共同承担了人体精神活动中属阳、属动、外向的部分，对于调节神志活动具有重要的意义。

**2. 参与调节肝的功能** 《灵枢·本神》曰："肝藏血，血舍魂。"肝与魂生理上互相依赖，病理上相互影响。肝的生理功能主要体现在主疏泄与藏血两个方面，只有魂强、魂安，肝才可正常地发挥其生理功能，使人体气机生生不息。一旦魂亢、魂弱、魂乱等，机体便会处于相应的病理状态。同样，如果肝自身功能异常，也会扰乱魂的正常功能。因此《灵枢·本神》中就提到："肝，悲哀动中则伤魂，魂伤则狂忘不精，不精则不正。"

在此仍要强调魂在睡眠中的重要意义，人之将睡，血液回归肝脏，魂也随之入肝，此时机体气血平稳，则睡眠充足而安稳。若某些因素致使气血运行失常，扰乱了魂的正常运转，首先表现为睡眠的异常。其中以梦的改变最有意义，梦境是"肝魂"的反映，通过梦的情况便可了解一个人魂的功能状态，这对临床辨治疾病有重要意义。

## 三、魄的生理

**1. 参与维持本能反应**　人生来就具有的一些低级、原始的本能反应，如吮吸、排尿反射等，都属于魄的范畴。它们都是机体适应外界环境的基本生理功能，即使成年之后，这些反应活动依然存在，在不同的场合发挥着重要的作用。此外，魄显露于外即体魄、胆识，在人与外界环境交互中也有着举足轻重的地位。随着人体的发育成熟，"神"逐渐统领整个人体的活动，"魄"的功能往往被遮盖，不易为人们所觉察。如在人的大脑发育过程中，高级中枢功能逐渐完善，许多由低级中枢完成的原始反射不再显现。但大脑受损时，这些原始反射就会显露出来，如成年人患有脑血管病、脊髓病变时，可以称之为"神弱"，这时候对下位中枢的控制作用减弱，长期被压制的"魄"便"翻身做主人"了，呈现出巴宾斯基征、查多克征等病理征。这些反射也见于婴幼儿，婴幼儿神经系统发育不完善，"神"的功能不足，各种反射活动基本是在"魄"的统率下完成的，例如婴儿不自主排尿、吮吸母乳等行为。

**2. 参与调节神志活动**　与魂相对应，机体一切的精神活动虽在神的统领下完成，但魄是其重要的组成部分，有"魄为阴神"之说，如《灵枢·本神》就提道："并精出入者谓之魄。"精与魂皆属阴，然而精为阴中之阴，魄为阴中之阳，两者共同承担了人体精神活动中属阴、属静、内向的部分，对于调节神志活动同样具有重要的意义。

**3. 参与调节肺的生理功能**　《灵枢·本神》曰："肺藏气，气舍魄。"肺与魄生理上互相依赖，病理上相互影响。肺的生理功能主要体现在主气与主治节两个方面，只有魄强、魄定，肺才可正常地发挥其生理功能，使人体气机升降有序。一旦魄亡、魄弱、魄乱等，机体便会处于相应的病理状态。同样，如果肺自身功能异常，也会扰乱魄的正常功能。因此《灵枢·本神》中就提道："肺，喜乐无极则伤魄，魄伤则狂，狂者意不存人。"

## 四、意的生理

**1.“意”可调精神、控情绪**　“意”为后天的高级思维活动，发于心，又反过来驾驭神志，并通过神志影响魂魄，达到调控人精神的作用。《灵枢·本脏》曰：“意志者，所以御精神，收魂魄，适寒温，和喜怒者也……志意和则精神专直，魂魄不散，悔怒不起，五脏不受邪矣。”说明“志意”可统御精神，收摄控制魂魄，调适寒温，调和喜怒，可驾驭控制其他心理活动或动作行为过程。意功能正常，则可驾驭魂魄，做事精神集中、思维敏捷，魂魄正常活动而不散乱，才能适应自然界的变化，更好地调节懊悔、愤怒等情绪过度的刺激，使五脏的功能趋于正常而免受邪气的侵袭。现代研究发现，某些积极的精神情绪，可以起到调节脏腑气血的作用。

**2.“意”和则五脏安**　《黄帝内经太素·五脏命分》云：“志意所为必当，故无悔矣。志意司腠理，外邪不入，故五脏不受也。”表明“志意”有控制人体肌肤腠理的作用，志意调和、卫气和畅，则肌肉与肌肉之间界限清晰通利，皮肤调适柔润、腠理致密、防御外邪的功能正常，外邪不易侵入机体，故而血液和利、经脉循行通畅，促使机体阴阳调和，筋骨强健而有力、关节滑利灵活，故五脏乃安。

## 五、志的生理

**1. 调畅全身气血**　《素问·调经论》有云：“夫心藏神，肺藏气，肝藏血，脾藏肉，肾藏志，而此成形。志意通，内连骨髓而成身形五脏。五脏之道，皆出于经隧，以行血气。血气不和，百病乃变化而生，是故守经隧焉。”此处的志意不仅包含了外部形态的连贯，也囊括了志意功能的调畅。除此之外，志意也与脏腑密切相关，志意通则脏腑气血运行通畅。因此，《内经》中的志意是从志意功能的发生作用部位或者外部形态结构的角度，来解释其在内与脊髓相连，与脑相络属，外则与脏腑、气血、形体相贯通，通达调畅，构成人体的最高调节系统。

**2. 调节精神情志**　《灵枢·本脏》曰：“志意者，所以御精神，收魂魄，适寒温，和喜怒者也。"这是《内经》对于志意功能的高度概括，可以从四个方面进行论述：①御精神。志意具有调节人体的精神、意识、行为和本能的能力，这种调节能力可以使肌肤润泽、腠理调畅、气血调和、气机条达、精神持满。②收魂魄。志意可以把魂魄所接纳的各种感觉、刺激、印象传达到元神之府，在大脑中形成情景感应。此外也从侧面反映出志意系统是高于精神和魂魄的神。③适寒温。是指志意能够使人体的体温维持在平衡稳定的范围内，此处的体温包括内环境与外环境的温度，当机体感受到外界的温度变化时，志意通过干预卫气"司开合"和"温分肉"的双向调节，使体温处于和谐状态。④和喜怒。喜怒是人体全部情感体验的总称，志意通过调节人体五脏阴阳精气来实现对情绪或情感等人类复杂心理活动的调节，使之达到阴平阳秘、悔怒不起的状态。

**3. 调和五脏阴阳** 《灵枢·本脏》："志意和则精神专直，魂魄不散，悔怒不起，五脏不受邪矣。"说明志意调和则精神系统专直、魂魄不外散、情绪稳定，五脏不会受到外邪的侵袭。《黄帝内经太素》云："志意所为必当，故无悔矣。志意司腠理，外邪不入，故五脏不受也。"表明"志意"有主持人体肌肤腠理的作用，志意调和、卫气和畅，则肌肉与肌肉之间界限清晰通利，皮肤调适柔润、腠理致密、防御外邪的功能正常，外邪不易侵入机体，故而血液和利、经脉循行通畅，使机体阴阳调和，筋骨强健而有力，关节滑利灵活，故五脏乃安。

# 第二节 中医五神的病理

## 一、中医五神紊乱的病因

中医"五神"学说较好地将个体生理与精神心理、外在环境与内在心理之间有机结合起来，表征个体正常的精神心理活动及某些行为活动，还能够通过其病理改变解释某些疾病发生的机制。在上面的章节提到，五神的形成受到先天、后天双重因素的影响，先天、后天因素相互作用产生人相对稳定的身心状态。先天禀赋是五神形成的基础，亦是导致五神紊乱的诱因之一，当先天禀赋异常时就会导致五神的形成障碍，进而使其发展受阻和表达受限。基于先天与后天的状况划分出四类体质，包括了先天充足后天充足、先天充足后天失调、先天不足后天调和、先天不足后天失调。此处的先天多指与生俱来的基因，后天侧重于饮食对人体的营养和支持作用。后天因素是一个相对广义的概念，包含了情志、饮食、外感、劳倦等多种因素，对于五神而言，七情失调和饮食不节最为关键和重要。

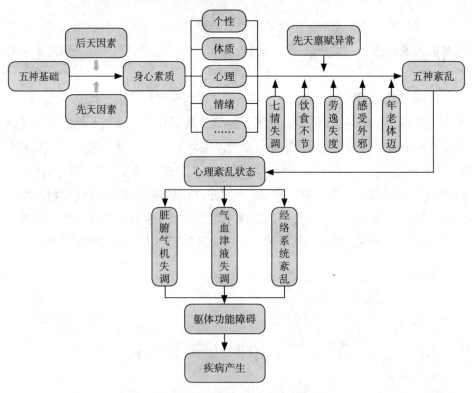

图 3　五神紊乱的病因病机图

先天、后天因素亦可相互作用和影响，产生一个恶性循环链，导致五神紊乱的加重和病情的演化。神具有调控魂魄和意志的作用，神的功能活动正常才能保证人体机能的协调运作，当后天因素之心理、情绪等反作用于人体，超过了人体所能承受的范围时，就可导致包括少神、失神等多种神紊乱的表现。魂魄亦如此，虽然魂魄多指人体与生俱来的某些功能和反射，但魂魄亦是沟通内外的通道和媒介，是人体产生正常情绪、心理、性格等产生不可缺少的中间环节。所以当后天环境发生变化时，就有可能导致魂魄的传导和沟通发生障碍，如此不仅会导致魂魄自身的病变，如魂强魄弱等，还有可能向上向下发散引起神、意志的功能异常，进而产生五神异常的多种表现形式。当先天禀赋不足或者遗传变异时，不仅可以直接导致意志的功能、作用受限，还可能通过神对意志的统摄、魂魄对意志的调节作用使意志产生抑制或者过亢的病理反应。五神之间生理上相互联系，病理上相互作用，尽管各自分工及功能明确，但当其中某一方出现病理变化时，必然影响或者导致其余四神产生相应的病理变化，如同"五行"学说一样，当木、火、土、金、水其中任何一个过亢或者不足时，由于其相生相克等生理作用必然导致相侮相乘等病理变化，如图 3 所示。

## （一）先天禀赋异常

先天禀赋异常包含了胎盘内环境、父母体质、孕期心情等对子代身心发育的负面作用。《景岳全书·小儿诊治大法》论述："如母多火者，子必有火病；母多寒者，子必有寒病；母之脾肾不足者，子亦如之。凡骨软行迟、齿迟语迟、囟门开大、疳热脾泄之类，多有由于母气者。"该类病症中医称之为"五迟""五软""五硬""胎怯""胎毒"等，多由母体体质状态不佳所致先天禀赋异常，进而导致人之形体发育迟缓和异常。《素问·奇病论》曰："人生而有病颠疾者，病名曰何？安所得之？岐伯曰：病名为胎病，此得之在母腹中时，其母有所大惊，气上而不下，精气并居，故令子发为颠疾也。"母体孕期受到过度惊吓，气机上逆，精气并行于上，就有可能导致子代癫痫的产生和发作。从中得出结论，即先天禀赋异常可导致人的身心基本素质病态的产生。

中医"五神"，包括神、魂、魄、意、志，能够感觉、感知外界事物，调控机体的精神活动。肾为先天之本，主宰一身阴阳，主一身之精，肾内有人体生命的本原物质——元阴、元阳，这些本原物质秉承先天，就是与生俱来的一种先天素质，决定了人的先天生长趋势。精作为形的物质基础，通过魂魄的沟通和志意的调节，与神发生联系，指导和引领人类认知行为和精神行为活动的开展。如先天肾虚者，就有可能导致智力、生长、发育等受限，某种程度上会导致个性、心理、情绪等发育不良。陈复正《幼幼集成》云："禀肾气为骨，肾气不足，则骨节软弱，久不能行。此皆胎禀之病。"突出了胎儿先天禀赋异常对人之形体、精神的广泛影响。

目前已有学者运用"五神"理论进行研究，贾宏晓等以认知心理学的观点对中医"五神藏"理论进行诠释，构建中医认知理论模型，并用该模型对精神科两大类疾病精神分裂症和情感性精神障碍进行辨证论治。精神分裂症是精神病中最常见的病症。目前普遍认为，精神分裂症可能是多基因遗传，发病是由若干基因的叠加作用所致。牛克珍等对精神分裂症高发家族遗传方式的研究发现，精神分裂症为显性主基因的多基因遗传。关于精神分裂症的全基因组关联研究确认了7个与该疾病相关的基因位点，其中有5个基因位点是首次确认。由此可见，禀赋或者说遗传基因对于人体的个性的形成具有重大的价值。笔者利用"五神"学说对一些儿童行为心理性疾病、失眠症等疾病进行研究，发现"五神"学说涵盖有记忆、计算、识别、语言、个性和思维等多方位的内容，它能对精神、心理认知等疾病有较好的识别和评价功能。综上可见，当先天禀赋异常时就有可能导致五神的紊乱，致使人的个性、情绪、心理等表达出现异常，即当生殖细胞或受精卵的遗传物质（染色体和基因）发生突变（或畸变）就可以导致一些特定的遗传病变。

## （二）后天发展受阻

### 1. 七情失调

七情是喜、怒、忧、思、悲、恐、惊七种情志活动的合称，是人体对外界客观事物及刺激的主观体验。《素问·阴阳应象大论》曰："心在志为喜，肝在志为怒，脾在志为思，肺在志为忧，肾在志为恐。"故"怒伤肝，喜伤心，思伤脾，忧伤肺，恐伤肾"。七情五志分属五脏，五脏分藏五神，通过五神—五脏—七情五志的生物反馈链来调节和维持正常的心理状态。在五脏神主持下，五神脏系统（脏与脏、脏与腑或通过治疗以代偿）可以维持或改善机体因为各种原因刺激而产生的不良变化，达到一种"异稳态平衡"状态。但是当七情太过、五志过极或者持续时间过长时，就有可能打破三者之间的正常秩序，直接反方向作用于五神，或者以"五脏"作为传递媒介间接作用于五神，而导致五神的紊乱或者异常，进而导致人的个性、心理产生一定的变化，甚至扭曲。

七情失调导致五神紊乱的文献很多，如《黄帝内经太素》曰："思以气结伤意，意伤则脾伤也。"《三因极一病证方论·五脏传变病脉》曰："因思则意舍不宁……因恐则志室不遂。"《灵枢·本神》曰："恐惧不解则伤精。"《灵枢·本神》曰："肾,盛怒而不止则伤志。"从第一层面解释,七情五志可直接导致五神功能的异常,"因思则意舍不宁""怒而不止则伤志"由此引发一系列的个性、心理、生理等方面的病症。然而思虑过度、气机郁结则"意舍不宁",又可进一步导致脾胃运化和气机升降失调,而脾胃失司又可使"意舍不宁"更甚,如此恶性循环,而致五神紊乱的程度逐渐加重,导致病情的反复和迁延。从第二层面解释,七情以"五脏"作为媒介而导致五神的紊乱,"怒伤肝,喜伤心,思伤脾,忧伤肺,恐伤肾",导致五脏发生病理层面的改变,如过喜或暴喜可致心气涣散,过思或过虑可导致脾胃运化失调,盛怒或暴怒可导致肝气上逆,忧愁或情绪抑郁可导致肺气闭塞,过惊或过恐不仅伤肾气,损伤肾精,还可以惊伤心神。"五脏"受损或功能失调,五神脏系统(脏与脏、脏与腑或通过治疗以代偿)的调节机制失调,就可能导致五神的紊乱。七情对五神的作用强弱与七情的发生、反应的程度、持续时间、波动频率等密切相关,作用时间长、刺激强度大者就可能导致五神紊乱程度更加明显。以上两个层面在生理、病理上相互作用,相互影响,但终究离不开七情五志的始发诱因。综上,无论从何种层面进行解释,七情失调均是五神紊乱的诱因之一。

**2. 饮食不节**

《灵枢·本藏》指出:"五脏者,所以藏精神血气魂者也。"莫飞智、邓铁涛认为五脏的本义就是能储藏精、神、血、气、魂魄的五种脏器,是用来调御精神、收聚魂魄、调适体温以及调节喜怒情志的系统。《灵枢·本神》指出:"肝藏血,血舍魂……脾藏营,营舍意……心藏脉,脉舍神……肺藏气,气舍魄……肾藏精,精舍志。"五脏是以血、营、脉、气、精等载体来储藏神、魂、魄、意、志五神,其运行途径便是经络系统。因此,以五脏为中心的五脏系统和以五神为中心的神识系统,通过经络系统、五种基础生命物质(血、营、脉、气、精)等紧密结合在一起,共同完成生命活动的各种过程。由此便构建出了五脏—五种基础生命物质(血、营、脉、气、精)—五神和五脏—经络系统—五神两个环环相扣的生物链,从而为人体的各种生理、病理奠定了较为合理的生理基础。

饮食不节,多指过饥或暴饮暴食。过饥或暴饮暴食则伤脾胃,脾伤则运化失司,导致气血精液生成、转化不足或血液的流失,气机运行不畅,痰浊、瘀血等病理产物滋生，进一步造成五脏功能失调或失养，故五脏所藏之五神紊乱。饮食不节，则机体抵抗力下降，又容易导致外邪侵袭，累及脏腑、经络、心神等则亦可导致五神紊乱。过饥过饱则伤脾，脾伤则意伤，由于五神之间存在着类似于五行的"相生相克"作用链，意伤则神、魂、魄、志皆有可能受其影响而失调，五神俱乱。

**3. 劳逸过度**

劳逸过度包括了过劳和过逸两个方面。过劳，主要包括劳力过度、劳神过度、房劳过度和久作伤损四个方面。劳则气耗，过度消耗体力，耗伤脾肺之气，或劳神太过，耗伤心血，身心俱病，或恣情纵欲，房劳过度，耗伤肾精，肾精妄泄，则肾气亦衰，髓海失养，或"久视伤血，久卧伤气，久坐伤肉，久立伤骨，久行伤筋"，均可导致气血消耗过多，五脏俱虚，五神俱乱，如思虑过度，除可见纳呆、腹胀、便溏等身形病变外，还可表现为失眠、多梦、健忘、心悸等神志异常症状；从一个层面解释，心、脾、肺、肾既伤，则神、意、魄、志必伤，五神体系中一旦出现某一个要素的病态，就有可能导致其他要素亢弱状态的出现，进而导致五神的紊乱。

过逸可导致气机不畅，使脾胃功能呆滞，心肺气血运行不畅；过度安逸，阳气失于振奋，会使脏腑组织功能减退，久则体质虚弱，正气不足，抵抗力下降，则五脏失养，五神失充。过度安逸还会使人精神懒散，意志消沉，产生失意和寂寞感，易致七情内伤之病，进而导致五神功能的失调。

**4. 感受外邪**

风、寒、暑、湿、燥、热、火、温是较为人熟知的外感诱因。风、寒、燥、湿倾向于对机体造成伤害，可导致发热、头痛、汗出、关节疼痛等症候的出现，然而当风邪直犯于里，引动内风时，又可产生四肢抽搐、角弓反张等症状，当寒邪直中脏腑时，又可产生四肢厥冷、欲寐、脉微欲绝等临床表现。

暑、热、火、温不仅可导致机体的伤害，当其上扰清窍、扰乱心神时，就有可能出现神昏、惊厥等精神层面的疾病出现，尤其是温热之邪。暑邪易扰心神，可致心神不宁、心烦等症状，更甚时可出现突发昏厥、不省人事之症。火热之邪，易耗气伤津，生风动血，最易扰动心神，轻则烦躁不安、失眠、多梦，重则发狂、神昏谵语。温邪系各种温热致病邪气的通称。吴鞠通在《温病条辨》曰："火能令人昏，水能令人清，神昏谵语，水不足而火有余，又有秽浊也。""热多神狂,谵语烦渴。"心藏神,主神明思维,而心包为心之宫城,能代心受邪。"温毒内陷心包",邪热或痰热阻塞心窍,则神志失常。

此外外感之邪还可通过痹阻经络,导致五脏—经络系统—五神系统的调节紊乱,而导致五神的紊乱。如寒邪痹阻经络,经络内气血运行不畅,就可以导致局部肢体的疼痛、痉挛等不适。

## 5. 年老体衰

在人类自然成长历程中,五神随着年龄的增长呈现出由弱到强到弱到亡失的生理特点。《灵枢·天年》对人生的不同年龄阶段做出了如下总结。

"人生十岁,五脏始定,血气已通,其气在下,故好走。"人在十岁左右,五脏五神开始稳定,气血相通,但是仍然很脆弱,其气在下,下者上升,气血有旺盛的上升趋势,其五神特征可用一个"弱"字概括。在这个时期,五神相对虚弱,对外界的防御能力较差,容易受到外界的刺激而导致疾病的产生,但较容易痊愈。

"二十岁,血气始盛,肌肉方长,故好趋。三十岁,五脏大定,肌肉坚固,血脉盛满,故好步。四十岁,五脏六腑十二经脉皆大盛以平定,腠理始疏,荣华颓落,发颇斑白,平盛不摇,故好坐。"人在二十到四十岁期间,气血最为旺盛,五脏五神充养,处于较高水平的"稳定",到四十岁左右到达顶峰,"物极必反",四十岁左右也同时意味着五神五脏衰减。这个时期对五神特征可用一个"强"字概括。在这个时期,五神比较充实,因抵抗力较强,不容易受到外界环境的干扰或影响而导致疾病的产生。

"五十岁,肝气始衰,肝叶始薄,胆汁始减,目始不明。六十岁,心气始衰,苦忧悲,血气懈惰,故好卧。七十岁,脾气虚,皮肤枯。八十岁,肺气衰,魄离,故言善误。九十岁,肾气焦,四脏经脉虚空。"从五十岁开始,按肝、心、脾、肺、肾的顺序,气血、生理功能等逐渐衰弱。肝先衰,肝藏血,血舍魂,肝衰则血虚,血虚则魂弱,则出现耳目昏聩、善忘、少气懒言等表现。从六十岁开始,心气渐衰,心主藏神,神弱则表现为精神萎靡,多愁善感,易悲伤,言语重复,记忆力减退,喜静好卧等。从七十岁开始,脾气渐衰,脾舍意,脾弱则意气不足,则可表现为四肢无力不能举、耳鸣、头晕、视物昏花、天旋地转以及近事遗忘等。从八十岁开始,肺气衰,肺藏魄,魄离则可出现容易说错话、萎靡不振、精神恍惚、健忘、双目干涩、阴囊紧缩、筋脉拘挛等表现。从九十岁开始，肾气肾精枯焦，心、肝、肺、肾的经脉衰竭，但是脾胃之气仍可维持。其五神特征仍可用"弱"字来概括。在这个时期，五神五脏渐衰，气血津液逐渐流失，导致身心基本状态下降，当受到过度刺激时就可能导致疾病的产生，而且容易缠绵不愈。

"百岁，五脏皆虚，神气皆去，形骸独居而终矣。"等人到百岁，则心、肝、脾、肺、神俱虚，五脏所藏之神俱去，形骸独居，由此可见，五神在百岁之龄所表现出的特征即"亡失"。

综上可知，五神在不同的年龄阶段有其不同的表现特征。十岁"弱而渐长"，二十到四十岁"强而渐衰"，五十到九十岁"逐渐衰败"，百岁"亡失"。因其不同的生理特征就可表现出不同的生理病理表现，如十岁者好走，患病容易痊愈；二十到四十岁精力充沛，好趋—好步—好坐，不容易患病；五十到九十岁，身体素质下降，容易患病且缠绵不愈。由此可见，年老体衰也是导致五神紊乱的诱发因素之一。

## 二、中医五神紊乱的病理变化

### （一）神的病理

"有诸内，必形诸外"，内在神的运动，可通过外部征象表现出来，凡视听言动、形色舌脉、喜怒忧思悲恐惊等，都是"神"要素的具体体现。根据五脏精气的盛衰和病情轻重与预后，可将病理状态下的神分为神强、神弱及神乱三个方面来论述。

**1. 神强**　强，强盛、亢盛、有余之义。神强在病理上多表现为神有余、神亢、神越等。

在性格上表现为性格外露，心理敏感，为人强盛，反应机敏，思维活跃，精神亢奋，胡思乱想，有时不能自已，易激惹（包括愤怒、急躁等），处事易过激。

在社会功能上表现为神志清楚或过于亢奋，精神状态好，言语清晰，语速快，声音高亢，骂詈妄行，面色红赤；自觉身体发热，动作灵活，体态自如；呼吸急促，口舌干燥。

**2. 神弱**　弱，少、不足之义。神弱在病理上多表现为无神、少神、神怯弱、神去等。

在性格上表现为性格懦弱，心理耐受能力差，反应迟钝，人际交流的障碍，有时不能向他人准确的表达自己内心的想法，精神萎靡，遇事退缩，缺乏自信。

在社会功能上表现为精神懈怠，情感的消沉，多愁善感，易悲伤，言语重复，音短而细，语速缓慢，记忆力减退，肌肉萎缩，骨软无力，动作迟缓，毛发干枯焦黄，梦寐惊悸，盗汗，脉弱无力。

**3. 神乱**　乱，混乱、紊乱。《灵枢·本神》曰："神不得守，谓神乱。"神乱介于神强与神弱之间，多指神的功能混乱。

在性格上表现为反应迟缓，精神离散，恒多忧虑，做事拖延，缺乏计划，不能果断处事或者做事心不在焉，多愁善感，好悲伤。

在社会功能上表现为神志迷糊，精神混乱不清，幻听幻视，言语混乱，时有前言不搭后语，面色昏暗；耳目不聪，躯体化障碍，动作反复。

## （二）魂的病理

根据魂的生理功能和文献记载，将魂的病理状态分为魂亢、魂弱、魂乱、魂离四种，其临床表现多为神志、个体行为、睡眠、视觉等方面的异常。

**1. 魂亢**　是指魂的生理功能较正常亢奋的一种病理状态。魂亢者多表现为精神较常人更强盛，精力更加旺盛，处于觉醒的时期较睡眠要多。正如《类经·疾病类》所说："觉多者魂强……魂强者生之徒。"但如果魂亢进的程度较重，会超出机体的承受能力，长期高度的精神亢奋会使人体处于超负荷状态，对机体是一个慢性消耗过程，久而久之，便会引发各种病证，多表现为焦虑、失眠、梦多、发热、头胀、易怒、易激惹等。

**2. 魂弱**　是指魂的生理功能较正常低下，但尚未脱离机体的一种病理状态。若人体长期处于魂弱状态，人体正常高级精神活动与肝脏的功能就无法得到有效的维持，机体的生理功能处于低下状态，兴奋阈值则相对升高，多表现为萎靡不振、精神恍惚、虚怯不敢见人、健忘、面色青黑、双目干涩、阴囊紧缩、筋脉拘挛等。多见于经历重大的心理打击或创伤后，人的情绪失落到极点，通俗点说就是"失魂落魄"。

**3. 魂乱**　是指魂正常的运行状态被破坏，处于躁扰不安的一种病理状态。

《灵枢·本神》曰："肝藏血，血舍魂。"正常状态下，魂寄居于血液中，日间随血液运行周身，发挥其生理功能；夜间卧则血归于肝，魂亦藏于肝脏之中，魂与机体处于平和之态。若某些因素干扰了魂的正常运行，魂居无所处，躁乱不安，则肆意走窜，多表现为狂言惊惕、谵妄、胁痛、手足躁扰不宁、卧寐不得等。

**4. 魂离**　是指人体之魂与躯体分离的一种病理状态。此时机体已无魂附庸，魂的生理功能得不到发挥，人体处于严重的病理状态，多表现为精神意识不清或丧失、视物不能等。流行于民间的"丢了魂儿""魂不附体"就属于此，针对此病，民间有"叫魂"的治疗方法，比如可以在患者受到伤害的地点或其身旁烧纸念咒，待其慢慢苏醒，说明魂已经回来了。

### （三）魄的病理

与魂相类似，魄的病理状态可分为魄亢、魄弱、魄乱、魄离四种，临床表现为神志、个体行为、睡眠、视觉听力等方面的异常。

**1. 魄亢**　是指魄的生理功能较正常亢奋的一种病理状态。魄表征体魄、魄力。魄亢之人体魄强健、魄力十足，肺脏功能旺盛，是机体亢盛的一种表现。与魂亢相同，若超出机体的承受能力则成为病理状态，魄亢作为一种病理状态是指机体消耗了有限的精力去维持强健的体魄，故魄亢之人需要更多的睡眠时间去恢复其精力。故有"寐久者魄壮，魄壮者死之徒"之说。

**2. 魄弱**　是指魄的生理功能较正常低下但尚未脱离机体的一种病理状态。魄弱之人，机体的本能反应与一些精神活动得不到有效的维持，多表现为耳目昏聩、善忘、少气懒言等。

**3. 魄乱**　是指魄正常的运行状态被破坏，处于躁扰不安的一种病理状态。《灵枢·本神》曰："肺藏气，气舍魄。"肺主气，魄随气而动，藏于肺脏之中。若某些因素导致魄无所归，肆意走窜，则表现为恍惚不宁、邪哭、梦魇等。

**4. 魄离**　是指人体之魄与躯体分离的一种病理状态。此时机体已无魄附庸，魄的生理功能得不到发挥，人体处于严重的病理状态，多表现为呼吸衰微、言语错乱等。

## （四）意的病理

**1. 意亢** 意气充盛，则临床表现为思维清晰连贯而敏捷，肢体活动正常，肌肉充实，反应灵敏等。若意气使用过亢，则表现为稍一活动即大量出汗，口干，腹部胀满不适，盗汗，敏感多疑，不愿与人交流，对周围事物缺乏感觉、兴趣或关心，小便浑浊如膏脂，心情抑郁，常因不顺心的事而闷闷不乐等症状。

**2. 意弱** 《灵枢·本神》曰："脾忧愁而不解则伤意，意伤则悗乱，四肢不举，毛悴色夭，死于春。"意伤则主要表现为"悗乱""四肢无力不能举"等。脾藏营，营舍意，脾统血，运化水谷精微以濡养机体。若脾的功能异常，脾意不足，机体运化水谷物质的功能减弱，四肢肌肉不得濡养，则会出现耳鸣；做事缺乏毅力，坚持不下，易气馁；头晕，视物昏花、天旋地转；时常苦思冥想，过度思虑；记忆力减退，健忘，尤其表现为近事遗忘；精神恍惚，头脑昏沉；反应迟缓、愚钝；精神不振，意志消沉，常垂头丧气；注意力不集中，集中时间短暂；入睡困难，眠浅易醒，睡眠质量差；夜寐多梦；手脚麻木，不知痛痒；小便频数等。

## （五）志的病理

"有诸内，必形诸外"，神的内在变化，会通过外部征象表现出来，凡躯体症状、精神表现、社会支持等，都是"志"要素的具体体现。根据五脏精气的盛衰和病情轻重与预后，将病理状态下的志分为志亢及志弱两个方面来论述。

**1. 志亢** 在精神上表现为性格外向，求胜欲望强烈，反应机敏，思维活跃，精神亢奋，胡思乱想，有时不能自已，易激惹（包括愤怒、烦躁、心烦、焦虑不安等），处事易过激。

志强的人在躯体症状的表现为：①头面症状：头晕、头痛、目眩、耳鸣、头昏、脑鸣、口角抽动。②言语表现：有时会出现言语错乱。③胸腹腰部症状：胸闷、胸满、腹痛、腰痛、腹胀、胁痛。④肢体表现：四肢抽搐、项背强直。⑤饮食口味：纳呆、呕吐、口苦、口干渴。⑥睡眠方面：多梦、入睡难、夜间睡眠容易醒、醒后难以入睡。⑦二便情况：小便黄、大便秘结、小便频、小便浑浊。

在社会功能上表现为神志清楚或过于亢奋，言语清晰，语速快，遇事勇敢顽强；做事有计划性且目的明确；自觉的为了达到目标而努力；做事谨慎、细心，稳健，有持久能力；性格冷淡沉静，心有深思而不外露，善辨是非，能自制，警惕性高；希望得到他人的重视，期望有表现机会。不满于现状，常埋怨工作不称心，得不到满足，多愁善感，考虑的事情多。

**2. 志弱**　在精神上表现为精神抑郁，表情淡漠；性格懦弱，心理承受能力差，反应迟钝，人际交流有障碍，有时不能向他人准确的表达自己内心的想法，胆小容易受到惊吓，遇事退缩。

在躯体症状的表现为：①言语视力：说话声音低沉、沉默寡言、喃喃独语、视力下降、眼前黑影，视物不清。②头面症状：耳鸣、面色黧黑、口角流涎。③胸腹腰部症状：心悸、腰酸、腰痛。④肢体表现：肢体倦怠疲乏、身体消瘦、半身不遂、手足厥冷、四肢麻木、心胸发热，体温不升高、手足发冷或发热。⑤出汗情况：自汗、盗汗、五心烦热。⑥饮食口味：口渴。⑦注意力方面：注意力不集中。⑧睡眠方面：嗜睡、睡眠表浅、彻夜不寐。⑨二便表现：大便溏薄、便秘。⑩其他症状：性欲减退、听力下降、近事记忆力减退（如《灵枢·本神》所云："肾盛怒而不止则伤志，志伤则喜忘其前言。"）、自上而下冷至肘膝。

在社会功能上表现为精神懈怠，意志消沉，多愁善感，易悲伤，言语重复，音短而细，语速缓慢，毛发干枯焦黄，梦寐惊悸，盗汗，脉弱无力。在社会的情境中感到不舒适和缺乏自信；兴趣范围狭窄，感到生活无聊；进取心减退；对克服困难和疾病缺乏勇气；兴趣范围狭窄，感到生活无聊。

## 三、中医五神要素的病理联系

五神之间的病理联系主要体现在系统的质变与量变原理，即系统整体对于每一个部分来讲，其物质量或运动量增大，但只要还在临界点以内，物质量与运动量的变化就不会引起质变而给整体带来新质。人的系统质，即整体水平的属性、功能、行为，在不同的条件下，可以处于不同的状态。在正常条件下处于正常状态，即健康；在异常条件下，会变为异常状态，即疾病态。病变的程度可浅可深，可以相当轻微，也可以非常严重，从轻到重形成若干梯度，直至病重死亡。反映到五神要素上亦会呈现出此种表现，若单一的五神要素内部的紊乱未能突破这个临界点但是又异于正常，则会出现两种发展方向，一则可以通过五神要素之间的相互协调作用使之达到平衡的状态，二则若单一要素的紊乱（过乱）已经突破五神内部调节的临界点，就会出现由量变到质变的转变，导致五神系统的紊乱，使人体处于患病的状态。

五神之间的病理联系主要可以从两个角度来分析，一是单一要素的紊乱，在讲述五神各要素的病理特点时已经阐述，不再赘述；二是单一要素累及其他要素紊乱而诱发的五神系统整体的紊乱。

## （一）神与魂、魄、意、志之间的病理联系

神要素与其他四要素之间关系密切，《黄帝内经太素·卷第六·脏腑之一》中谓："心脏言神，有此八变。后之四脏，但言脏变，皆不言神变者，以神为魂魄意志之主，言其神变，则四种皆知，故略不言也。平按:《甲乙经》注引杨上善注云：心脏言神有八变，后四脏但言脏变不言神变者，以神为魂魄意之主，言其神变则四脏可知，故略而不言也。"说明神变会导致其他四要素随之出现失调，神要素与其他各要素之间的病理联系主要体现在两个方面。

**1. 神与魂魄的病理联系** 当某种不良的情志刺激伤及心神，机体会迅速做出反应，通过各要素之间的关系网络去维持这种平衡状态，紧接着就会出现两种趋势；一种是通过五神之间的协调性，使得这种紊乱重新恢复到平衡和谐的状态，另一种状态就是，这种损害已经超过机体所能承受的范围，五神之间的和谐关系将会被打破，即出现神伤。神伤则会进一步累及到其他各要素，主要累及魂魄与意志，出现两种分化方向，即神与魂魄的损伤，或者神与意志的损伤。为什么会出现这两种情况呢？通过五神的定义即可看出，神为一切生命活动的总主宰，可以统帅其他各要素，魂与魄则是人类精神活动的基本组成部分，以形气阴阳动静分魂魄，则魂阳而魄阴，魂动而魄静，魂气而魄形，即魂为阳神、魄为阴神，魂潜于神之中则受神的控制，随神生灭往来，从现代心理学角度来看，类似于潜意识及情感系统范畴，"魄"为人体中的阴神，无"魄"不生，魄为人体的本能以及自主神经系统等自调节、自规律的系统。由于神、魂、魄在人体精神活动中起到重要的作用，如因脏腑虚损或邪气侵扰，致使神

魂不安、神伤魂游、神损魄衰、魂魄飞扬，心神不安则表现出情绪不稳、紧张焦虑、烦躁、坐立不安等情志症状，魂为附神之灵，本为神之臣使，助神思维、情感、认知，主人体潜意识，助运神机而自身不现，神伤魂游，魂机锋芒外露，逼迫心神；魂现恶念连连而心神收摄无方，难以控制，不能自已；出现强迫思维和行为，包括反复思考，穷思竭虑，以及反复洗手、锁门、叠被、整理等行为。发作时强迫症状突发而至，不能自控；虽强摄心神以制之，奈何魂亢而神弱，从而形成"神魂相搏"，强迫与反强迫交争之势，且两者胶着难解，非精疲力竭而作罢。神伤魄衰，导致机体调节代谢不利，可出现周身诸多不适症状，如突发胸闷憋气，濒死感，气从少腹上冲心；突发手足麻木、恐惧感；小事不能开展即觉腹胀、腹痛、腹泻、尿频尿急等，但最终的结局都会导致五神系统的紊乱，诱发各种精神行为性疾病。如《周慎斋遗书·卷十·妖媚》谓："天下之大，何物不有？有鸟兽草木之妖，有土石器皿之妖，有人妖，有鬼妖。妖本虚无，总由人心所致。过则伤神，神伤则魂病。魂藏于肝，则肝脉现。初当弦，后当散；弦则伤昧，散则命亡。"人心为鬼魅所迷惑，则神伤，神伤魂病，因魂归于肝，会出现初始肝脉弦，继则散。《灵素节注类编·肝热证》："热邪内扰，神魂不安，狂言惊惕，胁痛，手足躁，不得卧，皆心肝经现证，以木火同气也。"热邪扰乱心神，神魂不安，神病则会出现心肝经等有形的病理表现。《神农本草经疏·卷十六·兽部上品》："肝心肾三经虚，则神魂不安而自惊。收敛三经之神气，则神魂自安。"是说经络空虚，也会引起神魂不安，在临床上会出现易于惊恐的表现。

**2. 神与志意的病理联系**　神伤及五神内部无法调节的另一个发展方向是出现神与志意之间的紊乱，早在战国时期，荀子就曾说过："心者，形之君也而神明之主也，……心不可劫而使易意，是之则受，非之则辞。"（《荀子·解蔽》）强调了意志所以具有坚定性的品质，就是由于"心不可劫"的缘故。追溯其理论根源为心者"君主之官，神明出焉"（《素问·灵兰秘典论》），"精神之所舍也"（《灵枢·邪客》）。人身之神由心所主，神志由心所主，心主导着全部的精神心理活动，意志过程是在心神统领之下所实施的一部分"神"的功能，比如"称心如意""计上心来"等，以及在意志过程中遇到挫折时所说的"心灰意冷"。正如朱熹所言"志者心之所之""意者心之所发"（《朱子语类》）。心神对意志过程具有主导作用，"心"是意志重要的物质基础之一。神与意志之间相互作用，意志是在心神统领下的最高层次的"五脏神"，可一定程度地代"心君"行使对机体的调控作用，志意损伤亦可以影响神的内敛、外张，而影响魂魄作用于神，会出现神志不安、志意不定等病理表现，可表现为人体认知、思维、记忆、情感及某些行为活动等方面的异常，这种紊乱的最终也会出现五神系统的紊乱，导致精神行为性疾病的发生。如《汤液本草·卷之五·木部》中："《易老》云：治神志不足。神不足者，手少阴；志不足者，足少阴。故仲景八味丸用之。"这里的神志涉及心肾两脏，治疗用药要两者兼顾。《黄帝素问直解·卷之三·评热病论第三十三》中谓："狂言者，是失肾脏之志，神志相依，失志则失神，故失志者死。夫不能食一死也，汗出而脉躁疾二死也，狂言失志三死也。"是关于温热病并发狂言之死期的判断，神志相守则病痊，神志相失则病难愈。《灵素节注类编·卷五·外感内伤总论》则有："盖神、气、血、肉、志藏于五脏，五脏之道路，由经隧出入，以行气血，气血生化，皆神志所主。神藏心，而志藏肾，肾生骨髓，故志意内通于骨髓，而成身形五脏，是肾又为身形五脏之本也。故神志病，则气血不能生化，气血不和，则神志不安，而生百病。治病必和其气血，和其气血，必守经隧之浅深部位而调之。以经隧为五脏之道路，故必辨其有余不足，而使五脏安和，则百病自愈。"神志病变与气血不和密切相关的论述。《类经·三十一卷·会通类》则以水火言神志之说，"水之精为志，火之精为神，水火相感，神志俱悲，是以目之水生也"。《类经·二十八卷·运气类》云："人久坐湿地、强力入水即伤肾，肾为作强之官，伎巧出焉，因而三虚，肾神失守。神志失位，神光不聚，诸脏皆言作接间至及汗出之由，惟此不言，必脱失也。"这是关于神失其位而引起的汗脱的论述，是神志相合病变的主要观点之一。另有"脾藏意，神志未定，意能通之，故为谏议之官。虑周万事，皆由乎意，故智周出焉。若意有所着，思有所伤，劳倦过度，则脾神散失矣"，是说神志未定，出现紊乱，意能调和，使之恢复平衡，说明神与意、志之间关系紧密。

## （二）魂与魄的病理联系

魂与魄常并称，两者之间有着比较多的共性，即两者均是先天具有的，以形气为根基，自然形成的，与形体的功能密切相关。一个有形，一个无形，先天的禀赋不同，可使魂魄迥异，魂与魄有一定的遗传特性。病理状态下，它们的病证表现有某些相似之处，"肝悲哀动中则伤魂，魂伤则狂妄不精""肺，喜乐无极则伤魄，魄伤则狂"。魂以魄为基础，两者之间存在着互根互用的关系，当魂或者魄出现紊乱时（太过或者不及），并会累及另一方出现一定的病理改变，如魂亢魄弱、魂弱魄亢、魂魄飞散的病证，以上的病证进一步加重，魂魄累及于神就会出现上面阐述的多要素之间的紊乱，五神之间的整体性、和谐性被打破，导致五神整体系统的紊乱，产生各种疾病。魂魄失调的病理改变多以失眠症为主，《脉经·卷六·心手少阴经病证第三》有云："心脉急，名曰心疝，少腹当有形。其以心为牡脏，小肠为之使，故少腹当有形。邪哭使魂魄不安者，血气少也。血气少者，属于心。心气虚者，其人即畏（一作衰），合目欲眠，梦远行而精神离散，魂魄妄行。阴气衰者即为癫。阳气衰者即为狂。五脏者，魂魄之宅舍，精神之所依托也。魂魄飞扬者，其五脏空虚也，即邪神居之，神灵所使，鬼而下之，脉短而微，其脏不足，则魂魄不安。魂属于肝，魄属于肺。肺主津液，即为涕泣。肺气衰者，即为泣出。肝气衰者，魂则不安。肝主善怒，其声呼。"这里主要是说邪哭、梦游症主要与魂魄不安有关，魂不守舍，魂魄相离，五脏空虚，产生特定的病理变化。《黄帝内经灵枢集注·卷七·贼风第五十八》曰："夫魂游为神，魄降为鬼。随神往来谓之魂，并精而出谓之魄。精神内伤，则魂魄飞扬，而有似乎鬼神也。"则进一步说明邪哭似有鬼神等病症与魂魄飞扬相关。《脉诀汇辨·卷九》曰："尝闻魄强者魂安，今魄弱而魂不肯退藏，乃逐虚阳而放荡，此名离魂。"是魂亢魄弱所导致的离魂的记载。

## （三）意与志的病理联系

中医学对志与意有全面深刻的理解与阐释，常志与意并称，统称"志意"，由此可见志与意的功能相近，关系密切。《灵枢·本神》中有"心有所忆谓之意，意之所存谓之志，因志而存变谓之思，因思而远慕谓之虑，因虑而处物谓之智"的描述，一语道破志与意的真谛。由此可见，意由忆而生，是忆的活动过程，或意的外在表现，同时是志、思、虑、智产生的前提。所以，当意或者志发生紊乱之时，并会累及另一方出现一定的病理改变，如志亢意弱、志弱意亢、志弱意衰的病证，以上的病证进一步加重，累及神及魂魄，最终引起五神系统的失衡，出现精神和躯体症状的病理表现，发生疾病。

　　五神的病理变化亦呈现出一定的层次性，最先出现的就是各单一要素的紊乱。如亢进、动摇不定、乱、减退、无，具体到各神，根据其自身的特有属性，表现出不同变化，如神乱、神强、神弱、神不安；魂亢、魂弱；魄亢、魄弱；意亢、意弱；志坚、志亢、志弱、志摇等，当这种单一的要素紊乱达到一定的程度，突破五神系统的调节尺度时，就会累及其他多种要素出现多要素同病，如神强魄弱、魂亢魄弱、魂弱魄亢、魂飞魄散、志强意弱、志弱意亢、神志不定、神魂不安、神伤魂游、神损魄衰等多种病证，最终的结果是五神系统出现不同程度的紊乱，因此，五神要素既可以单一要素变化，也可以是多种要素组合变化，不同层次的组合导致了五神病证的不同特点。

# 第4章
# 中医五神体系的特点

中医学的理论体系是经过长期医学实践，在古代哲学思想指导下，并融合了当时的自然科学知识而逐步形成的。千百年来，一直在指导临床实践，并在实践中不断丰富和发展，也就是说，这一理论体系产生年代古远，受古代哲学思想和当时的自然科学知识影响很深，同时又来源于实践并长期指导实践。"五神"学说是中医学关于人类认知心理、精神行为的古老学说。经过深入地研究后，中医五神学说得到了重塑，并形成了一个新的中医五神理论，该理论体系亦来源于中国传统文化，受到了中国古代哲学思想的影响，融合了现代的认知心理学、人格心理学、系统论的基本思想，参考了人性论的观点和中医体质学说，是形神一体观的完美展现，且中医五神理论体系极具特色的系统性、和谐性、整体性、层次性，提供了一个全新的中医思维模式，使得本理论从一个崭新的角度高屋建瓴地对精神行为性疾病进行重新审视，提高辨证的准确性，丰富并完善了中医辨证论治体系，对临床实际应用有着重要的价值。

# 第一节　系统性

系统可以定义为相互作用着的若干元素（部分）的复合体，它包括了系统、要素、结构、功能四个部分，四个方面则进一步体现了要素与要素、要素与系统、系统与环境三方面的关系。这些关系主要通过系统的特征得以实现，系统有两个主要特征：①系统的整体性。系统由若干个部分构成，而系统却具有各组成部分在孤立状态中所没有的整体特性。如一个化学分子的化学特性是组成的原子在孤立状态所没有的；一个生物体的整体功能不同于细胞；一个社会的规律绝不是每个成员行为的累加。所以必须把系统作为一个整体来观察、研究和处理。②广泛的作用性。系统内部分（元素）之间存在着广泛的相互作用。若干元素处于某种关系之中时的行为不同，才使系统呈现出不同于部分的整体特征。每个要素在系统中都处于一定的位置，起着特定的作用。要素之间相互关联，构成一个不可分割的整体。

随着医学模式的转变，系统论的思想在医学研究中的应用越来越广泛，作为中医学重要组成部分的五神理论也不例外，而五神理论之所以能够契合系统论的思想，主要是因为其满足了系统的基本特征，首先五神系统由神、魂、魄、意、志五个要素组成，五个要素虽独具特性，然当其组成一个整体时所表现出的特性往往是单一所不具备的，如单一的要素只是表征要素的自身特质，不能诠释出整体的特性。现代系统思想先驱之一亚里士多德（公元前 384 至公元前 322 年）提出了"整体大于它的各部分的总和"的论断，也进一步印证了中医五神系统整体性的特征。其次，五神要素之间存在着复杂的相互作用的关系网络，当不同的要素处于不同的关系时，就会表现出不同的行为，所以才会出现复杂多变的病因病机，如魂亢魄弱、志意定持、神强意乱、神魂不足等。如达尔文的进化论认为生物是一个变化的系统，是在外界自然条件的影响、选择下，相应地改变本身内部结构的系统，即生物体之间存在着复杂多变的网络关系，就像食物链一样，它强调自然界是一个处于平衡状态的总体，这个整体下面又有各个子系统，子系统之间存在着广泛的相互作用，当一个子系统内部之间的和谐关系被打破，相伴而来的就是整个系统出现一定的失调，甚至系统出现紊乱，所以说达尔文的进化论则进一步佐证了生态系统之间（包括中医五神系统）存在着广泛的相互作用。那么五神的系统性又是如何展现的呢？它充分表现在两个方面。

## 一、五神要素内部系统性

**1. 五神要素功能联系的系统性** 五神要素之间的内在整体性主要是通过相互之间的作用得以体现，五神以神要素为核心，纵横相连，这种对应形式适用于对人的精神领域的把握。五神要素之间各负其责，对机体信息的加工和处理形成了明确的路径。魂魄作为最基础的层次，负责感知外界的刺激，并将其获取的信息上传于神要素，神要素处于君位，将无意识转化成有意识的感知，在意志要素的辅佐下，将信息进行分析和加工，最终做出决策与判断，再由魂将信息指令下传于魄，最终对外形成综合的情志和行为反应，这一传导过程就是五神要素功能联系的系统性体现，如下图（图4）所示。

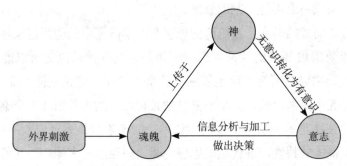

图 4　五神要素功能联系的系统性

**2. 五神要素系统层次间的相互作用**

（1）神、魂、魄之间的相互作用　神对生命活动的调控，包括"魂魄"与"志意"两个方面，其中"魂魄"是最低级的层次，"意志"是高一层次的精神。魂魄接受外界刺激后，魂将信息上传于神，形成有意识的感知，并加以分析，在意志的参与下，经过思维，作出判断、决策，再由魂将指令传于魄，形成综合的情绪、动作反应。神、魂、魄三者中，"魄"为初级心理活动的实现者，"魂"是人精神的管理者和具体实施执行者，"神"决定着人的道德、精神、意识、追求等神志活动的方向，是完成人的神志活动统率者。但"魄"是"魂"活动的基础，"魂"是"魄"的管理者，"魂"是"神"实现统率作用的通道，又将"魄"的活动反馈于"神"。三者所处层次不同，但始终处于一种相互渗透、相互融合的流动变化之中，共同组成一个协调而又相互平衡的动态心理结构整体。

（2）意、志之间的相互作用　意志是一种较为高级的心理品质，具有指向性、目的性和统率作用。志意要素主要反映了人的思维认知活动和精神情志，并在一定程度上调控脏腑活动。《素问·调经论》曰："志意通，内连骨髓，而成身形五脏。"这是从志意的发生效应部位立论，内连脊髓而主属于脑，外连身形、五脏、气血，往来通达，从而构成了人体最高调适系统。因此，只有精神畅快，并与内部的骨髓相联系，形神相俱，才能使五脏和全身的功能正常协调，从而成为一个身心平衡的健康人。

意志与五神各要素之间的相互作用主要表现在"御精神"和"收魂魄"两个方面。《灵枢·本脏第四十七》谓："志意者，所以御精神，收魂魄，适寒温，和喜怒者也。"御精神，就是志意通过脑髓来统帅、支配与协调机体及其生理功能，志意具有驾驭"魂魄"和精神，能对人的行为、意识、精神状态及本能活动进行调控，说明志意是高于精神和魂魄的神，志意的这种效应也属于机体的自我调控规律及调控能力。收魂魄即是把魄所接收的刺激，以"魂"的方式，通过志意的接收把信息传递到脑髓内，最后产生感觉和感应。和喜怒，是说志意能对人体复杂的心理情绪和情感做出调整，使之趋于和调。所以，志意系统是神对心理活动中的情绪表现、机体反应性、机体对环境气候和病理状态下的调适性等方面的机制及其能力，属于高层次的神的范畴。这对于认识人体的生理病理问题，指导临床诊断和治疗具有重要的意义。

## 二、五神与脏腑的系统性

**1. 五神与五脏之间的系统性**　五脏神是指人体与外界环境相互作用，人之生命和精神情志在宏观层次分属于心、肝、脾、肺、肾五脏支配并协调统一的整体功能。正如《汉书·卷六十二·司马迁传》中所说："凡人所生者神也；所托者形也……神者生之本；形者生之具。"《内经》将五神分属于五脏，称之为"五神脏"，肝主魂、肺主魄、心主神、脾主意、肾主志。五神的变化可通过其宅居和潜隐之脏的变化对外表达。五神脏囊括了整个心理现象，包括了人的精神、意志、思维活动的全过程。人神只有依靠这些五脏神之间的协调和统一，才能主宰生命活动，其中任何一个不正常，人神就不能保全。同时五脏神各自以一个整体主宰和统制其下层的另一个系统。

**2. 神与脏腑功能的系统性**　五脏神是由心神即人神分化并主宰，心神是靠各藏的精神作用来体现的。即五脏神本质上是同一的，是人神在不同时空的不同表现。故只有它们之间相互协调统一，人神才能稳全地维持，从而总体的生命活动才能维持正常。五脏神是人神的不同表现，并且是五行分化之象，所以各具固有的机能，又同时包含整个人神的信息。

（1）神与心　神是一切生命活动的主宰，而神的功能活动所需要的物质又靠心主之血来供给，所以心在神的活动中占有至高无上的地位，被喻为"君主之官"。神主管心系统的喜情、言、舌、血脉等；《类经·有余有五不足有五》云："心藏神，火之精也。阳胜则神王，故多喜而笑。阳衰则阴惨乘之，故多忧而悲。"心藏神，心火亢盛，耗伤心神，神失所主就会表现出莫名高兴等症状；心阳不振则心神失养，故多会表现出悲伤忧愁等。

（2）魂与肝　魂，"随神往来者谓之魂"（《灵枢·本神》）。中医学划属于肝，"肝者，罢极之本，魂之居也"（《素问·六节藏象论》）。"罢"就是安静或抑制，"极"就是极度兴奋或紧张，说明魂的作用是人体在心的指挥下所表现的正常兴奋或抑制作用。魂主管肝系统的怒情、目、爪、筋等；肝魂主管三点之前，这个阶段的梦境通常是理性思维的意识，《本草方药大全·惠直堂经验方·附\怪症门》谓："有人卧则觉身外有身，一样无别，但不语。盖人卧则魂归于肝，此由肝虚邪袭，魂不归舍，病名曰离魂。"说明肝病伤魂，魂不归肝，则表现出睡中感觉身外有人压身。

（3）魄与肺　魄，"附形之灵为魄……附形之灵者，谓初生之时，耳目心识，手足运动，啼呼为声，此魄之灵也"（《左传注疏》）。说明魄的作用主要是指人体从先天得来的、本身就固有的本能动作和感觉功能，如人体能动、痛觉、痒感等本能反应，所以说"并精而出入者谓之魄"（《灵枢·本神》）。魄主管悲情、鼻、皮毛等。《普济方·卷十八·心脏门》曰："魄属于肺，肺主津液，即为涕泣出。肺气衰者，即泣出。"肺病魄伤则会表现出涕泣俱出等症状。

（4）意与脾　意，同"忆"。"忆，思忆也"（《类经》)，"心有所忆谓之意"

（《灵枢·本神》），"思发于脾而成于心"（《针灸甲乙经》），说明意是在心之神明主持下进行的记忆和精神思维活动。意主宰脾系统的思情、口唇、肌肉、四肢等；《备急千金要方·卷十五脾脏方·脾脏脉论第一》："脾藏营，营舍意，忧愁不解则伤意，意伤则闷乱，四肢不举。"意伤脾病，意伤则会出现心情烦闷，脾病则会出现四肢痿软无力的症状。

（5）志与肾　志，"意之所存谓之志"（《灵枢·本神》），说明志是人的记忆和思维能够集中并保留下来成为决心的部分，中医认为记忆、动机、决心和伎巧属于志的范畴。志主管肾系统的恐情、耳、骨髓等。《灵枢·本神》谓："肾志伤，故喜忘。肾在腰脊之中，故肾病不可俯仰屈伸也。"肾病志伤则会出现健忘、腰脊屈伸不利的症状。

因此，五脏神既是人神的分身，又是主宰另一个系统的主体。这与人神一面是天神的分身，一面又是统率人体生命活动的主体相同。在五脏神主持下，五神脏系统（脏与脏、脏与腑或通过治疗以代偿）可以维持或改善机体因为各种原因刺激而产生的不良变化，达到一种"异稳态平衡"状态。神在代偿中起着决定性作用，得神者昌，失神者亡。可见，五神脏系统内部包含的组织器官等物质单元的种类繁多，功能各异，结构复杂，在内外环境干扰下，它们之间相互作用的结果显得更为复杂。五神脏系统就是这极其复杂的结构与功能的有机整体，呈现五大子系统相互关联的结构和相互作用协调统一的综合功能，即五神脏的结构与功能是属于人体系统的一部分。五神脏及各器官组织之间包括五脏六腑、奇恒之腑、五体、五官、十二经脉、奇经八脉、气血津液精等，通过气化、阴阳交互作用和生克制化作用，使机体处于阴平阳秘，精神乃治的健康状态，并能适应、作用于外部环境，形成开放的巨大系统。

## 三、五神系统的层次性

层次性是系统的一种基本特征。系统的层次性指的是由于组成系统的种种差异，使系统各组织在地位、作用、结构和功能上表现出等级秩序性，形成具有质的差异的系统等级。

系统是由多要素组成的金字塔结构，一个系统内含的许多子系统称为要素，伴随着结构的层次化，系统功能从上到下一层一层地具体化。五神系统

（图5）是五神体系的核心，其下又囊括了由神、魂、魄、意、志五要素组成的子系统，五神要素是人类思维、认知、情感等组成的最基础元素，具有等级性，且各子系统也有层次的区分。魄为阴神，是最低一级的层次，言语表达是其表现形式之一，若五神紊乱累及魄要素，或者人老体衰，则肺气衰、魄离，故言善误，表现为气魄不足、精力不济、言语错乱等。第二个层次是魂，魂为阳神，是一种初步的意识活动，魂随神往来，助神完成思维意识活动而自身不现，属于人体潜意识、情感反应、条件反射的功能，随着人体发育和经历不断习得和修正。思维、判断能力是魂的表现形式，若五神紊乱累及魂要素，其行为表现类似痴呆患者，痴呆则魂伤，患者的表现为失去意识、思维和判断的能力。意与志则属于高级层次的思维活动，意为思维活动之初始阶段，尚未形成的想法，是一种强烈的要求或者动机，意伤则会出现意志消沉、情绪悲观低落等，志为人类思维活动的最终阶段，已经形成了既定的目标和理想，并会为此付诸行动。神则是最高层次的子系统，总统其他要素层次，调和其他子系统，使得五神系统维持平衡，其表现形式多种多样，融合了其他要素的表现。

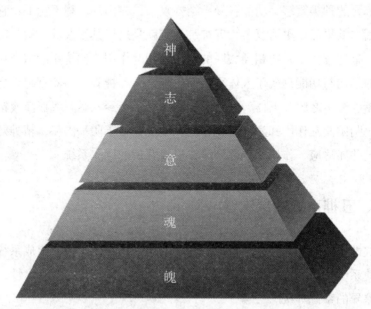

图5 五神系统层次性分布图

# 第二节 和谐性

和谐是对立事物在一定的条件下，具体、动态、相对和辩证的统一，是不同事物之间相辅相成、相反相成、互助合作、互利互惠、互促互补、共同发展的关系，这是辩证唯物主义和谐观的基本观点。推演到中医学领域内就是"阴平阳秘"和"阴阳平衡"，"阴平阳秘"用以概括生命的最佳状态，从整体结果而言，是阴阳运动达到合和时的有序化和稳定化，其形成和维持过程中，包含有阴阳之间的多重运动形式及相互作用。阴阳任何一方的亢衰，导致阴阳失和，通过体内的调控机制，可使阴阳重新达到协调与和谐，即"阴平阳秘"，如下图（图 6）所示。王冰注释曰："阴气和平，阳气闭密。"此时人体在整体水平上的功能活动达到了有序协调和稳定，实现了整体和局部的统一，结构与功能的统一。这是中医学对和谐观念的认识，而作为中医学的重要组成部分的五神也承袭了这一观点，主要表现在以下两个方面。

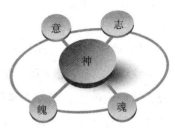

图 6 五神阴平阳秘图

## 一、五神要素内在和谐

《素问·灵兰秘典论》云："心神总统魂魄，并赅意志。"说明了"神"为四神之长，统率诸神，是最高级的主宰。魂魄，生而有之，具有先天性、内在性和自然性的特性，其活动内容并未受到精神、意识、社会、文化的影响，因而属于无意识的本能活动；志意，是在魂魄基础上形成的机能活动，具有后天性、社会性、外向性、精神性，它以语言、人际交往、社会适应等为主要内容，因而属于高级完善的精神意识心理活动。志意具有御精神、收魂魄、和喜怒等多种功能，《灵枢·本脏》云："志意和则精神专直，魂魄不散，悔怒不起，五脏不受邪。"说明志意可以驾驭控制其他心理活动和动作行为过程。五神要素内在和谐可以概括为以下三点。

**1. 志意和谐** 《灵枢·本脏》谓："志意者，所以御精神，收魂魄，适寒温，和喜怒者也，志意和则精神专直，魂魄不散，悔怒不起，五脏不受邪。"这里的志意指精神意识活动中有关控制和适应的能力，这里更多的是强调志与意的相辅相成，进而主导调节精神、情绪、行为，统率各种心理活动。荀子在《儒效》中指出："志意定乎内，礼节修乎朝，法则度量正乎官，忠、信、爱、利形乎下。"这里强调志与意之间只有稳定协调，才能保证下级的健康发展。《灵枢·本神》所言"意之所存谓之志"，是专指记忆的存储，"意"和"志"都具有"记忆"的含义，从这一角度阐释这两者不可分离。《医宗金鉴》说："意之所专谓之志。"指出"志"是在"意"的基础上确定的具有目的性的动机，也说明了志以意为根本。王肯堂在《证治准绳·杂病》中更明确指出："志是静而不移，意是动而不定。"这是医家对"意—志—行"的意志过程的论述，从这一过程看，志意之间只有处于和谐的状态，才不会出现心理、情志的紊乱。

**2. 魂魄和谐**　"魂"与"魄"有着密切的联系，所以常并称"魂魄"，无魂则无以言魄，无魄则不足论魂。《朱子语类·卷一·鬼神》云："魂神而魄灵，魂阳而魄阴，魂动而魄静，生则魂载于魄，而魄检其魂。死则魂游散而归于天，魄沦坠而归于地。"说明魂为阳神、魄为阴神，一阴一阳，并行而共生，魂从魄降，魄载魂以助其发用出来，调节思维情志和喜怒；魄随魂升，魂检魄而助其记忆在内，协肢体辨音色而知痛痒。又曰："阴主藏受，故魄能记忆在内。阳主运用，故魂能发用出来，二物不相离。"《朱子语类·鬼神》魂魄在生理功能上更是缺一不可，黄宗羲以蜡烛做比来解释魂魄之间的协调关系，云："譬之于烛，其炷是形，其焰是魄，其光明是魂。"《破邪论·魂魄》认为魂魄之间是阴阳形气的相互依存关系，因此，魂魄不可离分，如魂动而魄静则为梦幻，魄动而魂静则为魇游。《抱朴子·内篇·论仙》亦云："魂魄分去则人病，尽去则人死。"若魂魄之间的这种和谐关系被打破，轻则出现情志改变、记忆减退、肢体功能失用等，重则出现魂魄飞扬、魂飞魄散以致危及生命。

**3. 志意、魂魄与神和谐**　志意、魂魄与神的和谐主要通过五神的发展得以彰显，人生而有魄，在魄的基础之上，形成"精神意识渐有所知"的魂，是谓魂魄。魂魄形成后，随着与外界交流的扩大，产生了"所以任物"的心，而后"心有所忆"是谓意，"意之所存"谓之志，是谓志意，从此以"思、虑、智"为标志的人类智慧逐步形成。可见，从无形之精神发展到有形之魂魄，是古人对生命发生的唯物主义一元论认识。从魂魄到志意的发展，是个体为适应社会、改造自然以更好地完成生命活动，从躯体（魂魄）之上演化而出的一个能与外界交流的精神结构。从功能而言，魂魄作为一个低层面的调控功能系统被纳入一个更大、更高级的调控系统——志意之中，而从本源看，志意源于魂魄，魂魄又源于精神。中医五神要素功能活动具有明显的层次和秩序，这是一种稳定的体现，人类的精神行为活动是在神的统摄下，通过魂魄感知外界事物，形成初步的感知和判断，再通过意志的支配和调节，加以分析，经过思维，做出决策，由魂将指令传于魄，形成综合的情绪、动作反应，它是五神协同作用的结果，因此五神任一要素发生紊乱，都会累及相应的脏腑产生反应，进而引起一连串的病理改变。

## 二、五神与脏腑和谐

五神与五脏之间的联系亦如五脏之间的相互联系，可以呈现出多种表现，五脏之间不仅表现为脏气、脏精、脏神相关，且精气神之间也均可互生互化，这些错综复杂的联系大多是非线性的，且并非仅仅局限于脏神之间，也可以推演到五神要素之间，它们之间的关系多是多面立体交叉的，如单一要素与脏腑之间、多要素与脏腑之间等。

**1. 五神与脏腑功能的协调性**　《素问·宣明五气论》云："心藏神，肺藏魄，肝藏魂，脾藏意，肾藏志。"神、魂、魄、意、志名虽不同，但皆属五神范畴，只是具体分工不同而已。因此，五脏皆可称为神之宅，故又有"五神藏"之名。五脏受损，皆会影响于神，而导致神的病变。五脏与五神的关系密切，肝有贮藏血液、调节血量的功能，"人卧血归于肝""人动则血运于诸经"（《素问·五脏生成》），"昼则魂游于目而能视，夜则魂归于肝而能寐"（《血证论·卧寐》）。魂所以能行使随意运动的职能，是在肝"调血"功能的基础上实现的，至于魂对情绪的调节作用，同样也是肝血濡养肝脏，通过肝主疏泄的功能来实现的。所以魂的活动，实际上就是在神主导之下的"肝藏血""肝主疏泄""主筋、主动""开窍于目"等生理活动的表现。脾土运化水谷精微、化生营血，为后天之本。后天形成的记忆、思维能力，是随着后天精气对先天不断充盈这一过程逐渐发展起来的，所以意的活动就是以"脾主运化"为基础的

"脾主思"生理功能的体现。

**2. 五脏与五神信息传输的协调** 中医"五神藏"理论反映到认知过程中有以下表现："心"负责认知加工系统与外界环境的接触、接收外界环境的信息、输出经过认知加工系统处理过的做出决策的信息；"肺"负责将认知加工信息贮存于"脾"，并将短期贮存于"脾"的信息进一步贮存于"肾志"中；"脾"负责短时贮存心中的认知信息，也能设置判断标准，行使中枢执行功能，判断贮存于记忆中的信息是否应该贮存于长时记忆中，并提取相关的信息以供参考；"肝"负责将"肾志"贮存的信息提取出来，将脾做出的决策信息输送到"心"。这是从认知过程反映五神与脏腑之间的协调。

神以物质作为存在的基础，神的活动则依附人体脏腑并通过形体、五官等功能活动表现出来。神虽主宰于心，但仍要通过五脏分藏五神，经五神的协同合作来完成神志的一切活动。由此可知，五神分由五脏而属。其所藏如《素问·宣明五气论》所云"心藏神，肺藏魄，肝藏魂，脾藏意，肾藏志"，此神、魄、魂、意、志即五神脏的具体表现，而心神主统魂、魄、意、志，神志活动则集中反映心主神的生理功能。脏气旺则神气足，若神不明、意不固、志不坚、思不专、虑不远、智不聪，则脏气衰，可导致不同的神志病变。

# 第三节　整体性

整体性，就是事物和事物之间具有相互联系、相互制约的关系，而且把每一个事物的各部分视为一个小的有机整体，部分作为整体的构成元素，其本身也是一个连续、不可割裂的整体，部分与部分呈现出多种因素、多种部件的普遍联系。五神的整体性突出表现在形与神俱，如下图（图7）。

"形与神俱"又称为"形神合一"，形即形体，"神"是机体生命活动的体现，语出《素问·上古天真论》。形与神俱是中医学的重要学术思想之一，既体现了人体结构与功能的统一，又体现了人体生物属性与精神意识属性的和谐，即生命形体与精神心理状态的高度和谐平衡的状态，它是生命活动的基本特征，也是中医学"整体观念"的一个重要组成部分，这种形与神的高度整体统一，称作"形神合一"。"形神合一"构成了人的生命，"形神合一"论的具体内容，为中医五神学说的确立奠定了坚实的理论基础。"五神"理论体系也具有整体性和系统性，而神在其中占有主导地位，神为形之主，神通过形的变化将其信息彰显于外，形是神信息的寄托和表达的载体。中医理论认为，形为神所依，神为形所主，若形神相合，则生机蓬勃，反之如形神相离，神离形去，生机不存，形体如同行尸走肉。同时还认为只有"形体不敝，精神不散"（《素问·上古天真论》），生命机体才能泰然安和，健康长寿，强调正常的生命应当是"形与神俱"、"形神合一"。故张景岳说："人身血气为本，精神为用，合是四者以奉生，而性命周全矣。"所以形与神的统一，是生命特征有机统一整体性的体现，也是中医形神关系的最高境界。形神关系反映的是生命形体与精神心理、社会环境等一种平衡协调的关系，形神的任何一方都以对方的存在而作为自己存在的前提，形健则神旺，形病则神衰，同时神又主宰形体活动，影响气血流行，这些思想广泛地体现于中医理论之中。那么形神之间的关系又是怎么样的呢？主要体现在神本于形而生、神依附形而存、神为形之主三个方面。《内经》认为人的精神活动与人的形体密不可分，互相依存，如《灵枢·天年》记有："血气已和，荣卫已通，五脏已成，神气舍心，魂魄毕具，乃成为人。"说明人是肉体和精神的合一体，只有精神和肉体相合生命体才能得以存在。形是神的载体，神为形的主宰，两者相互依存，不可分割。

## 一、形为神之质

形为神之质，即生命体的物质基础是神产生与依存的载体，形生则神生，形存则神存，形灭则神无。荀子认为神是形的变化功能，"形则神，神则能化矣。"提出了"形俱神生"的观点，突出了精神对形体的依赖关系。《内经》生命观认为，生命由来于"气"，乃天地合气而成，而构成宇宙万物最基本的元素也是气，故《灵枢·决气》说："精气津液血脉，余意以为一气耳。"但气本无形，气聚成精，方始有形可见，形生而后神生。张介宾在《类经图翼·大宝论》中说："形以精成，而精生于气。"形立而后神生。《灵枢·本神》也说："故生之来谓之精，两精相搏谓之神。"这是从生命形成角度对形生而后神生的阐释。神以形为物质基础，除表现于精气的化生作用之外，还表现在神对形的依附性方面，神不能离开形体而独立存在，而且它的功能也必须要在形体健康的情况下才能正常行使。故《素问·上古天真论》中有"形体不敝，精神不散"之说。中医将神、魂、魄、意、志称为五脏神，各居舍于相应的脏，因此五脏又可称为"神之宅"。又将怒、喜、思、悲、恐称为五志，加上忧与惊则称为七情，五志七情同样地对应相关五脏并与精气血津液密切相关。《名医类案·不寐》记载了一则医案：许叔微治四明董生者，患神气不宁，卧则魂飞扬，身虽在床，而神魂离体，惊悸多魇，通宵不寐，更数医莫效。许诊视之，问曰："医作何病治之？"董曰："众皆以为心病。"许曰："以脉言之，肝经受邪，非心也。肝经因虚，邪气袭之，肝藏魂者也。游魂为变。平人肝不受邪，卧则魂归于肝，神静而得寐。今肝有邪，魂不得归，是以卧则飞扬。若离体也。"方以真珠母为君，龙齿佐之。真珠母入肝为第一，龙齿与肝同类故也。龙齿、虎睛，今人例以为镇心药，殊不知龙齿安魂，虎睛定魄，各言其类也。东方苍龙木也，属肝而藏魂，西方白虎金也，属肺而藏魄。龙能变化，故魂游而不定；虎能专静，故魄止而有守。许谓治魄不宁者，宜以虎睛，治魂习扬者，宜以龙齿。此游魂症说明肝经受邪，亦会累及肝魂，故临床用药过程中也要加入安魂定魄类药物，最终魂归于肝，肝气调达，诸疾自除。

## 二、神为形之主

形神理论在强调形为神之质及形的存在决定了神存在的同时，也十分重视神对形的反作用，并将神对形的作用提高到主宰性、决定性的高度。因此，在关于健康和疾病的认识上，突出强调了神的重要性。刘完素说："神能御其形。"张介宾《类经·针刺类》中载"无神则形不可活""神去离形谓之死"等。人体是由脏腑经络等组织构成，是有气血津液循行其间的生命整体，各脏腑之间的活动虽各司其职，错综复杂，但都是在心神的统帅下协调有序进行的。所以《素问·灵兰秘典论》说："心者，君主之官也，神明出焉……主明则下安……主不明则十二官危。"故神对形的主宰作用对于生命形体脏腑经络组织活动、精气血津液运行等至关重要。如果神的这一主宰作用不能正常开展，发生神的太过、不及病变，则非但影响神明本身，而且影响脏腑气血，造成形体衰敝的情况。《黄帝内经太素·卷第二（卷末缺）·摄生之二·九气》：

"若纵志放情，怒以气上伤魂，魂伤肝伤也。若喜气缓伤神，神伤心伤也。若忧悲气消，亦伤于魂，魂伤肝伤也。恐以气下则伤志，志伤肾伤也。若多寒则气收聚，内伤于肺也。若多热腠理开泄，内伤于心也。忧则气乱伤魄，魄伤则肺伤也。若多劳气耗，则伤于肾。思以气结伤意，意伤则脾伤也。五脏既伤，各至不胜时则致死也，皆由九邪生于九气，所生之病也。"说明情志的太过与不及，会导致气机失调，引起五神要素的紊乱，五神要素一旦出现失衡就会累及相关的脏腑，引起有形之脏的病变，佐证神为形之主，说明形神之间密不可分。

从整体的角度来看，人体由神和形两部分组成，是"形神合一"的统一体，是生命活动系统（形）和精神活动系统（神）统一的系统整体。精神活动（神）是以生命活动（形）为基础的。所以，生命活动正常，人的精神旺盛，思维敏捷；生命活动衰退，则精神不振，记忆力减退，思维迟钝；生命活动异常，则可使情绪发生异常变化，乃至精神失常。由此可见，神与形是生命不可缺少的两个方面，从本源上说，神生于形；但从作用上说，神又是形的主宰。神与形的对立，是生命运动的基本矛盾；神与形的统一，是生命存在的基本特征。神与形的对立统一，便形成了人体生命这一有机统一的整体。

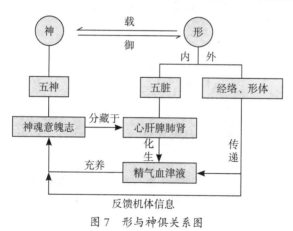

图 7　形与神俱关系图

# 第5章
# 中医五神的相关领域

## 第一节　五神与五态人的关系

　　"五态人"出自《灵枢·通天》，根据阴阳含量的多少将人分为五型，即太阴之人、少阴之人、太阳之人、少阳之人与阴阳和平之人。因为"其态不同"，故称"五态人"。《内经》对"五态人"的神情、性格、举止、体质及治疗等记载详细，但更多的是偏向于对个性的描写。

　　五神与"五态人"关系密切，五神是元素，构成了五态人日常个性特质系统。五态人是五神学说具体应用的一个体现，五态人具有具体的指代性，而五神要素未有指代性，五神要素通过不同的组合变化，又会派生出不同的类别，每一类别都会表现出其独有的特征。

　　中医五神学说是对人潜意识的挖掘，五神要素与"五态人"的个性特点关系密切，《内经》对"五态人"的描述并未将人内在的潜意识予以深度挖掘，因此从五神学说角度对"五态人"进一步挖掘，明确五神与"五态人"的关系，对临床疾病的治疗有重要意义。

# 一、太阴之人

**1. 体质特点**　《灵枢·通天》曰："太阴之人，多阴而无阳，其阴血浊，其卫气涩，阴阳不和，缓筋而厚皮，不之疾泻，不能移之。"指出太阴之人基本体质特点为阴多阳少，血液浑浊，卫气艰涩，阴阳失调，从而筋缓皮厚。

**2. 性格特点**　《灵枢·通天》曰："太阴之人，贪而不仁，下齐湛湛，好内而恶出，心和而不发，不务于时，动而后之，此太阴之人也。"表明太阴之人的基本性格特点是为人贪得无厌，喜欢不断索取而不喜付出，看似平和但处心积虑、内心阴险，只顾自己利益，见风使舵。

**3. 太阴之人与志**　"志御气则治，气御志则乱"，志如能支配情感，就不会发生越轨的行为。《鬼谷子·养志法灵龟》曰："有所欲，志存而思之，志者欲之使也；欲多志则心散，心散则志衰，志衰则思不达也。"太阴之人的五神要素中常表现为志弱，志弱则个性方面多表现为畏缩、只顾自己利益而见风使舵，控制力弱，平素好索取而不欲付出，贪得无厌、为富不仁。

# 二、少阴之人

**1. 体质特点**　《灵枢·通天》曰："少阴之人，多阴少阳，小胃而大肠，六腑不调，其阳明脉小，而太阳脉大，必审调之，其血易脱，其气易败也。"指出少阴之人基本体质特点为阴多阳少，脏腑不调，易气败血脱。

**2. 性格特点**　《灵枢·通天》曰："少阴之人，小贪而贼心，见人有亡，常若有得，好伤好害，见人有荣，乃反愠怒，心疾而无恩，此少阴之人也。"表明少阴之人的基本性格特点是贪图蝇头小利，喜占便宜，见别人失去就如同自己得到似的，幸灾乐祸，见别人有所得自己反而因嫉妒而发怒，看似清高，但却为人阴险。

**3. 少阴之人与魄**　少阴之人的五神要素中常表现为魄弱，魄弱则个性方面多表现为胆小害怕，有嫉妒心，见别人有所得自己常因嫉妒而发怒，待人冷淡，警惕性高，心有深思而不外露。

## 三、太阳之人

**1. 体质特点** 《灵枢·通天》曰:"太阳之人,多阳而少阴,必谨调之,无脱其阴,而泻其阳,阳重脱者易狂,阴阳皆脱者,暴死不知人也。"

**2. 性格特点** 《灵枢·通天》曰:"太阳之人,居处于于,好言大事,无能而虚说,志发于四野。举措不顾是非,为事如常自用,事虽败而常无悔,此太阳之人也。"表明太阴之人的基本性格特点是为人很随意不拘束,喜欢高谈阔论,好说大话,没有真本事,好高骛远,虽有志向但不切实际,做事草率,过于自信,高傲自满,就算遭遇了失败也不知道悔改。

**3. 太阳之人与神** 太阳之人五神要素中多表现为神强,神强则个性特点中敏感多疑较为突出,平素情绪变化强烈、任性、暴躁易怒、易激动,做事容易受到外界干扰,主观性强;此外,太阳之人五神要素中"神摇"也占有一定比例,神摇之人坚持力不够,做事情容易放弃,认识事物浅尝辄止。

## 四、少阳之人

1.体质特点 《灵枢·通天》曰:"少阳之人,多阳少阴,经小而脉大,血在中而气外,实阴而虚阳,独泻其络脉,则强气脱而疾,中气不足,病不起也。"

**2. 性格特点** 《灵枢·通天》曰:"少阳之人,谛好自贵,有小小官,则高自宜,好为外交,而不内附,此少阳之人也。"表明少阴之人的基本性格特点是做事谨慎小心,有点小官职或地位就觉得自己了不起,比较擅长人际交往,好自我表现,不愿意默默无闻地工作。

**3. 少阳之人与魂** 少阳之人五神要素多表现为魂亢,魂亢则个性特点中喜交际,好突出表现,为人机智,平素做事考虑较为周全、精细,但同时做事常缺乏耐心与毅力,不易坚持下去,凡事不放在心上。

## 五、阴阳平和之人

**1. 体质特点** 《灵枢·通天》曰："阴阳和平之人，其阴阳之气和，血脉调，谨诊其阴阳，视其邪正，安容仪，审有余不足，盛则泻之，虚则补之，不盛不虚，以经取之。此所以调阴阳，别五态之人者也。"

**2. 性格特点** 《灵枢·通天》曰："阴阳和平之人，居处安静，无为惧惧，无为欣欣，婉然从物，或与不争，与时变化，尊则谦谦，谭而不治，是谓至治。"表明阴阳平和之人的基本性格特点是生活安静平稳，不惧怕不忧虑，不会过于欣喜，能够一切任其自然，从容面对，不争强好胜，不固执保守，能随着形势的变化而从容应对，为人即使地位高也保持谦虚的态度，无为而治。从容稳重，举止大方，为人和顺，适应变化，态度严肃，品行端正，胸怀坦荡，乐天达观，处事理智，为众人所尊敬。

**3. 阴阳平和之人与五神** 阴阳平和之人五神要素之间相互协调，相对稳定，自我调整能力强，五神要素之间协调统一，达到阴平阳秘的状态，因此个性特点多表现为心态平和，做事坚持、有耐心，为人诚恳、谦虚，认识问题能够顺应事物发展规律，做事公正无私，不为利益所诱惑，有很强的自身调节和对外适应能力。

# 第二节　中医五神与脏腑的关系

## 一、五神与五脏的生理关系

"五脏神明论"是中医心理学的基础理论。运用藏象学说，系统地阐述了人的精神心理活动和现象与五脏的关系，认为人的精神活动是由"心"主宰的，同时又分属于五脏，形成了统一在"心神"之下的"五脏神明论"。

《素问·六节脏象论》曰："形藏四，神藏五，合为九藏以应之也。"指出五神脏是藏有神、魂、魄、意、志的五脏。《灵枢·本脏》曰："五脏者，所以藏精神血气魂魄者也；六腑者，所以化水谷而行津液者也。"五脏的生理功能是化生和贮藏精气血津液，舍蛰神魂魄意志五神；六腑的生理功能是收纳，腐熟水谷和排泄转化糟粕。脏腑是气血精津的生化之地，也是神、魂、魄、意、志五种神气的藏舍之处，人的精神意识，思维活动，以及外部组织器官进行的视听闻嗅、言行举止等全是五脏神气的表现，又皆秉承脏腑之精气而为用。脏腑功能正常，则气血津精充盛，神气得此而养，从而运筹有度、帷幄有道，必然神清气爽，各种功能活动正常。相反，若脏腑功能不健全，精气化源竭绝，神气失养，或脏腑不运，纵生痰火，瘀血内阻，气滞不行，干于清空，骚扰神明，或脏腑内虚，强邪内侵，均可出现各种神志失常的病变。

**1. 神与心** "心藏脉，脉舍神"，心主血脉，是为形之功能，为心藏神的物质基础。心主神志则为神之功能，使人能够接受和处理外来信息。心为君主之官，能够统帅诸脏，故具有主宰一切精神活动的能力，心的功能强健，则精神活动正常，心的功能失调，则诸脏皆损，神志反常。心在志为喜，开窍于舌，心神内舍，则喜笑有度，言语有序，心神荡离，则喜笑失控，语乱无序。

**2. 魂与肝** "肝藏血，血舍魂"，肝藏血，主生发，是为形之功能，肝藏魂则为神之功能。肝主生发是魂生理功能的机制，肝血是魂舍于肝及魂游于外的载体。肝在志为怒，开窍于目，肝魂不散，则虽怒顷刻即消，视物明晰，若魂不附体，则郁怒悲愤，久羁不解，视物不清，甚或目见两物。

**3. 魄与肺** "肺藏气，气舍魄"，肺主气是为形之功能的体现，维持呼吸及一身之气的正常运行，魄的功能方可正常发挥。肺藏魄则为神之功能，使人体具有本能的感觉和动作。肺在志为忧，开窍于鼻，肺主气功能正常，气达各脏腑组织、形体官窍，魄的机能正常，发挥其目视、耳听、鼻嗅、舌辨、身触、知饥渴、平衡、排泄、睡眠、记忆以及自然动作等功能；肺魄内蛰，则虽悲而不伤情，虽哭而不损志，嗅觉灵敏，若肺魄有害，则悲而伤志，哭泣不休，出现嗅觉减退或敏感、幻嗅等。

**4. 意与脾** "脾藏营，营舍意"，脾化生营血是为形之功，营血为脾藏意的物质基础。脾藏意则为神之功。脾化生营卫气血，使血液正常的运行，以营养"意"，维持正常心理认知、情感、意志等心理活动。脾在志为思，开窍于口，主肌肉四肢，脾意内坚，则能生智而思维敏捷，善辨五味，举止有度，脾意不存，则思维闭塞，或胡思乱想，口味异常，甚或出现幻味，肢体倦怠，或气力倍常而逾垣上屋。

**5. 志与肾**　"肾藏精，精舍志"，肾藏精为形之功能，是肾藏志的物质基础。肾藏志为神之功能，指有着明确目标的意向性心理活动。若肾精气盛则脑髓充而精力旺盛，肾藏志的功能正常发挥。肾在志为恐，开窍于耳及二阴，肾志内潜，则恐惕瞬过，惊惧立解，听觉灵敏，二便正常，若肾志外失，则恐而不宁，惊而怵惕，听觉减退或出现幻听，二便不调或失禁。

## 二、五神与五脏的病理关系

五神宅居五脏，与五脏系统密切联系，每种神明活动均与相应的脏腑相关。当五脏功能正常时宅安神藏，生命活动有条不紊；五脏异常时宅乱神出，生命活动失常，并伴有神志改变。心所藏的"神"在其中起到主导作用，支配协调其他各神脏，因此机体神志功能整体协调活动，须在心神的统领下，五脏协同合作。

**1. 神与心**　心主血藏神，《类经·脏象类》中指出："心为脏腑之主，而总统魂魄……此所以五志唯心所使也。"又言："情志之伤，虽五脏各有所属，然求其所由，则无不从心而发。"情志异常首先伤及心神，心神一乱，则五脏六腑皆乱。若心火亢盛，常因情志不遂，气郁内结，日久化火而致，心火内炽，热扰心神，则人嬉笑不休，易心烦意乱，躁扰不安，更有甚者精神亢奋，狂言，不识人，不避亲疏；若痰火扰心，气郁于内，则易冲动，甚至登高而歌，打骂毁物，引起狂证；若心血瘀阻，情志不遂，劳伤心气，则血脉阻滞，导致血瘀，进而神志失调，出现幻听、敏感多疑等症状。

**2. 魂与肝**　肝藏血舍魂，肝性曲直刚柔，主疏泄，以血为体，以气为用。肝的藏血舍魂的生理功能对调节血液运行、疏达气机有重要作用。肝功能的紊乱，易引起神志的变化，导致精神症状的发生。张介宾云："肝藏魂，肝气受伤则神魂散乱，故令人欲卧不能眠，或眠而有见，谓怪异等物也。"肝受伤常引起失眠或多梦等症状。若肝失疏泄，气机郁结，升降出入失调，会出现胁痛、胸闷气短、郁闷不舒等气滞不通的症状；若肝火亢盛，情志抑郁，郁而化火，肝火热盛，火性上炎，引起魂亢，则人易出现眩晕、耳鸣、头痛等，情绪不稳定，易发脾气，甚则烦躁易怒，幻听幻视，狂越不寐等。

**3. 魄与肺** 肺藏气，气舍魄。肺主一身之气，主皮毛而藏魄。《灵枢·本神》曰："肺喜乐无极则伤魄，魄伤则狂，狂者意不存。人皮革焦，毛悴色夭，死于夏。"肺气不顺，肺脏吸清呼浊的功能降低，升清降浊的功能失调，百脉失养，导致血行不畅，瘀血内结，肺魄失养，产生精神症状，如苦笑不休，打骂毁物等。

**4. 意与脾** 脾统血舍意，主运化。机体神志功能正常离不开脾的支持。《灵枢·五癃津液别》曰："五谷之津液，和合而为膏者，内渗于骨空，补益脑髓。"《灵枢·平人绝谷》又云："神者，水谷之精气也。"脾之功能失调可出现众多精神症状，若脾失健运，运化失司，津液困脾，郁结脾土，心血化源不足，心神失养，心脾两虚，常出现思维贫乏、松散、破裂，思维不连贯等症状。脾失健运，意不守脏，后天不能濡养先天，导致髓减脑消，表现为记忆力差，意向低下等症状。若脾不藏意，脾意功能受损，长时间脾忧愁不解，导致精神紧张，自言自语，或若有所思，哭笑无常，精神恍惚，敏感多疑等症状。

**5. 志与肾** 肾藏志，主骨，生髓，通脑。因此，若肾脏功能正常，肾志坚定，则人聪明睿智，记忆力强，思维敏捷，精力充沛等。《灵枢·本神》曰："肾盛怒而不止则伤志，志伤则喜忘其前言。"肾志功能失调，则会出现记忆力减退，注意力不集中或集中时间短暂，生活懒散，思维迟缓，意向低下，不与人交流，精神涣散等症状。

# 第三节　中医五神与经络的关系

## 一、经络的概述

**1. 经络的概念** 经络是运行气血、联系脏腑和体表及全身各部的通道，是人体功能的调控系统。经络理论早在《内经》中已有记载，在《针灸甲乙经》中做了全面的论述。经络系统包括十二经脉、十二经别、奇经八脉、十五络脉、十二经筋和十二皮部。其中十二经脉是经络系统的主干，十二经别是十二经脉在胸、腹、头部的内行支脉，奇经八脉是具有特殊分布的经脉，十五络脉是十二经脉在四肢躯干的外行支脉，十二经筋是与十二经脉相应的筋肉部分，十二皮部则是与十二经脉相应的皮肤部分。

**2. 经络的分布**

（1）十二经脉　十二经脉是经络系统的主要组成部分，包括手三阴经（手太阴肺经、手厥阴心包经、手少阴心经）、手三阳经（手阳明大肠经、手少阳三焦经、手太阳小肠经）、足三阳经（足阳明胃经、足少阳胆经、足太阳膀胱经）、足三阴经（足太阴脾经、足厥阴肝经、足少阴肾经）。《灵枢·海论》曰："十二经脉者，内属于腑脏，外络于肢节。"表明十二经络在内部联络脏腑，在外部分布于头、四肢与躯干。十二经脉在四肢部的规律为六条阴经分布在四肢内侧，分别为太阴在前，厥阴在中，少阴在后，六条阳经分布在四肢外侧，分别为阳明在前，少阳在中，太阳在后；在头面和躯干的规律分别为手三阴联系胸，足三阴联系胸腹，手足三阳经联系头，阳经在头和躯干部分布较为广泛，阳明行于身前，少阳行于身侧，太阳行于身后。

（2）奇经八脉　奇经八脉包括督脉、任脉、冲脉、带脉、阳维脉、阴维脉、阴跷脉、阳跷脉。督脉循行于后正中线，任脉循行于前正中线，督、任脉与十二经脉合称为"十四经"。冲脉循行于腹部第一侧线，交于足少阴肾经。带脉横斜行于腰腹部，交于足少阳经。阳维脉行于下肢外侧、肩部和头项部。阴维脉行于下肢内侧、腹部第三侧线和颈部。阴跷脉行于下肢内侧及眼，交于足少阴经。阳跷脉行于下肢外侧及肩部、头部，交于足太阳经。

**3. 经络的作用**

（1）沟通内外，联络全身。经络遍布贯穿于人体每一个部位，将人体内外、脏腑、肌肉、肢节联成一个有机整体。经络沟通机体内外，将人体的五脏六腑、四肢百骸、形体官窍等器官沟通联络在一起，维系着人体生命的整体活动，使人体的各项功能活动保持完整与统一。

（2）运行气血，协调阴阳。《灵枢·本脏》曰："经络者，所以行血气而营阴阳，濡筋骨，利关节也。"可见经络是运行全身气血津液等营养物质的通道，经络能将气血津液传注到全身从而达到营养脏腑、濡润筋骨、通利关节的作用。

（3）抵御外邪，反映证候。《素问·皮部》曰："邪客于皮则腠理开，开则邪入客于络脉，络脉满则助于经脉，经脉满则入舍于脏腑也。"经络是病邪之气传变的途径，邪气入侵人体体表，通过经络的贯通联系作用而传入体内，累及五脏六腑等组织器官，导致疾病的产生。

## 二、五神与经络的关系

经络为五神出入之通道，五神则是经络气血运行、沟通联系、感应传导和气化调节作用的枢机。人体的生理功能活动则是五神通过经络的气血运行、沟通联系、感应传导和气化调节作用而实现的。

### （一）五神与经络的生理关系

**1. 经络为五神出入之通道** 《灵枢·九针十二原》曰："节之交，三百六十五会。知其要者，一言而终，不知其要，流散无穷。所言节者，神气之所游行出入也，非皮肉筋骨也。"此处"节"指的是腧穴，"三百六十五"指的是全身所有腧穴，而腧穴的实质指的就是五神游行出入的地方，并不是筋、脉、肉、皮、骨这些组织。这说明人体凡是有腧穴的地方，皆是五神游行出入之所，连接腧穴的经络则是五神游行出入之道，因五脏为五神之宅，而经络是脏腑结构和功能在人身的外延，所以经络为五神行于经络、归于五脏提供了基础。

**2. 经络为五神生命信号的传递通路** 五神藏于五脏、行于经络，经络内联于五脏。以经络为通路，五神将机体的生命代谢信号传递至全身，同时接受来自全身反馈的生命信号并归于五脏，以支配脏腑组织，参与五脏功能协调配合的过程，维持机体正常的生命代谢活动，保持机体稳态平衡。

五神正常时从经络传导生命信号规律，人神思稳定，躯体各部位功能正常，身心健康。五神异常时，人易出现精神心理行为性疾病，同时会影响躯体相关部位的功能。如魂亢时容易出现烦躁、失眠、经脉拘紧、经筋僵硬、脉弦。经络阻塞也会影响五神功能

**3. 五神是经络之气气化调节的枢机** 《素问·五常政大论》曰："根于中者，命曰神机，神去则机息；根于外者，命曰气立，气止则化绝。"其中"根于中者"为生命活动受自身小天地所控制的枢机，即五脏所藏五神，是人体生命活动的"神机"。"根于外者"则指的是生命活动受人身外大天地所控制的枢

机，即人体根于外界天地之气变化所做出的气机活动的改变，名曰"气立"。生命根源于内的五神离去，人体机能也就停止，生命根源于外的六气歇止，人体气机运动也就随之断绝。因此五神对生命活动的引导和调控作用至关重要，是人体气机运动的枢纽。

当外界因素对机体连续或强烈刺激时会引起五神的紊乱，在外会以各种情绪的方式表现出来，而情绪的异常表现会扰乱经络之气的升降出入，导致气机紊乱，气难从顺，出现气乱窜经、经络堵塞、气机逆乱而直接影响经络的作用，精、气、血、津液的运输和废物的排泄均会出现障碍而生"百病"，出现各种难以解释的症状，经络诊察时会有明显异常。

**4. 五神"神气"是针刺腧穴治疗的保障**　经络作为人体与外界沟通的重要渠道，其中的每一个腧穴都与外界相通，因此外邪侵袭人体时，经络腧穴首当其冲。由于经络腧穴也是五神游行出入之所，所以《素问》有"俞气化薄，传为善畏，及为惊骇"的观点，邪气侵袭经络腧穴后往往会导致五神出入异常，人体内生命活动规律受到影响，出现躯体和精神行为性疾病。《灵枢》提出"凡刺之法，先必本于神""神气者，正气也"，强调通过针刺腧穴治疗疾病要以调整五神为首，因为五神"神气"的恢复，能使人体生命活动规律恢复正常，即快速恢复人体的自愈能力。因此，并非说五神等同于正气，而是指调节五神的紊乱状态可最大限度地促进正气的恢复，使身体自愈，可见五神对于正气至关重要。

但是由于不同个体五神的偏颇，针刺后"神气"来复的情况均不一样。如《灵枢·行针》曰："余闻九针于夫子，而行之于百姓，百姓之血气，各不同形，或神动而气先针行，或气与针相逢……岐伯曰：重阳之人，其神易动，其气易往也。"阳气盛的人"精则养神"，五神也相应地盛壮，针刺刚开始"神气"便有调动，而阳气偏衰阴气偏盛的人，五神则相应较弱，针刺后需一段时间才会候到"神气"。

**5. 经络是形神相互长养的基础**　明代汪绮石《理虚元鉴》曰："以先天生成之体质论，则精生气，气生神；以后天运用之主宰论，则神役气，气役精。"五神在父精母血结合时诞生，在人的生、长、壮、老、已的过程中，需要精气滋养而不断壮大，因此《灵枢·平人绝谷》曰："神者，水谷之精气也。"在这过程中不仅依靠经络输送转运精气以养五神，五神同时会通过经络的气进行

"役精"，保证经络中精、气、血、津液的正常运输，从而长养形体，出现生、长、壮、老、已的生命现象。经络在这一生命过程中起到关键作用，体现了经络在五神指导的生命活动过程中所起的基础作用。

### （二）五神紊乱与经络的病理关系

五神紊乱是经络病变的病理基础。精、气、血、津液是五神产生的物质基础，五神的精神活动如喜怒哀乐、悲忧惊恐等情志活动以及视听闻嗅、言行举止等行为活动均是以精气血津液等精微物质为基础，并依靠五脏所藏的魂神魄意志来运筹帷幄的。五神紊乱会影响精气血津液的生成、代谢与功能异常，而经络是输布精气血津液等精微物质的通路，五神可通过影响经络之气的运行产生疾病。如临床上一患者，由于不良外界刺激长期作用于五神，超过机体调节范围，打破五神平衡状态，则机体在外表现为产生消极情绪，临床见患者思虑过度，气机郁结，而郁结之气积于肺经，经络堵塞，表现为患者循手太阴肺经整条手臂出现气肿，行中医针刺后，气肿即刻消失，针刺经络腧穴起到了调节五神，疏通经络气机，从而调节情绪的作用。

五神紊乱，对机体的健康产生很大的影响，当身体状况遭到破坏，则会产生相对的负面情绪，进而堵塞相应经络，而经络堵塞后，常又会产生更多的负面能量，从而激发更多的负面情绪，因此形成一个恶性循环，经络堵塞和负面情绪互成因果。《素问·血气形志》曰："形乐志乐，病生于内……形苦志乐，病生于筋。"《灵枢·百病始生》曰："外中于寒，若内伤于忧怒，则气上逆，气上逆则六输不通，温气不行，凝血蕴裹而不散，津液涩渗，着而不去，而积皆成矣。"指出了情志失调对机体经筋经络系统带来的影响，情志不舒，导致经筋、经脉失于通条，化火伤津，筋肉成积，引发疼痛。情绪激动、愤怒、生气，积累到一定程度则堵塞肝经，则人更容易愤怒，情绪更易激动；心经因仇恨、怨恨等负面情绪而堵塞，怨恨由心而生，恨之日久则耗伤心血，损伤心气，继而导致心经淤塞。五神紊乱、五志不定，对机体的影响可以由内向外，也可以由外向内，因此可以由内调节藏五神之五脏的功能来改善躯体障碍，也可以调节外在躯体结构、功能状态，例如通过疏通经络而达到调节五神的作用。五神紊乱在开始时常见症状轻而不受重视，日久往往由功能态的改变进展为结构态的损害，产生躯体障碍，如致气机升降出入逆乱，经络阻滞，经筋结构的改变等，继而出现相应的躯体的症状。临床上根据患者的症状和情绪，常会在相应的经络循行部位及损伤的好发部位检测出痛性病灶点，通常呈团状或硬条索状痛结，是导致疼痛顽痹的根源。

# 第四节　中医五神与玄府的关系

玄府一词最早出现于《素问·水热穴论》，其云"所谓玄府者，汗空也"。《素问·调经论》云："上焦不通利，则皮肤致密，腠理闭塞，玄府不通，卫气不得泄越，故外热。"认为玄府为汗孔的一种代称，具有泄越卫气的作用，此为狭义之玄府。至金元时期，医家刘完素提出"玄府"的概念，《素问玄机原病式》曰："玄府者，无物不有，人之脏腑、皮毛、肌肉、筋膜、骨髓、爪牙，至于世之万物，尽皆有之。"此为广义之玄府，指出玄府广泛存在于机体，内至脏腑，外至四肢百骸，人体七窍无所不在，玄府不仅为汗液外达的孔道，具有流通气液、进行物质交换的作用，亦为气、血、津液流通之门户，贯穿于全身的各个脏腑器官，也是神机通利、信息交流的场所。此外，现代许多学者如郑国庆、张天娥、胡建芳等对于玄府的实质内涵也做出了进一步探究，提出系列假说，认为血脑屏障、微循环、离子通道、细胞间隙、突触等结构与玄府具有高度的相似性，可能为玄府的实质。

玄府具有运化气血、运转神机、进行信息交流的功能特性，与五神关系紧密。五神主宰调控玄府功能活动，玄府郁闭是五神神机运转失常的关键病机。《素问·八正神明论》所说"血气者，人之神"和《素问·六节藏象论》所说"气和而生，津液相成，神乃自生"，说明神的产生和活动是以气血津液作为物质基础。只有气血津液流通畅达，神机才能发挥其调控机体生命活动的功能，神机运转协调，方能统摄玄府使其功能活动得以正常发挥。故《素问玄机原病式》说："夫血随气运，气血宣行，则其中神自清利，而应机能为用矣。"玄府作为气血津液流通之道路门户，若郁闭不通，开阖失司，功能活动失常，气血津液不能宣通畅行，则会影响到五神，致使神机运行偏离中和状态则会呈现出两极化的病理特征。其中，玄府开阖通利太过，神机出而不入，则出现五神亢进的征象，表现为精神兴奋，烦躁易怒，失眠，甚则出现惊、狂、乱等表现；若玄府开阖通利不足，神志入而不出，则出现少神、失神等五神不及的征象，表现为精神状态疲惫、表情淡漠、抑郁不舒、少言寡笑、对外界事物漠不关心、反应迟钝，甚者出现癫呆等。同样，若五神紊乱，会导致玄府功能失常，收摄失司，会出现皮肤温度异常、皮肤感觉异常、肌张力增高、大量出汗、汗黏等异常症状，如心神惊惧时出现肌张力增高，立毛肌收缩等。

现代研究也表明皮肤与精神心理有密切联系。人的皮肤和大脑在胚胎前的生命中即有共同的起源。中枢神经系统与所有人体器官相互作用，皮肤是人体最大的器官，与大脑有着千丝万缕的联系。大量研究文献报道，各种神经疾病以及精神和心理问题可以引起某些皮肤病症状，反之亦然。如抑郁症、焦虑症、精神病如精神分裂症、药物滥用障碍、人格障碍、双相情感障碍、分离性人格障碍、强迫症等精神疾病与许多皮肤病有关，焦虑、恐惧和羞耻的心理状态可以引起皮肤发痒、发红、牛皮癣、皮疹、皮炎或多汗症等。在临床中许多皮肤病患者通过心理方面的治疗而使病情得到明显改善，同样，对于某些精神及心理问题的患者，可以运用四逆散、川芎茶调散，柴胡疏肝散等散发郁邪的方剂及桂枝、麻黄、防风、柴胡、升麻、荆芥等解表散邪，振奋阳气的药物以开玄府，鼓邪出，从而达到良好的治疗效果。

# 第五节　中医五神与心理紊乱状态的关系

## 一、心理与心理状态

"心理"是人的头脑反映客观现实的过程，如感觉、直觉、思维、情绪等，或泛指人的思想、感情等内心活动。"状态"是指相对于一定的层次及相应质在特定时间、区间内，事物保持其质的相对稳定不变时的存在总和，是事物宏观上质的静止与微观上量的运动的统一体。中医心理状态是在传统脏腑辨证理论的基础上融入了现代心理学的相关理论，形成新的认识体系，分为正常和异常两种心理状态。正常的心理状态是人们应对日常生活工作等各方面刺激所应有的处事状态，异常的心理状态即中医心理紊乱状态，这种状态体系是适应当今出现的新的社会疾病而产生的，本书中总结了五种中医心理紊乱状态："烦躁焦虑""惊悸不安""郁闷不舒""思虑过度""精神萎靡"。

正常的中医心理状态就是在特定时刻或时间区间内，心理信息内容保持健康的认知、思维、情绪等的相对不变。对于正常的心理状态，《素问·上古天真论》中给出了"恬惔虚无""精神内守""志闲而少欲""心安而不惧""高下不相慕"这样一个较高的标准，事实上现实生活中的人很难以达到上述的境界，只要是积极向上、情绪稳定、思维敏捷、认知正确，中医学都认为是正常的心理状态。

与正常的心理状态相反，中医心理紊乱状态是指在特定的时刻和时间区间内，保持着异于正常的心理、情绪、认知等心理信息内容，也可以说是个性和情志因素两者的结合才能够产生特定的心理紊乱状态。某种特定的情志改变达到了一定的程度或持续了一定的时间，导致了机体脏腑、阴阳和气血失调，同时因为个体的个性不同，产生不同的心理紊乱状态。这种心理紊乱状态具有一定的层次性和稳定性：层次性体现在它包含了心神失和、心神惑乱，心神失和可以导致心悸、不寐等病症，心神惑乱类似癫、狂、精神错乱等；稳定性体现在此种状态的存在会对机体的"形"和"神"产生持续的、主导性的影响作用。这种心理紊乱状态具备两个基本的条件，一是心理信息内容异于正常；二是这种异于正常的心理信息会保持一定的时间性。

## 二、中医心理紊乱状态与五神的关系

中医心理紊乱状态体系是适应新的社会疾病而产生的，是阶段性的一种稳态，这种状态包括时间和空间两种状态，当强烈而持久的情志变化超越了人体生理和心理适应能力，稳态遭到破坏后就形成了异于正常的心理、情绪、认知等心理信息内容，产生心理紊乱状态，从而导致疾病的发生。

中医心理紊乱状态是疾病的基础。患者心理长期处于一种紊乱状态，会影响机体的气机运行，气的升降出入失去平衡，导致气机失调。人是天地之气交感的产物，人体生命活动突出地表现为气机的升降出入，"升降出入，无器不有"(《素问·六微旨大论》)。气机运行有序则生命活动正常，反之则脏腑之间的功能紊乱不相协调，百病由生。气的升降出入功能正常与否，不仅影响着气的运动与代谢，同时也对血和津液等的运行、脏腑和经络的功能产生影响。气机紊乱，升降出入失去协调平衡的功能，则气、血、津液、脏腑和经络，均会因此而发生病变，产生多种病理变化，如化痰、化火、动风等，最终导致疾病的发生。

## （一）惊悸不安状态与五神

惊悸不安状态是由于患者先天禀赋差异或七情过激或衰老体弱等原因导致五神发生病理变化，而表现为神志异常，包括狂乱和不及两端；注意力不集中或健忘；对外界感知错误或行为的异常。临床上据患者不同的临床表现，分为心惊神乱、神用不及、心志减退、意的减退。心惊神乱，惊恐过度则伤心神，神不守宫，心神对志意失去统摄，机体各部分及五神得不到应有的协调和统领，则发生躯体和神志功能紊乱。神用不及，或素体虚弱，或机体过于疲劳，或个人过度关注自我，或因能量过度消耗，经受惊悸时出现神志不用的状态。心志减退，或平素胆怯，或消耗过度，或体质素虚，暴受惊恐等负性生活事件时，承受力弱，处于心志减退的状态。意的减退，或情绪不稳定，或素来内向，或素体虚弱，或脾功能减弱，惊悸诱发或加重其心神不及，出现意的减退状态。

## （二）郁闷不舒状态与五神

郁闷不舒状态属郁证情志类狭义范畴，是指患者自觉心情压抑不舒畅，不能痛快表达自己情感的一种状态，持续时间长，有一定的稳定性，并且心理活动内容有别于常态。五神与郁闷不舒状态的发生、发展具有相关性。郁闷不舒状态是由于患者先天禀赋差异、七情过激或衰老体弱等原因导致五神要素之间的协同关系出现失衡，发生病理变化，而表现为神志的紊乱，导致"神伤气急"。《灵枢·本神》云："心，怵惕思虑则伤神，神伤则恐惧自失；脾，愁忧而不解则伤意。"思虑过度，心阳不振，使人精神不济，思维迟缓，精神恍惚，心情压抑不舒畅，对周围事物丧失兴趣，处于神伤气急的状态。

## （三）思虑过度状态与五神

思虑过度指过度地苦思冥想、凝神敛志的过程。适当的思虑、思考是人类生活工作所必要的，但是一旦超过了一定的生理限度，过度思虑维持一定的时间就是思虑过度状态，就会对机体产生伤害导致疾病的发生。《医醇賸义·思伤》："思虑太过，心烦意乱，食少神疲，四肢倦怠。"心藏神，脾主思；心主神明，脾主运化，若思虑太过，心主神明的生理功能异常，则可出现"心烦意乱、神疲"等精神意识思维的异常。临床发现大部分思虑过度患者都存在不同程度的心理紊乱状态，都存在心理状态层面上的问题：过度的思虑不仅能通过影响脏腑生理及气血功能，导致躯体化障碍，而且会进一步影响患者心理，产生不同的心理疾病，如抑郁症或焦虑症，这种心理疾病反过来又会加重思虑的程度，形成恶性循环。

## （四）精神萎靡状态与五神

精神萎靡状态是指患者精神状态疲惫，表情淡漠，少言寡笑，对外界事物漠不关心，反应迟钝，目视茫茫，是轻度失神的表现。临床上据患者不同的临床表现，分为神用不及、神用烦乱、魂魄不安、魂魄相离、志意不定五大神志组群。

"神用不及"，神气不足，精力透支，做事提不起精神，瞻前顾后缺乏信心，注意力不集中，思维迟钝，闷闷不乐等。"神用烦乱"，体内阳气郁结，运行不畅，郁而化火，虚热内扰心神或痰饮、湿浊、瘀血有形实邪阻于血脉，蒙蔽心神或火热之邪灼伤津血，津血不足使心神失养。"魂魄不安"，《金匮要略》中有关于癫狂"邪哭使魂魄不安者，血气少也……阴气衰者为癫，阳气衰者为狂"的描述。血自有"奉心化赤"而后藏于肝之说，血气少者则心气虚，肝藏血不足则不能藏魂安魄，使得魂魄妄行，精神离散出现痴呆，反应迟钝等，或表现为夜晚睡眠障碍、多梦，白天精神恍惚，心烦意乱。"魂魄相离"，《朱子语类·鬼神》曰："魂神而魄灵，魂阳而魄阴，魂动而魄静。"《黄庭经讲义》曰："魄阴主藏受，故魄能记忆在内。魂阳主运用，故魂能动作发挥，二物本不相离。"魂魄者，一阴一阳，一动一静，一为使一为用，相守不相离，魂魄毕俱乃成为人。精气内伤，使阴火亢盛，阳气不能入于阴分，则出现睡眠不安，梦境纷纭，梦寐恍惚，变幻游行等。"志意不定"，过度的思虑不仅可以伤心脾，亦可以使意伤，如《灵枢·大惑论》所言："神劳则魂魄散，志意乱。"意伤则惋乱，出现心烦乱、善忘、记忆力减退、四肢运动不灵活等症状，志不定则出现精神迷惑、失去理智，近事记忆力下降，健忘、言语错乱、精神恍惚、闷闷不乐明显的精神症状。

### （五）烦躁焦虑状态与五神

"烦躁焦虑状态"是一种心理状态的紊乱，是指患者心境不良，自觉心中烦闷不舒、情绪不安，事事不如意，急躁易怒，甚至出现行为举止躁动不宁、焦虑不安的一种证候。《三因极一病证方论》指出："外热曰躁，内热曰烦。"《医学统旨》所谓"虚烦者，心中扰乱郁郁而不宁"，其甚者则"神志躁动"。情绪表现为心中扰乱，郁郁不宁而烦躁易怒，在焦躁的心理情绪之下，患者躯体行为表现出不安宁，肢体躁扰，反复颠倒，懊侬烦心。《金匮要略》曰："邪哭使魂魄不安者，血气少也。"烦躁过度，反复思虑，心脾两虚，气血虚损，心气浮躁而心神不稳，故出现烦躁。

# 第六节　中医五神与神志病的关系

## 一、神志病的概念

神志病是临床常见的一类病证，"神"指狭义之神，即精神、意识、思维活动，"志"指情感活动，神志病则是指在社会、心理、生理等多种因素下，人体脏腑功能失调，大脑机能发生紊乱，引起认知、情感、行为和意志等精神活动障碍的疾病，属于中医脑病学的范畴。常见的神志病有癫、狂、痴呆、健忘、脏躁等。

《灵枢·本神》曰："故生之来谓之精，两精相搏谓之神，随神往来者谓之魂；并精而出入者谓之魄；所以任物者谓之心；心有所忆谓之意；意之所存谓之志；因志而存变谓之思；因思而远慕谓之虑；因虑而处物谓之智。"说明神志活动是以精为物质基础，神、魂、魄、意、志均参与了人的认知、意识、思维、记忆等正常的精神行为活动，神、魂、魄、意、志等精神意识思维活动藏于五脏，"精"是其产生的物质基础。"所以任物者谓之心"是人认知、感知外界事物的核心，如肝魂（目）、肺魄（鼻、皮肤）等传递的视觉、知觉、嗅觉信息等，均由心神汇总。神志活动是神魂魄意志所参与的感知、认知、意识、思维、判断、存储等高级系列的神识活动的简称。

## 二、五神与神志病的病理联系

《素问·灵兰秘典论》云："心神总统魂魄，并赅意志。"说明"神"为五神之长，统率诸神，是最高级的主宰。魂魄生而有之，具有先天性、内在性和自然性，其活动内容并未受到精神、意识、社会、文化的影响，因而属于无意识的本能活动；志意是在魂魄基础上形成的功能活动，具有后天性、社会性、外向性和精神性，它以语言、人际交往、社会适应等为主要内容，因而属于高级完善的精神意识心理活动。志意具有御精神、收魂魄、和喜怒等多种功能，《灵枢·本脏》云："志意和，则精神专直，魂魄不散，悔怒不起，五脏不受邪矣。"说明志意可以驾驭控制其他心理活动或动作行为过程。由此可见，五神功能活动具有明显的有序性，人类的精神行为活动是在"神"的统摄下，通过魂魄感知外界事物，形成初步的感知和判断，再通过意志的支配和调节作用，加以分析，经过思维做出决策，由魂将指令传于魄，形成综合的情绪、动作反应，它是五神协同作用的结果。因此，五神中的任一要素发生改变都会导致相应的病理改变。

**1. 神伤**　可以有神强、神弱、神乱的不同病理变化。神强表现为"狂""乱""恐惧"等神智失常、精神错乱的症状，《素问·调经论》所谓"神有余则笑不休，神不足则悲"；神弱则表现为健忘、失眠、多梦、易悲伤；神乱表现为神失去了"任物"的作用，丧失了对魂的控制，魂魄便失和、相离而游荡，常产生形骸行为的异常，如"目者心之使也，心者神之舍也，故神分精乱而不传，卒然见非常之处，精神魂魄散不相得，故曰惑"（《黄帝内经太素》），最终魂飞魄散，志意失谐，形神相离，人体归于消亡。

**2. 魂伤**　可以有魂离、魂弱、魂乱的不同病理变化。魂离表现为机体自律性的生理活动减退，表现出精神、行为，尤其是思维想象、情感与外界交流并反馈回机体的活动能力发用不力，如精神恍惚不清、言行举止异常、四肢躁扰不安；魂弱表现为虚怯易惊；魂乱表现为嗜睡、多梦、睡眠不安稳等，《素问·诊要经终论》曰："肝藏魂，肝气受伤则神魂散乱，故令人欲卧不能眠，或眠而有见，谓怪异等物也。"张景岳言："魂之为言，如梦寐恍惚、变幻游行之境皆是也。"

**3. 魄伤**　可以有魄亢、魄弱、魄乱、魄离的不同病理变化。魄亢表现为感觉、运动和反射等本能活动驭收不力，表现为对外界感知错误，动作多；魄弱表现为视物昏花、听力下降、记忆力下降、感觉迟钝、动作迟缓、反应不灵等；魄乱表现为睡眠不安稳、多噩梦、莫名的哭泣；魄离表现为易说错话等，《灵枢·天年》曰："八十岁，肺气虚，魄离，故言善误。"

**4. 意伤**　可以有意亢、意弱的不同病理变化。意亢表现为多语、喧闹、多虑；意弱表现为精神行为、记忆的维持不稳定和注意力不集中、郁闷忧愁、头昏烦闷、四肢无力等症状，《灵枢·本神》曰："意伤则悗乱，四肢不举。"

**5. 志伤**　可以有志亢、志弱的不同病理变化。其中志亢表现为言语错乱、精神恍惚；志弱表现为健忘、易受惊、沉默寡言、不愿与人交往，《灵枢·本神》曰："志伤则喜忘其前言。"

# 第七节　中医五神与情志病的关系

## 一、情志病的概念

情志是指七情（喜、怒、忧、思、悲、恐、惊）和五志（喜、怒、忧、思、恐），它是人体对客观外界事物和现象所作出的情感反应，属于人体正常的精神活动。突然的、强烈的、持久的刺激超过人体本身生理活动的调节范围，才会造成疾病。中医学认为，情志源于五脏，情志活动由脏腑精气应答外在环境因素的作用所产生，脏腑精气是情志活动产生的内在生理学基础。有了脏精所化的五脏"神气"，才产生情志活动，即五神内藏于五脏，五神脏化生情志。当内外刺激因素突然、强烈或长期持久作用于人体，就会导致情志失度，形成"情志病"。情志致病学说是中医病因学理论体系中"三因学说"的重要组成部分，情志致病是诸多心身疾病和隐性病理状态能够形成和维持的重要原因。

## 二、五神与情志病的病理联系

人类的情志是精神意识活动的外部表现，情志活动是建立在五神正常生理活动基础之上的。五神乃情志之本，当人体遭受过外界言语或情景等刺激时，其直接作用点是在魂与魄，魂魄接受刺激后上传心神，心主神明经过分析做出相应的反应，经由神、志、意潜意识下的甄别反映到情感层面则会出现喜、怒、忧、悲、思、恐、惊等情绪外露，西医学的神经反射弧与此反应系统极为相似。

中医认为情志的产生是以五脏的精气为物质基础的。《素问·阴阳应象大论》云："人有五脏化五气，以生喜怒悲忧恐。"情志内应五脏，"肝在志为怒，心在志为喜，脾在志为思，肺在志为忧，肾在志为恐"，若五脏精气充足，则七情五志动而有节；五脏精气不足或有余，则阴阳平衡失调，进一步导致情志失调。而不同的情志变化又可伤及不同的脏腑，产生不同的病理变化，"怒伤肝、思伤脾、喜伤心、悲伤肺、恐伤肾"。但总的来说，情志致病是使脏腑间的平衡协调关系受到破坏，使整个人体代谢功能发生异常，而导致各种疾病的发生。例如随着社会加压增大而发病越来越多的心身疾病。心身疾病，是指由心理因素起主导作用而引起的躯体疾病。心身疾病往往以躯体患病为主述，疾病发生与心理因素相关，诱因多为情志刺激，但其根源来源于五神。情志异常是诸多心身疾病和隐性病理状态形成和维持的重要因素，情志产生源于在内的五神，是五神功能活动反应于外的表现。反过来，情志过极或持续时间过长，会直接伤及五神，长时间的五神紊乱失于纠正，超过人体自身调节能力，就会导致人体气机失调、五脏失和，进而产生多种病理变化，如生痰瘀、动风化火、阻滞经络等，最终出功能态的紊乱进展为结构态的损害，产生心身疾病。

**1. 神与情志病的关系**　情志为病最易伤心神。心藏神，心具有主宰脏腑形体官窍等一切生理活动和精神意识思维活动的功能。明代医家张介宾在《类经》中指出："心为脏腑之主，而总统魂魄……此所以五志唯心所使也。"又说："情志之伤，虽五脏各有所属，然求其所由，则无不从心而发。"情志异常首先伤及心神，心神一乱，则五脏六腑皆乱。《素问·阴阳应象大论》曰："在脏为心，在志为喜。"指出心的生理功能与情志之喜关系密切。《素问·举痛论》曰："喜则气和志达，营卫通利。"可见喜乐愉悦则会气血调和，营卫通利，产生良好的生理效应，有益于心主血脉的功能。同时《灵枢·本神》认为"喜乐者，神惮散而不藏""神有余则笑不休，神不足则悲"。可见喜乐过度可使心神受伤，神亢易喜，过喜则伤心，使心气缓散不收，精神散乱不聚，则心神不宁，神志恍惚，甚则语无伦次、举止失常，例如范进中举的故事，正是因为大喜过望才使得心神涣散造成狂证。

**2. 魂与情志病的关系**　魂是一种高级的精神活动，是随心神活动所做的思维意识活动，思维意识活动需要依靠血液来供养，魂为阳气，藏于肝，由肝所藏之血濡养，与肝脏的物质构成、生理功能及其运动规律息息相关。《灵枢·本神》云"肝悲哀动中则伤魂"，又云"随神往来谓之魂"，说明肝气遏郁，肝木失其条达之性则伤魂。

《类经·藏象类》曰："肝藏魂，悲哀过甚则伤魂，魂伤则为狂为忘而不精明，精明失则邪妄不正，其人当阴缩挛筋。两胁骨不举者，皆肝经之败也。"如若肝之精血不足，则不能涵养怒志；肝阴不足，肝阳上亢，则稍有刺激，即易发怒。魂亢，则易大怒，大怒伤肝，致使肝气疏泄，气机逆乱，可见精神抑郁、心烦易怒、头痛、胁腹胀痛等，甚则暴厥、发狂等。

**3. 魄与情志病的关系**　魄主司精神活动的感觉和支配动作功能。肺藏魄，《内经》中肺志有二说，一说肺在志为忧，一说肺在志为悲。忧与悲皆由肺气、肺精而化生，是其在情志方面的表现形式。肺在志为忧或悲，是指肺的生理功能与情志之忧关系密切。《左传注疏》云："附形之灵曰魄，附形之灵者，谓初生之时，耳目心识，手足运动，啼哭为声，此魄之灵也。"指出"魄"是与生俱来的、低级的、先天的、本能的反应和动作，比如婴儿出生后不学即会的吮乳、啼哭嬉笑、耳听目视、消化排泄、心跳呼吸、皮肤感觉等，属于初级的反射。《灵枢·本神》曰："肺藏气，气舍魄。"说明魄与肺密切相关。肺主皮毛、司呼吸、主一身之气，均与"魄"司啼哭、主感觉、主本能反应动作相一致。"魄"的健全依赖于肺气的充盈，"魄"全则与之相对应的各项生命活动、脏腑功能就会正常进行，伤魄则易致肺精、肺气损伤，使肺之宣发肃降功能失调，易导致人产生忧悲的情志变化，导致气机闭塞不通，可见纳差、气短等，甚则郁闷不乐、善太息、心悸等症状。若肺精气亏虚，魄失于充养，则会导致无故悲伤，哭笑无常，喜怒无定，不能自控及静默不言，坐立不定等情志异常。

**4. 意与情志病的关系**  意有思维记忆之功能。脾藏意，脾在志为思，是指脾的生理功能与情志之思关系密切。"思则伤脾""思则气结"，思虑过度则会阻碍脾气的运化功能，导致脾胃功能失调，脾气不升，胃气不降，久而气结。《灵枢·本神》曰："脾忧愁而不解则伤意。脾主中气，中气受抑则生意不伸，故郁而为忧。是心肺脾肝四脏皆能病忧也。"思则伤脾，脾所主之中气升降失常，阻碍意之功能发挥，意伤则生郁闷忧愁，累及心肺脾肝，导致气结不散，心血受损，肺气消耗，神气耗散，易致心悸、怔忡、失眠、健忘等症状。

**5. 志与情志病的关系**  志为志向、记忆和情志，属精神活动。肾藏志，肾在志为恐，是指肾的生理功能与情志之恐关系密切。恐使精气沉降，不能正常布散，从而伤肾。"肾藏志，志定则足以御肾精，御心神，使不得妄动；志定则足以收肝魂，收肺魄，使不得妄越"（《医经经意·下卷》），意即肾中精气充盈与否、肾志强弱与否，与人的毅力、坚韧性和意志坚定与否及动作行为的自觉与调控有关，人的意志如能支配情感，就不会发生越轨的行为；人的意志不能支配情感，就可能发生不轨的行为。志伤则易损伤肾精，肾气虚而不固，可见怵惕不安，出现幻听、阳痿、遗精，甚则虚脱等症状。


# 第八节  中医五神与"治未病"思想


"治未病"思想最早源自《素问·四气调神大论》中"上工治未病，不治已病，此之谓也"。其中，"治"为治理管理的意思。"治未病"即采取相应的措施，防止疾病的发生发展。在中医学中主要是指未病先防、既病防变和瘥后防复。《素问·上古天真论》曰："夫上古圣人之教下也，皆谓之虚邪贼风，避之有时，恬惔虚无，真气从之，精神内守，病安从来。"这是古人对治未病的最高认识，它对于养生保健、防病治病有着重要的指导作用，对中医学的防治实践有重大的意义。

中医"五神"体系属于自然界的普遍原理，与万事万物之理相通，故其涉及的领域非常之多。当人们发现它与如此多的疾病发生演化有着密不可分的关系，不禁想到中医"五神"学说在疾病防治方面的巨大潜力。根据健康与疾病的关系可以将人体的状态分为健康无病态、欲病未病态和疾病状态。其中，健康无病态表现为结构、功能和心理三方面的俱佳且三者关系和谐；欲病未病态是指机体功能和心理已经出现持续一段时间的异常和失衡，但尚未出现大的结构破坏和紊乱；疾病状态表现为在功能和心理紊乱的基础上，机体结构和心理的紊乱破坏。

疾病不是一蹴而就的，它是一个从无到有的过程，是随着时间推移而不断发生变化的一个动态演变过程，而不是仅存在一个明显时间节点的变化。它存在着体质、个性、病因、病机、病机衍化及西医疾病等多个环节，而且不仅仅局限于器官、组织、分子层面的形体改变，心理状态的改变也是其形成的关键环节，因此"疾病过程论"这一概念被提出。而本书着重讨论的精神心理行为性疾病的过程就是以"五神"为个性、体质的基础，外界刺激为诱因，心理紊乱状态为疾病萌芽，经络功能紊乱为病机形成，脏腑气血失和是病机演化，表现在外即西医疾病。

探究疾病发生的潜在根源，剖析疾病萌芽、发展、传变及转归过程的各个环节，分别采取相应举措来遏制这一过程的进展，即可以达到"治未病"的目的。其中，中医治疗疾病的最高境界便是"未病先防"，即通过抓住疾病萌芽及之前的这一主要责任环节，将疾病的防治关口前移，积极采取针灸、按摩、导引及相应汤剂因势利导，将病邪扼杀于萌芽，这一环节也是未来中医预防医学的着眼点。治疗时若能够作用于疾病过程的初始环节是最好的选择，但是病人就诊时所处的状态会是疾病过程的任一环节，所以要因人而异，不可一概而论。

首先，最理想的靶点是"五神"要素，因为它们形成了不同的个性、体质，而人的生理和心理是非常独特的，会对特定的病因具有易感性和疾病易患性，特定的个性会导致相应躯体性疾病的产生。故调治"五神"，移情易性是为首要。因此，人应当做到顺应自然万物的发展规律，调节自己的精神情志及饮食起居。如《素问·四气调神大论》曰："故阴阳四时者，万物之终始也，死生之本也，逆之则灾害生，从之则苛疾不起，是谓得道。"春季万物萌发，做到"以使志生，生而勿杀，予而勿夺，赏而勿罚"，即保持精神愉快，胸怀开畅，多施少夺，多奖少惩；夏季万物繁茂，做到"使志勿怒，使华英成秀，使气得泄，若所爱在外"，即保持情志愉快，勿发怒，使气机宣畅，通泄自如，精神外向，保持对外界事物的兴趣；秋季万物成熟收敛，做到"使志安宁，以缓秋刑，收敛神气，使秋气平，无外其志"即应保持神志的安宁，敛神气不使神思外驰；冬季万物蛰藏，应"使志若伏若匿，若有私意，若已有得"，即不轻易地扰动阳气，妄事操劳，使神志潜藏于内，安静自若，严守不外泄。四时阴阳的变化，是万物生命的根本，顺从了生命发展的根本规律，才能精神内守，降低疾病易感性，养生防病。如果不能领悟此中奥妙，仅在人感受邪气后，发现邪气作为一个隐匿因素——"伏邪"潜伏人体内，但没有立刻发病，通过影响机体的气、血、津液，最终导致人体一系列的功能失常，那么在疾病发生之前扶助正气，祛除"伏邪"，阻止疾病发生。这两种情况皆属于"未病先防"。

若疾病已成，此时则需做到在病机及其衍化之时进行干预治疗。此时除调摄精神情志及饮食起居外，需得纠正五神偏颇及心理紊乱状态，畅达气机血行，使出现异常的脏腑经络功能恢复至正常状态。此外，人是一个有机整体，五神各要素功能系统紧密相连，五脏六腑功能相互影响，一方受损则必将牵连其他，故还需根据疾病特点及患者个性体质，判断疾病进一步的发展态势，"先安未受邪之地"，截断疾病的发展，做到"既病防变"。疾病痊愈后，也不可放松警惕，应当着眼于患者五神特性，针对疾病的易患性调理患者体质，规避疾病危险因素，保持良好的精神心理状态，使机体处于积极健康的状态，防止疾病复发。

# 第6章
# 中医五神的四诊要点

　　中医诊病，主要有望、闻、问、切四种方法，简称为"四诊"。中医诊断理论认为，人体"有诸内者，必形诸外"，疾病的诊断是一个认识的过程，通过四诊来"视其外应，以知其内脏，则知所病矣"。因此望、闻、问、切四诊，是认证识病的主要方法。医者通过这四种诊断方法，诊察疾病表现在各个方面的症状，就可以了解疾病的病因、性质和它们的内在联系，从而为进一步的辨证论治提供依据。因此，在中医五神的诊断方面，四诊是诊察疾病、判断病种和鉴别证候的基础。中医四诊是从不同角度来检查病情和收集临床资料的突破口。通过详细收集患者的信息，对复杂多变的五神类疾病进行分析、综合、四诊合参，充分认清疾病，在确诊疾病的基础上进行辨证论治，最终了解病人的五神情志变化，探察其不同的心理活动，从而进行调控疏泄等心理治疗，往往事半功倍。

　　分而述之，望诊是对患者全身或局部进行有目的地观察以了解病情，测知脏腑病变；闻诊是通过听声音、嗅气味以辨别患者内在的病情；问诊是通过对患者或陪诊者的询问以了解病情及有关情况；切诊是诊察患者的脉候和身体其他部位，以测知体内、体外一切变化的情况。中医诊病讲究四诊合参，不能以偏概全，同时在症状、体征与病史的收集时，注意准确审察，这一原则在中医五神疾病诊断中尤为重要。此外，中医诊病是一个司外而揣内的过程，中医五神的四诊就是通过外部表象来深入挖掘隐藏在表象后面的心理精神因素。

中医"五神"理论认为，疾病的发病过程为五神（本能）—情志反应—心理状态—脏腑气血功能失调—疾病。不同的人对同一特定事件会产生不同的、带有明显个体差异的心理映射。在疾病的发展过程中个性与心理应激起着非常重要的作用，决定疾病的发展方向，所以本章重在讨论在中医四诊的基础上，运用中医五神理论，准确定位疾病所处的发展阶段，并且把握患者的个性及心理精神状态，也就是所谓的"神"，才能做出最准确的临床诊断。

## 一、望诊

中医五神望诊的要点主要包括观察人的神、色、形、态，神、色、形、态对中医五神类疾病有着重要的参考价值，尤其是舌象和脉象反映内脏病变较为准确，实用价值较高。通过望诊特别是望面色表情、眼睛动态、舌的神态等，对于诊断出患者形体心理精神的异常状态有重要的参考价值。

中医五神的望诊最主要的是通过观察病人的神色形态来了解疾病的性质。神色形态是人体内部脏器活动的外在表现，即所谓"有诸内者，必形诸外"。其中"神"是人体生命活动总的外在表现，又指精神意志活动，故一个人的喜怒哀乐等心理活动都能从面部表情，甚至举手投足间反映出来。《灵枢·本脏》中"视其外应，以知其内脏，则知所病矣"，提示望诊可为中医五神的辨证论治提供重要的依据。如《素问·脉要精微论》一书中的"头仰视深，精神将夺矣"，《灵枢·五乱》一书中的"气乱于心，则烦心密嘿，俯首静伏"，《素问·脉要精微论》一书中的"衣被不敛，言语善恶不避亲疏者，此神明之乱也"，《灵枢·本神》一书中的"心气虚则悲，实则笑不休""肝气虚则恐，实则怒"，这些都可以体现出望诊是中医五神诊断时的重要手段。

## （一）望神

望神就是观察人体生命活动的外在表现，即观察人的精神状态和机能状态。中医认为，形即形体；"神"是机体生命活动的体现，健康的标准是"形神合一"；强调对"神"的深刻理解和关注，辨证论治是调神守形的过程；重视经过辨证论治后"神"的变化，是中医五神辨证体系的最大特点，体现出中医五神辨证体系的特色和优势。因此，望神是中医五神辨证中最重要的一个环节。

望神的内容包括得神、失神、假神，此外神气不足、神志异常等也应属于望神的内容。这些与五神理论中神要素的异常有着密切联系。其中得神又称有神，是精充、气足、神旺的表现；在五神类疾病的诊断中，神过于充足就会造成神亢，如神有余则笑不休。神气不足是轻度失神的表现，它介于有神和无神之间，即五神理论中的神不足，神不足的主要临床表现是精神不振，健忘困倦，声低懒言，怠惰乏力，动作迟缓等。神志异常也是失神的一种表现，即五神理论中的神乱，出现精神狂乱等症状，一般包括烦躁不安，以及癫病、狂病等。

望神尤应重视眼神的变化，以两目的神为主，因为"目者，五脏六腑之精也，营卫魂魄之所长营也，神气之所生也……目者，心之使也。心者，神之舍也"（《灵枢·大惑论》）。清代杨西山《弄丸心法》曰："人之两目，神之门户。"故观察两目之功能活动正常与否，可测知全身脏腑精气的盛衰。古代医家认为，观察五轮的变化，可以诊察相应脏腑的疾病，以目诊而知脏腑的整体观，就是目诊全息理论的完美体现。

在临床上可以发现，凡两目黑白分明，炯炯有神，运动灵活，视物清晰者为有神，提示脏腑精气充足。凡两目晦暗呆滞，毫无神采，运动不灵，视物模糊，或浮光暴露者为无神，是脏腑精气虚衰之征兆。大部分神志异常的病人都会出现眼神的改变，因为目系通于脑，目的活动直接受心神支配，故眼神也是心神的外在反映。如眼神的呆滞、无神多为神不足的表现；眼神躲闪不敢正视、目光闪动恍惚多为魂用不及的表现；眼神空洞、躲避表明患者的性格胆小怯弱；神魂散亡者，就会出现目盲。

## （二）望面色

望色就是医者观察患者面部颜色与光泽的一种望诊方法。颜色就是色调变化，光泽则是明度变化。古人把颜色分为五种，即青、赤、黄、白、黑，称为五色诊。中医诊断疾病时将人类的面色分为常色和病色。常色是人在正常生理状态时的面部色泽。正常人面色的特点为光明润泽，含蓄而不显露，看起来似以缟裹之，这是神气充足的重要表现之一，提示气血津液充足，脏腑功能正常。病色是指人体在疾病状态时的面部颜色与光泽，可以认为除上述常色之外，其他一切反常的颜色都属病色，病色是神异常的突出表现。

古籍中，有许多关于望面色来诊断病人行为、心理、精神异常疾病的记载，如林之瀚在《四诊抉微》中指出："有悲愁不乐，则色白。"验之于临床，常见悲哀忧愁过度，心事重重的患者，面部见苍白。清代汪宏《望诊遵经》中曰："思则气结于脾，故睑定而色黄以涩。"《先哲医话》："有面色萎黄，肌肤干枯如老鸢，眼多眵泪，鼻流清涕，气逆心烦，胸中怫郁。"《妇人大全良方》："妇人骨蒸劳，四肢无力，每至夜间既热，两颊红色，食饮不下，心神烦躁。"望面色可作为中医五神诊断的依据之一，因为情志的变化可以反映于头面，皮肤的颜色亦可以反映不同脏腑功能异常或五神偏颇，如魂机惑乱的病人常见面色晦暗，时常皱眉，而魂用不及的病人常见面色苍白或萎黄。

人的面色、表情包含了非常丰富的人体行为信息，能够反映人类内心世界，是人类情绪的一种表现形式。人们可以通过表情准确、充分而微妙地表达自己的思想感情，也可以通过对方的表情来辨别对方的心理活动。现代精神病学也常常通过面色、表情来判断疾病类型。如焦虑或抑郁的患者常常有愁眉苦脸的表情；器质性痴呆的患者常有自得其乐的表情；躁狂症多表现为神采飞扬的表情；精神药物引起的反应（帕金森综合征）多有表情呆板（假面具样面容）。

## （三）望形态

望形态就是指通过观察病人的形体和姿态的情况来诊断病情，分为望形体和望姿态两个部分。望形体就是望人体的宏观外貌，包括身体的强弱胖瘦、体型特征、躯干四肢、皮肉筋骨等。人的形体组织内合五脏，故望形体可以测知内脏精气的盛衰。望姿态，主要是观察病人的动静姿态、异常动作及与疾病有关的体位变化。某些特殊的姿态往往就可以提示五神中某些要素出现了异常，如神魂不安的病人会出现睑、面、唇、指（趾）不时颤动，手足躁动，不得卧，又如神不足的患者，多形体消瘦，皮色黯淡无光。

中医古籍中有许多关于通过望形态来诊断疾病的描述，在望形体方面，病人出现肌肉消瘦，《灵枢·本神》云："心怵惕思虑则伤神，神伤则恐惧自失，破䐃脱肉，毛悴色夭。"《临证指南医案》又云："神伤思虑则肉脱，意伤忧愁则肢废，皆痿症也。"在望形态方面，病人出现眩晕欲扑的症状，在《灵素节注类编·卷五》中记载："邪受心包络，其气有余则笑，不足则悲；而心中痛者，以心主血脉，血脉郁结也；脉结气不通，则心火亢逆，而神不能主持，故时目眩而仆。"同样在《黄帝内经灵枢集注·卷三》中也有记载："喜为心志，心气病则虚，故喜悲。神气伤，故时眩仆。视有余不足，而调其输也。"同样是眩晕欲扑，但是病因不同，一个为神亢，一个为神弱，故在中医五神类疾病的诊断时，一定要把握住疾病的本质特征，能够从病人的外在表现中把握疾病的本质原因，这也是诊断疾病的本质所在。

通过望形态可以推知机体内部的病理变化，包括行为心理精神异常的疾病。这是因为人体以五脏为中心，五脏分别对应五神，外与五体（皮毛、肌肉、血脉、筋腱、骨骼）有着密切的生理联系，即肺合皮毛，脾主肌肉，心主血脉，肝主筋，肾主骨。五体赖五脏精气的充养，五脏精气的盛衰和功能的强弱又可通过五体反映于外，形体的强弱与内脏功能的盛衰相统一，内盛则外强，内衰则外弱。故观察病人形体的强弱胖瘦和不同的表现，可以了解内部的病理变化，所以望形体也是中医五神类疾病望诊的一个重要环节。

中医五神学说强调的就是形神合一，因此通过形态改变来认识神的改变是其诊断的重要内容之一。《灵枢·阴阳二十五人》详细论述了五形人的体貌特征及性情体质的关系。"木形之人，比于上角，似于苍帝。其为人苍色，小头，长面，大肩背，直身，小手足，好有才，劳心，少力，多忧劳于事。能春夏不能秋冬，感而病生。火形之人，比于上徵，似于赤帝。其为人赤色，脱面，小头，好肩背髀腹，小手足，行安地，疾心，行摇，肩背肉满。有气轻财，少信，多虑，见事明，好颜，急心，不寿暴死。能春夏不能秋冬，秋冬感而病生……"五形人是通过人的形体特征和肢体动作等来认识人内在的心理精神状态的一种方法，如属于木形的人，他的头一般比较小，肩背比较大，爱操心。

所以通过对五形人的描述，就可以清楚地看到望形态是中医五神类疾病诊断的重要手段。

在临床上，形体和姿态反映患者心境的症状特别多。如人在紧张、恐惧的时候，全身肌肉绷紧，肩部上提。西医学中也常常运用形态来推测患者的疾病种类。如抑郁症患者常低垂着头、眼睛呆呆地看着地板；激越性焦虑患者则表现为坐立不安、不得安稳、毫无目的地摸东碰西；躁狂症患者表现为活跃多动、爱管闲事；迟发性多动症患者有口面部不自主的动作。心理精神异常的患者在待人接物的表现上也具有不同的特点。如躁狂症患者与人初次见面就好像非常熟悉一样，痴呆患者在与人交谈时可无动于衷，漠不关心。这些都表明患者的形体和姿态可以反映疾病的类型，为医生更好地去认识患者的精神心理状态提供了有力的客观依据。

### （四）望头颈五官九窍

头为精明之府，元神所居之处；肾之华在发，发为血之余；头又为诸阳之会，手足三阳经及督脉等皆上行于头面，足厥阴肝经及任脉等阴经亦上达于头。全身脏腑气血皆上注于头面而荣养之，故望头部的情况，可以诊察全身脏腑精气的盛衰。望头部主要是了解脑、肾的病变及气血的盛衰，进而了解患者的五神改变。如病人出现头摇不能自主者，多为神伤。又如患者出现低头沉默不语，多为神不足的临床表现。也可以通过对面色的观察来认识人体五神的状态，如《望诊遵经·卷上·赤色主病》："五色不华者，魂之损也。"又比如意伤者，多出现头昏烦闷，头脑不清醒。

头颈五官九窍，望诊内容颇多，尤其要重视眼睛的望诊。望目最主要是望目神，凡视物清楚，神光充沛者，是眼有神；若白睛混浊，黑睛晦滞，失却精彩，浮光暴露，是眼无神。五轮诊法是中医四诊中较为独特的诊法，中医学认为目为肝之窍，心之使，五脏六腑之精气皆上注于目，故目与五脏六腑皆有联系，与心、肝、肾的关系更为密切，可反映脏腑精气的盛衰。因此，望目不仅是望神的重点，而且在诊察全身或局部病证方面也有重要的意义。古人将目之不同的部位分属五脏，称为"五轮学说"。此说最早源于《灵枢·大惑论》："精之窠为眼，骨之精为瞳子，筋之精为黑眼，血之精为络，其窠气之精为白眼，肌肉之精为约束……"后世医家据此归纳为五轮学说，根据眼睛不同部位的形色变化，来诊断五神中魂要素的变化。如目为魂之窍，魂变而发为眩及目暗；魂损而为面色不华；魂伤而为阴痿、目暗、胁痛、汗出等；魂魄受损，就会涉及筋骨肌肉、四肢百骸、五官九窍等各组织器官。五轮诊法将眼由外周向中心划分为肉轮、血轮、气轮、风轮与水轮，分别与脾、心、肺、肝、肾脏腑相应，而五脏藏五神，因此正确把握眼睛的望诊，运用脏腑五行学说，来说明各轮的生理功能、病理变化及其相互关系，以指导中医五神辨证。

"目之神"的判断是"望神"的重点，也是五神疾病诊断的重中之重。《灵枢·大惑论》提出："目者，五脏六腑之精也，营卫魂魄之所常营也，神气之所生也。"心主藏神，而"目为心之外使"，故望目之神可判断全身神气之存亡。脏腑功能正常，气血精微充足，才能目神充沛，发挥正常的生理功能。若脏腑衰败，经络受邪，阴阳失调，气血津液代谢紊乱则出现相应的目病。《望诊遵经》强调："凡观气色，当视精明。精明者，目也，五脏六腑之精也。"重视对目神的判断。望目之神可测知疾病的轻重，预知病势的盛衰。

### （五）望皮肤

皮肤为一身之表，内合于脏腑，卫气循行其间，脏腑气血亦通过经络而外荣于皮肤。因此在感受外邪或机体脏腑存在异常时，皆可引起皮肤发生异常改变而反映于外，心理情志的改变亦是如此，因此观察皮肤色泽形态的异常变化和表现于外的病证，可以诊察脏腑的虚实、气血的盛衰，以及患者心理情志改变等。临证望诊时，主要观察皮肤的色泽和形态的变化，皮肤的色泽也可以反映神志的变化，如人在激动的时候，往往会皮温增高，皮色潮红；皮肤的形态同样也可以反映神的改变，在紧张或者受到惊吓的时候，会出现高出于皮肤的粟粒状凸起、皮肤紧绷、皮肤弹性降低等状态。这些表现于皮肤的外在体征都可以作为五神疾病诊断的客观依据。人体本身的肤色也会反映个性特征，如木形之人，其皮肤颜色多为苍白色，性格多忧郁；火形之人，其皮肤颜色多为红色，性格多开朗等。因此通过皮肤的纹理、色泽、硬度、温度等发生的改变来探究患者"神"的改变，也是中医四诊"司外揣内"原则的重要体现。

### （六）望舌

舌诊，望诊重点内容之一，是通过观察舌的色泽、形态、位置、运动变化等来进行辅助诊断及鉴别的一个简单有效的途径。通过观察舌象，了解机体生理功能和心理变化，是中医特色诊法之一。

察舌成为临床提取中医五神之思虑体征的重要技能。古代文献都有大量记载，在《眼科阐微》中记载："口燥烦渴，舌上生疮。"说明心情急躁的患者口腔溃疡的发生率大大增加。《包氏喉证家宝》曰："紫舌胀证，属心火，内必烦躁闷乱。"通过舌紫胀这一外在表现，判断出患者心理状态。《吴鞠通医案》："烦躁不宁，畏风自汗，脉弦，舌苔白滑。"因此烦躁的患者亦出现舌苔白滑的特征。《重订通俗伤寒论》指出如果病人思虑过度可见舌质红而无苔，是由于忧思抑郁，阳气不能上升所致；如果病人精神持续萎靡就会出现舌干之象，《医学指要》说："口燥舌干，言语謇涩，神思昏愦，此肾气虚惫之症也。"

首先，望舌质最重要的是望舌神。舌神主要包括舌质的荣润和灵动两方面。察舌神之法，关键在于辨荣枯。荣者，荣润而有光彩，表现为舌的运动灵活，舌色红润，鲜明光泽，富有生气，是谓有神，虽病亦属善候。枯者，枯晦而无光彩，表现为舌的运动不灵，舌质干枯，晦暗无光，是谓无神，属凶险恶候。可见舌神之有无，反映了脏腑、气血、津液之盛衰，关系到疾病预后的吉凶。其次就是要观察舌态，即舌体运动时的状态。正常舌态是舌体活动灵敏，伸缩自如，如性格怯弱的病人在伸舌时，舌体颤抖，多伴有巍巍颤颤之态；魂体不足的病人伸舌动作缓慢，不敢伸出，而魂用过亢的病人伸舌动作快速。最后需要综合观察苔质的变化，舌苔的厚薄可知病情的深浅；舌苔的润燥可知津液的盈亏；舌苔的腐腻可知湿浊等情况；舌苔的剥落和有根、无根可知气阴的盛衰及病情的发展趋势等。

## 二、闻诊

闻诊是中医运用听觉和嗅觉，通过对病人发出的声音和体内的排泄物发出的各种气味的诊察来诊断疾病的方法。在中医五神的闻诊中，最主要的是关于病人声音的诊断。由于人体内发出的各种声音和气味均是在脏腑生理和病理活动中产生的。五声（呼、笑、歌、哭、呻）和五音（角、徵、宫、商、羽）及五臭（臊臭、焦臭、香臭、腥臭、腐臭）都与五脏相应，是五脏功能变化的反应，五脏分别与五神相对应，因而声音和气味的变化可反映出内在病变，某些特定的声音和气味也可以判断病人的情志变化，据此便可推断正邪盛衰和疾病的种类。

古籍中关于通过闻诊来诊断中医五神类疾病的记录很多，《古今图书集成·医部全录》云："五脏有声，而声有音。肝声呼，音应角，调而直，音声相应则无病，角乱则病在肝……脾声歌，音应宫，大而和，音声相应则无病，宫乱则病在脾……"从这里可以明确地认识到五音与五脏的疾病对应关系，通过五音的改变，就可以诊断出疾病所犯何脏。《灵枢·口问》云："忧思则心系急，心系急则气道约。"忧思的情绪会导致心系疾病，从而引起其他症状。《医宗金鉴·四诊心法要诀》云："喜心所感，忻散之声……哀心所感，悲嘶之声……"说明心情愉悦则容易有欢快之声，而心情悲伤之时，容易发出悲哀之声。《四诊抉微·卷之三·闻诊》中亦有关于独语的记载："独言独语，言谈无绪，心神他寄，思虑伤神，乃为心病。"这些都是关于通过闻诊来诊察患者心理特征的文献记录。

临床诊疗中，心情烦躁之病人则多言语，焦虑患者往往反复诉说自身不适诸症，正如《周易·系辞下》所说："燥人之辞多。"此外，烦躁焦虑者耗气伤津，燥伤娇脏，易致咳嗽，故在诊断时不要忽略咳嗽这一重要特征。当患者处于精神萎靡的状态时，声音多表现为低弱、语调低沉，这属于神弱的病理状态。"言为心声"，即语言异常多属心神的病变。一般来说，沉默寡言，语声低微，时断时续，独语错语者，是神魂不足之征；烦躁多言者，语声高亢有力者多，是神亢之征。又如怒时发声忿厉而急；悲哀则发声悲惨而断续；紧张或恐惧时声音多发抖等。某些因一时感情触动而发的声音，也属于正常范围，与疾病无关。中医五神的闻诊，更加注重于声音，通过气味来判断疾病较为少见。

## 三、问诊

问诊是医者通过询问患者或陪诊者，了解疾病的发生、发展、治疗经过、现在症状和其他与疾病有关的情况以诊察疾病的方法。张景岳认为问诊"乃诊治之要领，临证之首务"。《素问·三部九候论》中提道："必审问其所始病，与今之所方病，而后各切循其脉。"有关疾病的很多情况，如患者的自觉症状，既往健康或患病情况等，只有通过问诊才能了解。综观四诊所获征象，大多由问诊得来，因此问诊在疾病的诊察中具有极其重要的意义。

问诊在中医五神类疾病的诊断中尤为重要，由于五神致病原因主要为社会因素及生活因素，故在四诊中应尤其重视问诊，如《医原·问证求病论》所说："当问其人平昔有无宿疾，有无恚怒忧思。"有的病人情志变化因素明显，容易确认。但也有的病人对此类疾病稍有避讳或略有隐藏，若不详细询问很难掌握病情发生发展过程。因此，医生应在问诊中取得患者信任，从交流中获取病人的隐藏信息。此外，病人可能只有自觉症状，而无客观体征，问诊能提示病变的重点，有利于疾病的早期诊断。同时，通过问诊还可以了解病人的思维动态。问诊的内容主要包括一般项目、主诉和病史、现在症状等。

首先要问患者的一般情况，包括姓名、性别、年龄、民族、职业、婚否、籍贯、现单位、现住址等。询问一般情况，就要根据病人的回答确定主诉。主诉是患者就诊时陈述其感受最明显或最痛苦的主要症状及其持续的时间。主诉通常是患者就诊的主要原因，也是疾病的主要矛盾。准确把握主诉，对疾病的诊断有着重要的参考意义。

其次要询问现病史，现病史包括疾病（主诉所述的疾病）从起病之初到就诊时病情演变与诊察治疗的全部过程，以及就诊时的全部自觉症状。主要询问病人的起病情况、病情演变过程、诊察治疗过程和现在症状。现病史是整个疾病史的主要组成部分，了解现病史可以帮助医生分析病情，摸索疾病的规律，在确定诊断提供依据方面有着重要意义。

再次问患者的既往、生活、家族史。既往史包括既往健康状况，曾患过何种主要疾病（不包括主诉中所陈述的疾病），是否患过传染病，有无药物或其他过敏史。尤其要注意是否有药物的过敏史。生活史中的生活经历、习惯、工作情况等社会因素对病人的疾病都可能有一定的影响，分析这些情况可为辨证论治提供一定的依据。尤其是精神状态的变化，常常是引起某些情志病的原因。家族病史是指患者直系亲属或者血缘关系较近的旁系亲属的患病情况，主要询问是否有传染性疾病或遗传性疾病。

最后要询问病人的现在所处的疾病状态，就是指询问患者就诊时的全部症状和体征。问诊须做到详细而具体，因此中医有"十问"之说。在中医五神的诊断中，则需有所侧重，应重点要询问病人的睡眠、疼痛、汗出情况等。

问睡眠，应了解病人有无失眠或嗜睡，睡眠时间的长短、入睡难易、有梦无梦等。临床常见的睡眠失常有失眠、嗜睡。睡眠与人体卫气循行和阴阳盛衰有关。在正常情况下，卫气昼行于阳经，阳气盛，则人醒；夜行于阴经，阴气盛，则入睡。《类经》中提到夜卧则惊："肝痹者，夜卧则惊，多饮数小便，上为引如怀。"《类经·二十卷》中有关于多梦的记载："心虚则神不安而善梦。"这说明心气不足导致了神不安，最终导致失眠多梦。睡眠的时间和质量多与五神有关，现代研究发现，觉醒可以看作大脑正常工作的基本条件，而睡眠则是大脑为维持正常机能而产生的自律抑制状态。如果睡眠和觉醒关系失调，必然对人的心理和精神状态带来不良的影响。又如睡眠性格，是现代心理学中一个重要概念，一个人的睡眠形态可以暴露出的性格特点，研究发现，昼伏夜出的"夜猫子"比一般人暴露出更多的自恋和不诚实。又如性格上出现焦虑、偏执的人，大多数会出现入睡困难；易情绪精神紧张的人多数患有失眠疾病，故睡眠和性格也是有千丝万缕的联系。

问汗，汗是津液所化生的，体内津液经阳气蒸发从腠理外泄于肌表则为汗液。汗液是人体健康与否的一个重要参考物。发病时出汗也有两重性，一方面出汗可以排出致病的邪气，是机体抗邪的正常反应。另一方面汗为津液所生，过度地出汗会耗伤津液，导致阴阳失衡。情志的异常也可以引起某些病理性出汗，如《黄帝内经太素·卷第十六》中提道："疾走恐惧，汗出于肝。"疾走恐惧气盛伤魂反衰，故汗出于肝也。又如患者受到突然惊吓时，往往全身冷汗淋漓。所以汗液排泄的正常与否，和五神情志有着重要的关系。

问疼痛，主要问头面部有无疼痛和其他不适，如是否有头晕目眩等。疼痛性质较多，包括胀痛、刺痛、重痛、空痛和隐痛等。根据疼痛的性质，可以把握头痛的病因，明确外感和内伤。外感多由邪犯脑府，经络瘀滞不畅所致，属实。内伤多由脏腑虚弱，清阳不升，脑府失养，或肾精不足，髓海不充所致，属虚。此外，还需注意病人是否头晕，临床常见风火上扰头晕、阴虚阳亢头晕、心脾血虚头晕、中气不足头晕、肾精不足头晕和痰浊中阻头晕等。头部的症状与五神密切相关，古籍中也有脑主神明之说，所以问清楚头部的症状与五神疾病的诊断关系密切。

中医五神疾病的诊断，单单靠问诊是远远不够的，由于存在患者的心理防御能力高，在沟通时心理戒备大的情况，通过问诊所得到的信息不一定完全反映病人的心理状态。因此，在临床诊断时，一定要注意四诊合参，客观评价精神心理状态，务必做到治病求本。

## 四、切诊

切诊是中医四诊之一，包括脉诊和按诊。切诊是医者运用手指和指端的感觉，对病人体表某些部位进行触摸按压的检查方法。通过局部的按诊（如腹诊）或脉诊，以了解机体脏腑、经络、气血、精神、情志等变化的一种方法。尤其是脉诊对于诊断患者心理情绪状态具有其他三诊不具备的优势，因此脉象是判断患者心理状态的一个重要客观指标。

### （一）脉诊

脉象即脉动应指的形象，脉动是人体中客观存在的生理现象，是机体的信息集合体，是人体内"形与神俱"的双重信息源。脉诊能够表征人体的生理、病理和心理状态。脉象的多重性在于志、神、魂、魄、形等的多重反映，其涉及时间和空间的叠加等，关键在于心的觉知与识别。医者与患者的神、志、魂、魄、形处于相融态，医者不是将患者作为主观认识对象来诊察，而是医患神形融合状态的觉知。夫脉者，血之府，心藏脉，脉舍神。故神经系统的调控包括心脏、脉管等组织器官，人的心理情绪等也包含在血液中，是故中医五神与脉象是密不可分的。

中医认为，人类的脉象与心神活动有着密切的关系，医生通过脉象感知患者的心理活动。《灵枢·本神》提出了"脉舍神"之说。张景岳进一步解释说："善为脉者，贵在察神。"最终提出"得神者昌，失神者亡"的著名论断。脉舍神产生两方面的心理效应，一方而由于神寄舍于脉中，使脉中含蕴含精神思维意识的全部信息；另一方面由于不同精神意识寄舍脉中相互作用，使血脉产生种种精微变化，这两个方面最终导致种种心理脉象的形成。人体精神意识就是通过这样和脉象表现紧紧联系在一起。

临床上，每一位患者的脉象均包含两部分的脉象信息，一为形体脉象信息，二为心理脉象信息。其中形体脉象来源于疾病造成的病理信息，而心理脉象则反映人体心理活动和心理状态的变化，以及由此而形成的疾病发病机制，即病机。脉诊在躯体化障碍的诊治过程中具有举足轻重的作用，通过脉诊可以判断患者的心理经历，如性格外向之人脉多浮，性格内向之人脉多沉，平时容易忧愁思虑的患者表现为右手脉象的结滞感。

在诊治疾病中，切脉是必不可少的，而在心理疾病的诊治中，患者并没有表现出明显的躯体症状，涉及隐私问题时也并不情愿主动向医者诉说自己内心深处的想法，有些甚至并不知晓自己是心理疾病，或者迫使患者就医的首要原因是导致患者不适或者痛苦的某一症状，患者最关心的往往是这种症状给他们身心带来的痛苦，而忽略了症状背后的根本原因。现代心理学认为人的心理不可感知，而脉诊通过对脉象搏动信息的采集可以直接感知人的心理活动，因此，脉诊在诊治心理疾病中具有决定性的作用。而五神类疾病大多数与心理有关，所以脉诊是中医五神诊断中最重要的环节之一。

**1. 传统脉象研究** 传统脉象中寸关尺分别对应各个脏器，将脉象大体分为六大类，即浮、沉、虚、实、迟、数。每类分别有几个单独的脉象，某些脉象之间可以出现相兼脉，共同组成了传统脉象系统。传统脉象中，也有很多关于心理类脉象的记录。《素问·移精变气论》曰："得神者昌，失神者亡。善乎！神之为义。此死生之本，不可不察也。以脉言之，则脉贵有神。"少神在传统脉象中最典型的是迟缓脉：其脉来缓怠无力，一息四至或不足四至，脉如其人，整体给人一种神气不足、倦怠无力之感。《濒湖脉学》云："迟脉，一息三至，去来极慢。""迟为阳不胜阴，故脉来不及。"阳主动，阴主静，性格内向之人脉象多迟。又如在《脉理求真》中言："恐则伤肾而脉沉。"这说明情志的变化对脉象的影响是显著的。

传统脉诊在中医五神疾病的诊疗过程中，常见的脉象主要有以下几种：弦脉：端直以长，如按琴弦，弦脉主肝胆病变，或患者出现心情抑郁的状态，并且弦脉多见于木形之人，性格多忧郁；数脉：一息脉来六至，多有心情烦躁不安的症状，多见于火形之人，性格开朗急躁；涩脉：往来涩而不畅，这类病人整日无精打采，兴趣低下，多见于水形之人，性格内向，不爱言语。总之，脉象的变化，与患者的心理个性相互对应，临证时，将脉诊信息与患者的躯体症状、主要表现的神志症状相结合，分析归纳，确定疾病治法，方证对应，才可收效。

**2. 现代脉象研究** 随着现代脉象研究的深入发展，特别是对各种心理状态的脉象特征的研究逐步推进，山东中医药大学齐向华教授的"系统辨证脉学"，利用现代心理学机制，将中医心理脉象用于疾病的辨证过程中，并指出把握心理脉象的重中之重是对谐振波进行辨识，运用人体手指的振动觉直接撷取脉搏信号，撷取出烦躁焦虑状态的谐振波，按至脉管，辨察脉搏、脉管壁、血流等的脉象信息，每种心理紊乱状态都会有自己独特的脉象要素，如烦躁焦虑状态患者的脉象要素主要表现为动、数、高、短。动给人手下波动感，以双寸尤为明显。数是指脉率快，一般来说，烦躁程度越严重，脉数越明显。高是指烦躁脉是浮于整体脉管之上的，轻取即可，敛降不深。短是指每搏传播距离短。

此外，北京中医药大学寿小云教授对各种心理脉象特征也进行了深入研究，把中医脉诊运用到心理学研究领域，形成了一套独特中医心理脉学理论。如在心理脉象中的惊恐脉，他认为惊恐脉有以下几个特点：①特定出现在尺部。②恐脉略沉。③血管壁因高度紧张而拘紧细直，在血流的冲击下，壁上附有一种极细的震颤感觉。④脉搏搏动高峰期间脉管带有一种近似横向摆动的紧张惊悸感。⑤脉搏高峰过后，周围组织传导的振动波极快地向脉管方向收敛消失，出现一种振动消失的空寂感。各方面脉象的综合指感使人产生一种近似恐惧、紧张而缩成一个细条，在那里哆嗦的形象感觉，这是恐惧脉象独有的特征。

以上这些脉诊的现代临床研究，都与中医五神有着或多或少的联系，尤其是对心理脉象把握，为临床上诊断五神疾病提供了一个有力的客观依据，大大减少了医生或者患者主观因素的影响，提高了临床诊断的准确性。

## （二）按诊

按诊也是切诊的一部分，是四诊中不可忽略的一环。它在望、闻、问的基础上，更进一步深入地探明疾病的部位和性质等情况。主要包括两个方面，按腹部和按筋结。对于胸腹部的疼痛、肿胀、癥块等病变，通过触按，医者可以更充分地获取诊断与辨证所需的信息资料。

腹部按诊的一个重要概念就是腹证，即腹部表现出的各种征象。它可以协助判断体质，而体质因素往往是中医五神疾病发病的关键所在，通过判断病人的体质对中医五神疾病的诊断有一定的参考价值。《伤寒杂病论》中就有这种模式的记录，如腹部饱满，大腹便便，腹部皮肤厚而油润，紧绷有弹性，按之腹部充实，有底力者，属于大黄体质，这种体质属实性体质，易表现为里实热证，是适合长期服用大黄剂的体质类型。腹部大而松软，脂肪层厚，腹肌软弱无力，按之无抵抗感及痛胀感者，属于黄芪体质，这种体质属于虚体，容易出现肺脾气虚，表气不固证，是适用长期服用黄芪剂的体质类型。这些通过腹部切诊来判断患者体质的方法可以借鉴到五神类疾病的诊断中，指导临床用药。

按筋结，也是临床上常用的按诊手段。肝主筋，肝失调达往往会出现筋结之患，肝之疾患，大多与情志、心理因素有关。按筋结是在经络学说的基础上，通过按经络的结节、压痛、麻木、温度、敏感度等确认经络的诊查结果。临床上如患者长期处于精神紧张的状态，会出现肝经循行部分的经络不通，甚至会出现结节、包块，因此在药物治疗的同时，配合经络疏通疗法，往往会有较好的治疗效果。

## 五、中医五神四诊的客观化研究启示

中医四诊的客观化研究是中医现代化研究的重要内容之一，是用客观指标量化中医四诊的内容，使诊断结果尽可能摆脱主观因素的干扰而揭示疾病的本质，目前常见的客观化诊断标准有功能核磁成像技术、眼动记录技术、舌象数字化研究，这些研究为五神的规范研究可以提供新的思路与方法。

### （一）功能性核磁共振成像技术

磁共振功能成像（fMRI）是一种研究人脑功能的方法，揭示神经和精神疾病皮层功能异常的病理生理改变的各个方面，尤其是对神经心理学的诊断有着重要的作用，为临床诊断心理疾病提供了很有力的依据。其结果的主要表现形式是脑磁图，目前脑磁图已经应用于脑神经科学的一系列研究，如知觉、记忆、情感、运动、语言、计算等脑的高级功能的研究，为人脑的高级功能的研究提供了有效手段。在临床上，fMRI通过检测这种变化对脑组织进行实时的判断，通过神经血管耦合理论描述和量化脑功能，目前在阿尔茨海默病、癫痫及精神分裂症等认知功能障碍疾病中得到了广泛应用。如实验研究发现，阿尔兹海默病患者进行记忆编码，fMRI 对轻度认知功能损害和阿尔兹海默病前驱期的变化有足够的敏感性，可以用来作为早期诊断。

## （二）眼动记录技术

眼动记录技术是指利用眼动记录仪，记录和分析人们在阅读文章、浏览图片观看实景时的各项眼睛运动指标，来揭示人们的心理加工过程和规律的一种研究方法。眼动心理学的研究是刚刚兴起的领域，其技术手段、研究思想都还处在迅速地发展过程中。现代研究发现，精神分裂症病人在探究性眼球轨迹运动、平滑追踪眼动、反向眼跳都存在异常；又如处于精神紧张的人眼球会不自主的左右移动；内心胆怯的人眼睛不敢注视他人，总是会出现躲避的眼神。眼动作为心理学研究中的一项重要指标，暗示着大脑如何搜集或筛选信息，眼动被广泛应用到心理学领域的研究中，为以后客观量化心理因素指标提供了一个新的研究思路。

## （三）舌象数字化研究

随着计算机技术的提高和各种图像处理方法的进步，计算机技术和医学图像处理技术逐步渗透到中医舌诊的研究领域，中医舌象数字化研究的方法日趋丰富和完善。现代研究发现，伸舌时的舌体动态与人的心理精神状态有着密切的关系，如胆小怕事、心理孤僻的患者，在伸舌时舌体颤动、动作缓慢、舌体短小。而心理粗犷、做事果断的人，伸舌时动作迅速、舌体较长。这些都说明舌态与人的心理状态是有密切关系的，舌象数字化的研究使得医生在诊断五神疾病时有了更加明确的诊断标准。

中医五神疾病诊断的核心就是通过机体表现于外的躯体症状，结合病人的心理紊乱状态，形与神综合考虑，最终确定疾病的治疗方法。正如《丹溪心法》所说的"欲知其内者，当以观乎外；诊于外者，斯以知其内。盖有诸内者必形诸外"，即所谓的司外揣内。疾病的本质藏于体内，不能被感官所感知，但却必然会有主观和客观的现象表现于体外，为语言所能表达、感官所能感知，所以要知道内在的疾病本质，就要从体表来观察。诊察病人的外部表现，需要运用中医四诊的各种诊查方法，并结合病人的个性以及心理精神状态，才能理解疾病的本质，为辨证论治提供新思路。中医五神理论以形神一体观为指导思想，清楚地认识到形与神在疾病的发生过程中互为因果的关系。医者以中医五神理论为指导，再结合中医四诊的诊查手段，方能确定疾病所处的发展阶段，了解患者的五神情志变化以及不同的心理状态变化，针对性地给予适当的调控疏导等心理治疗，往往会收到更好的临床效果，这也是中医"五神"值得深入研究的临床价值所在。

# 第7章

# 中医"五神"要素评定量表的研制

　　随着医学模式向生物 - 心理 - 社会医学模式的转变，精神心理疾病和健康的关系，已经成为医学研究的重点。近年来中医传统的诊疗模式未能顺应其做出相应的调整，仍旧沿袭了传统的脏腑辨证诊疗模式，更多注重的是躯体疾病的治疗，忽略了深入挖掘直接导致疾病的精神心理根源，无法凸显中医"形神一体"观的理论特色。

　　西医学虽然已研制出许多精神心理测量工具和心理治疗药物，但以西医的测量工具来指导中医的辨证治疗难以取得很好的临床疗效。现有的心理评定量表主要依靠语言交流来反馈受试者的精神状态，当受试者的智能、意识、思维活动发生障碍时，心理评定量表的检查则会受到一定的限制，无法全面真实客观的反映评定结果，因此无法直接运用现有的心理评定量表来评判五神紊乱（五神本能的失常）的情况。因此，在总结以前相关文献及临床实践的基础上，运用量表学、心理学、临床流行病学和统计学等理论知识，编制了中医"五神"要素各评定量表，为临床诊断精神心理行为疾病提供一个客观的量化评估工具。中医"五神"各要素评定量表可以不受患者自身条件的制约，能够全面地评定患者的精神形体和心理活动等状态，它将对精神心理社会行为疾病的诊断与治疗提供一个新思路与新方法。

"神"是人体生命活动表现于外的各种生命现象及精神心理情志活动的总称，"神"功能活动正常，能够总领其余四神，则五脏清明，各安其所，各司其职，神志清晰，反应迅速，思维敏捷。中医学认为神、魂、魄、意、志虽然职能分工不同，但是都是人身之神活动的不同侧面或者阶段。因此，研制五神学说之"神""魂""魄""意""志"要素制定评定量表，为疾病的诊治提供客观的量化指标和依据，具有重要研究价值与意义。

# 第一节　中医五神之"神"要素评定量表的研制

## 一、评定量表的研制过程

### （一）量表的形成及临床测试

通过《四库全书》电子版、《中华医典》光盘、知网医学文献检索等大型数据库的中医几千种古籍文献、现代文献，以"神"为关键词进行检索，筛选出"神"相关的病理内容，将检索结果整理形成原始数据库，选取其中可以表征"神"病理状态症状、体征的条目作为备选条目，根据中医学"形神合一"和"天人合一"理论，初步从躯体、心理、社会交流三个维度构建评定表的结构。结合五神内涵及外延，将备选词条用通俗易懂的现代语言准确表达，并依据名词术语规范表以形成对备选条目的名词术语规范化。经过组织专家对词条论证和小规模调查，删除重要性较低的条目，合并重复的条目，修改理解困难或不合理的条目，形成初始评定表的条目池。

初始评定量表形成后，要进行临床预调查，形成正式调查问卷。选取符合纳入标准的患者为研究对象，对他们进行初始问卷调查。通过采集相关信息，建立数据集，运用离散趋势法、克朗巴赫（Cronbach α）系数法、独立样本 T 检验、探索性因子分析法进行统计分析，删除 24 个条目，最终剩余 26 个条目，形成正式评定量表，对正式量表进行流调，按照分析结果，结合临床经验，确保结果准确性，最终形成正式测试量表，根据统计结果，"神"要素可分为"神用不及""神用过亢""神机惑乱"三个维度。

## （二）量表的信效度考核

通过多次临床流调、专家论证以及对量表条目的筛选、反复修改，最终形成了中医五神学说"神"要素评定量表，为了验证量表的科学性、有效性以及稳定性，本团队对量表的信度和效度进行了评价。将正式量表临床流调的结果录入数据库，确保所录数据准确无误后进行数据统计分析。

信度考核结果显示：①总量表的克朗巴赫系数为 0.9112，各分量表的克朗巴赫系数均大于 0.70，表明本量表在总体和各分量表之间均具有较好的稳定性。②本研究折半信度的 $r$ r 值均大于 0.5，$P$ 值均小于 0.01，说明问卷内部具有较好的相关性，各分量表的折半系数均大于 0.7，表明该量表的折半信度较好。由此可见该量表的内部一致性良好。

效度考核结果显示：①内容效度，每个条目与量表总分之间相关系数为 0.356~0.590；"神用不及"分量表与其包括的 12 个条目的相关系数分布为 0.431~0.752，"神用过亢"分量表与其包括 5 个条目的相关系数分布为 0.558~0.732；"神机惑乱"分量表与其包括 9 个条目的相关系数分布为 0.571~0.648，表明该评定表具有良好的内容效度。②结构效度，采用因子分析法提取主成分，成分对总体方差的累计贡献率为 64.351%，且每个条目在主成分上的负荷均大于 0.4，这说明量表结构效度较好。

通过以上临床测试结果和数据统计不难看出评定表各条目的真实性和相关性良好，具有较高的灵敏性，能够比较准确地反映五神之"神"要素的理论构思且信效度良好，最终形成正式的中医五神学说之"神"要素评定表。

# 二、评定量表分析

经数据统计分析，进行条目的筛选调整及科学性考核，最终形成的中医五神学说之"神"要素评定表，涵盖"神用不足""神用过亢""心神惑乱"三个层次对精神心理行为性疾病患者神病变的表现。

**1. 神用不及**　神能够调节精气血津液的代谢进而调节脏腑的生理功能，主宰人的生命活动。如果神用不及，机体就会出现精气血津液代谢的障碍，脏腑功能的衰退，表现为皮毛枯槁无华、肌肉无力，如"毛发干枯焦黄""四肢肌肉萎软无力"；情感的消沉以及记忆力的下降，如"多愁善感，好悲伤""对以前感兴趣的活动失去兴趣""对刚说过的话、刚做过的事不能回忆"；人际交流的障碍，如"不能向他人准确的表达自己内心的想法"等。

**2. 神用过亢**　神旺则精气充盛，临床表现为两目灵活，明亮有神，面色荣润，含蓄不露，神志清晰，肌肉充实，反应灵敏。但是神机施用太过，出现神用过亢，则机体表现为一系列阳亢症状如"自觉身体发热，但测体温却不高""口舌干燥"和精神思维的亢奋状态如"胡思乱想，不能自已""无缘无故地发笑""易激惹（包括愤怒、急躁等）"等。

**3. 神机惑乱**　平素忧愁思虑、私欲太重，可暗耗心血，导致血虚不能濡养心神或邪气太盛扰乱神机，导致神机失于调摄，神机惑乱，临床表现千奇百怪，幻听幻视如"看见奇异怪诞的事物或听到奇怪的声音"、躯体化障碍如"头上像戴了个帽子似的沉重不清醒""咽喉部有异物感"、肩腰背部沉重酸痛、执行能力下降如"做事总是心不在焉""工作毫无计划性与创造性"，神机惑乱，神失调畅，气机逆乱可致猝然昏仆等危重症状。

# 第二节　中医五神之"魂"要素评定量表的研制

## 一、评定量表的研制过程

### （一）量表的形成及临床测试

以现有的相关问卷和书籍作为参考，如中医体质量表、中医健康量表、亚健康筛选表、疲劳自评量表、焦虑自评量表、抑郁自评量表及《中医诊断学》中的相关内容，参考康奈尔健康问卷和症状自评量表，将上述整理后的文献资料，参考临床经验及目前相关理论的研究成果，结合患者对其感受的具体认识及描述时的用词习惯，进行名词术语的规范化，并构建中医"五神"学说之"魂"要素评定量表的初始条目池。

对《四库全书》《中华医典》光盘进行全文检索，以"魂"为关键词，其中，经、史、子、集、附中共有 18000 余条匹配，《中华医典》中共有 3808 篇文献提到"魂"，逐一筛去其中与"魂"内涵不相关的内容及重复的条目，剔除与"魂"要素症状、体征无关的篇目及重复的词条，并对条目做重要性分析，通过比较其权重的不同，对各条目进行删减、合并，总结出对"魂"的症状、体征描述的词条共有 87 条，对其进行抽提，经专家论证及小规模条目评价、评分后，形成修订条目，制定出 60 个条目的初级评定表。然后按照测量的目的，进行临床预调查，形成正式调查量表。临床预调查是选择合适的受试人群测试，了解项目对测验目的的适当程度，以便对条目进行必要修订。通过临床预调查，对合格评定表 60 份数据用 SPSS 17.0 软件进行项目分析以考察各条目的鉴别度。首先计算量表得分的总和，其次分别找出按照降序和升序排列 27% 处的分数作为临界分数，即 CR 值。最后将所得数据按总分高低进行分组，对高分组和低分组中的每个题项进行项目分析和独立样本 $t$ 检验，共删除 40 个条目，最终剩余 20 个条目，经专家论证，将这 20 个条目进行随机排序，形成正式的中医"五神"学说之"魂"要素评定量表。进行正式调查问卷临床测试，经过描述统计、卡方检验、独立样本 $t$ 检验、探索性因子分析等数据处理方法对量表进行测评，最终保留 4 个公因子，即"魂不归肝""魂体不足""魂机惑乱""魂用过亢"四个维度，这四个因子将在不同病机层次上对精神心理行为性疾病进行量化评定。

## （二）量表的得分统计

魂要素各条目得分总和的范围为 0~50 分，而得分越高，则表示被调查者的病变程度越重。被测试者总体平均得分为 19.43，各层次得分的高低依次为 L1、L2、L3、L4，同时这也反映了平均得分最高的层次 1（L1）"魂不归肝"是中医"五神"之"魂"病变最严重的证候。而均值最低的层次 4（L4）则表明"魂用过亢"是临床症状较轻的症状。

中医"五神"学说之"魂"要素条目下最为明显的症状前 5 项依次是"学习、理解能力下降，健忘""感到莫名的烦躁""头部疼痛不舒服""独处时感到恐惧、害怕，容易受情感刺激""独自黯然神伤，觉得生活了无生趣"，多属于"魂机惑乱"与"魂体不足"的病机层次范畴。量表各条目在"魂"要素不同病机层次上的得分均呈现显著差异，具有良好的鉴别度。

因素分析结果显示：KMO 检验系数 > 0.5（KMO 值 =0.933），Bartlett 球形检验 $P$ 值 <0.05，显示量表结构效度良好。

## 二、评定量表分析

根据量表的制作原理，经反复临床流调和统计分析，对条目池的具体内容进行分类、合并及拆分等，将量表的各条目进行随机化处理，通过对条目的筛选调整及信度、效度等科学性考核，再经过小样本备试修订相关条目，精炼量表条目，最后对统计结果进行详细分析。选取"五神"之"魂"要素为切入点，将"五神"之"魂"要素按照魂用过亢、魂机惑乱、魂体不足、魂不归肝四级分级，研制出信度、效度良好的中医"五神"学说之"魂"要素正式评定量表。

**1. 魂用过亢** "肝体阴而用阳"是对肝脏生理病理特点的高度概括，同时也反映了魂用与魂体之间阴阳互根互用、对立制约的相互关系。魂用之病，常以阳亢无制为主，心神不明则肝魂妄动，亢而为害，肝的疏泄功能失调，则会出现眩晕目赤，烦躁易怒，甚则昏仆跌倒等症状。在量表具体条目中，可有"睡眠浅，容易早醒""心中惴惴不安，夜间容易做噩梦""头部疼痛不舒服""感到莫名的烦躁"等症状。

**2. 魂机惑乱** 魂主思维、决断、知觉，魂受扰则不思，主要病变表现为记忆力的下降，甚则惑而不明理，表现为优柔寡断、过度思虑以及强迫行为如反复洗手、锁门等。轻者可见多梦、易惊，重者则可见头脑昏沉、思维迟钝、记忆力下降等临床表现，如"容易说错话，喜怒无常""强迫性思维，常出门后觉得自己没有锁门""学习、理解能力下降，健忘""四肢躁扰不安，睡眠不安稳"等。

**3. 魂体不足** 肝藏血，血舍魂，血以养肝，生理情况下，肝血充盛，肝体得到阴血柔养之助则魂不受扰。若阴血亏虚而致魂体不足，则可见目涩头晕、肢麻不仁，甚或筋脉拘急等症状，如"感到口干、口苦""思维呆滞，反应迟钝""食欲减退，纳食不香"等。

**4. 魂不归肝** 魂为附神之灵，本为神之臣使，佐助神之思维、情感、认知等正常功能的行使，肝血虚极或魂为邪迫，魂机锋芒外露，逼迫心神，致使魂不归肝，并可影响到其他脏腑的功能活动，魂伤重者则处事失于谋虑，缺乏判断力，不能控制情绪，行为越轨，甚至出现幻视、妄见妄言、言语无序、秽洁不知等异常表现，如"胁肋部感到胀痛不适""不敢正对他人""独自黯然神伤，觉得生活了无生趣""注意范围缩小，对周围事物视而不见"等症状。

# 第三节　中医五神之"魄"要素评定量表的研制

## 一、评定量表的研制过程

### （一）量表的形成及临床测试

前期通过对《四库全书》和《中华医典》进行检索，构建五神之"魄"要素文献数据库，对数据库中的所有条目进行翻译、分析，重新界定"魄"要素的内涵及外延，请心理学、流行病学、文献学等相关领域专家对该内涵界定的正确性、合理性进行分析和论证。确定量表的初始条目池。运用推导法、文献法等处理方法，以专科知识和临床实际情况为依托，在预想结构概念模型的基础上，对文献条目进行摘录，以确保每个条目只表达一个含义，并且做到简洁明了，通俗易懂，以便适合不同地域、不同文化程度的人理解，对词条进行专家 Delphi 法论证：组织从事中医学、流行病学和心理学等方面的专家对条目的语言逻辑性、规范性、科学性等方面进行论证，确立量表的维度。最后按照中医病症名词表将数据库中的词条进行名词术语规范化，从而形成名词术语规范化词表，最终确定量表的条目池，共 46 条，形成初始评定量表。通过临床预调查，对初始评定量表进行克朗巴赫（Cronbach α）系数法、离散趋势法、项目分析和探索性因子分析，共删除 24 个条目，最终剩余 22 个条目，经专家论证，将这 22 个条目进行随机排序，形成正式的中医"五神"学说之"魄"要素评定量表，正式问卷形成后仍需进行临床测试，经过项目分析、因素分析等数据处理方法对量表进行测评，形成正式量表，得出量表的三个维度，即"魄气不足""魄用过亢""魄机惑乱"。

## （二）量表的信效度考核

**1. 量表的信度考察** 信度主要从量表的可靠性及一致性两方面进行考核，代表反复测量结果的接近程度。现阶段统计学中量表信度的考核方式有很多，本研究主要运用内部一致性和折半信度的方法对该评定量表的信度进行考核。内部一致性是指用来测量同一个概念的多个计量指标的一致性程度，并且此方法有操作简单、信度系数高的特点。内部一致性分析采用克朗巴赫系数来考核量表及分量表的条目同质性。DeVillis FR 认为 0.50~0.70 是克朗巴赫系数的可接受标准，Nunnally JC 认为如果数据内部一致性很好，那么克朗巴赫系数应为 0.80~0.90。折半信度法是将调查项目分为两半，计算两半得分的相关系数，进而估计整个量表的信度。量表折半信度为 0.825，分量表 1 为 0.817，分量表 2 为 0.809，分量表 3 为 0.792，均大于 0.7，表明总量表及三个分量表的内部一致性均为良好或可接受。

**2. 量表的效度考察** 效度即准确性，是指量表的评定结构是否与量表的编制目的相符合。量表的效度得分越高，说明量表的结果越能说明其检测对象的真实性。本研究对量表的效度考核主要从内容和结构效度两个方面进行。

（1）内容效度 能否准确地代表评定量表的内容和主题是内容效度检测的主要标准，通过统计分析得出：本评定量表中每个条目与评定量表总分之间相关系数为 0.337~0.620；分量表 1 与其 10 个条目之间相关系数为 0.501~0.773，分量表 2 与其 6 个条目之间相关系数为 0.590~0.712；分量表 3 与其 6 个条目的相关系数为 0.498~0.578。以上数据表明该评定量表具有较好的内容效度。

（2）结构效度 结构效度是指一个测验实际测到所要测量的理论结构和特质的程度，也就是实验和理论的一致性。本研究采用因子分析法提取主成分，对评定量表的结构效度进行检测。结果提示本评定量表因子分析提取的主成分对总体方差的累计贡献率为 65.741%，且每个条目在主成分上的负荷均超过 0.4，说明量表设计理论构思中所要测量的领域与主成分所代表的内容一致，评定量表具有较好的结构效度。

对初始评定量表进行项目分析、线性分析、因素分析等检测，并按照信效度的检测标准对正式评定量表的信、效度进行了检验，结果显示评定量表各条目的鉴别度及评定表的信效、效度均较良好，达到了量表制作的一般要求，故形成正式的中医"五神"学说"魄"要素评定量表。

## 二、评定量表分析

在研究过程中，以数据信息化模式为依托，在中医五神学说前期研究的基础上，通过对大量文献、资料的整理，包括《四库全书》和《中华医典》，重点论述了五神学说"魄"要素，全面分析了魄的起源、发展，通过对数据的分析，界定了魄的内涵及外延，总结归纳了魄病变的症状证候，并在整理中发现魄病变的主要表现：①精神异常。精神恍惚、情绪低落，《金匮要略广注》曰："观篇首如有神灵者，岂非以心藏神，肺藏魄，人身神魄失守，遂有恍惚错妄之情乎？"昏聩，《金匮要略广注》曰："如有神灵者，以心肺俱病，神魄无所凭依而为之昏愦也。身形不和而如和者，热伏于脉而不觉也。"邪哭，《黄帝素问直解·诊要经终论》曰："肝藏魂，肺藏魄，魂魄不安，故又且邪哭。"②言语异常。不语、言喜误、颠错、谵语。③视、听觉异常。如《灵枢·本神》曰："老人目昏耳聩记事不得者，魄衰也。"④记忆力减退。如《灵枢·本神》曰："老人目昏耳聩记事不得者，魄衰也。"⑤睡眠障碍，表现为睡不踏实、卧不安。⑥身体消瘦。在临床接诊患者时发现，病号的许多症状表现与文献中描述的魄病变的症状体征有着相同之处。

在文献整理完成后，本课题进行大量的临床流调工作，成功构建了中医"五神"学说"魄"要素评定量表，并且在流行病学、统计学、心理学知识的指导下，完成了大量的临床观察。在数据处理和结果分析时，将"魄"病变分为三个层次，分别为"魄气不足""魄用过亢"和"魄机惑乱"，具体表现如下。

**1. 魄气不足**　看事物模糊、不清楚；听力下降，经常听不清别人的讲话；语言缓慢，语音低微；不能记忆最近发生的大事；说话吐字不清；气短；全身肌肉无力；皮肤粗糙；鼻塞不通；不能回忆刚说的话或刚做的事。

**2. 魄用过亢**　幻听，听到不存在的声音；呼吸有时喘促气急；幻视，看到不存在的事物，多汗，易激怒，耳鸣。

**3. 魄机惑乱**　容易说错话；呼吸不顺畅；自言自语；说话不流利；忘记朋友的名字；说话没有依据，不切实际。

# 第四节 中医五神之"意"要素评定量表的研制

## 一、评定量表的研制过程

### （一）量表的形成及临床测试

以"意""意强""意弱""意亢"等为关键词，对《中华医典》《四库全书》和万方、CNKI等大型文献数据库进行检索，筛选出与"意"相关的条目，对条目进行筛选，将相关条目及与"意"病案中所述的症状体征输入"中医传承辅助平台"系统，通过系统频次分析，得到备选条目。将得到的备选条目名词术语进行规范，请相关领域专家对条目的准确性、合理性进行分析论证，对条目进行取舍，最终形成初始条目池。

初始评定量表形成后，要进行临床预调查，形成正式调查问卷。选取符合纳入标准的患者为研究对象，对他们进行初始问卷调查。通过采集相关信息，建立数据集，运用离散趋势法、克朗巴赫（Cronbach α）系数法、独立样本 $t$ 检验、探索性因子分析法进行统计分析，删除48个条目，最终剩余22个条目，形成正式评定量表，对正式量表进行流调，按照分析结果，结合临床经验，确保结果准确性，最终形成正式测试量表，根据统计结果，"意"要素可分为"意用过亢"和"意气不足"两个维度。

### （二）量表的信效度考核

通过多次临床流调、专家论证以及对量表的反复修改，最终形成了中医五神学说"意"要素评定量表。为了验证量表的科学性、有效性以及稳定性，我们对量表的信度和效度进行了评价并将正式量表临床流调的结果录入数据库，确保所录数据的准确无误后进行数据统计分析。

信度考核结果显示：①重测信度，总量表的重测信度系数为0.937，"意气亢进"分量表的重测信度系数为0.867，"意气不足"分量表的重测信度系数为0.884，量表的重测信度均大于0.75，表示量表的重测信度好。②克朗巴赫 α 系数，本量表的克朗巴赫 α 系数为均大于0.5，说明本量表有意义，内部一致性很好，量表的信度好。③折半信度，总量表的折半系数为0.675，"意用过亢"分量表的折半系数为 0.656，"意气不足"分量表的折半系数为 0.678，量表的折半信度都大于 0.65，表明量表的折半信度在可接受范围内，量表的内部一致性良好。

效度考核结果显示：①内容效度，各条目与量表总分的相关系数为 0.345~0.616，平均为 0.467；"意气亢进"分量表与其包含的 9 个条目的相关系数为 0.310~0.575，平均为 0.458；"意气不足"分量表与其包含 13 个条目的相关系数为 0.327~0.686，平均为 0.527；平均的 Pearson 相关系数均大于 0.4，说明量表的信度良好。②结构效度，通过因子分析，主成分对总体方差的累计贡献率是 65.607%，而且各条目在主成分上的负荷均超过 0.4，量表的结构效度较好。

## 二、评定量表的分析

中医五神学说之"意"要素评定量表涵盖了"意用过亢"和"意气不足"两个层次，且通过统计软件分析，证明该量表具有良好信效度。

**1. 意用过亢**　意气充盛，则临床表现为思维清晰连贯而敏捷，肢体活动正常，肌肉充实，反应灵敏等。若意气使用过亢，在量表具体条目中，则表现为"稍一活动即大量出汗""口干""腹部胀满不适""盗汗""敏感多疑"等症状。

**2. 意气不足**　脾藏营，营舍意，脾统血，运化水谷精微以濡养机体，因此机体功能正常离不开脾的支持。若脾的功能异常，脾意不足，机体运化水谷物质的功能减弱，四肢肌肉不得濡养，则会出现"记忆力减退，健忘""做事缺乏毅力""精神恍惚，头脑昏沉、不清晰""反应迟缓、愚钝""注意力不集中或集中时间短暂""头晕，视物昏花""耳鸣"等症状。

从最终调查分析结果表示，中医五神学说之"意"要素主要分为"意用过亢"和"意气不足"两个病机层次，通过临床流调，"意"病变表现最突出的前五项病理为"头晕，视物昏花、天旋地转""时常苦思冥想，过度思虑""记忆力减退，健忘，尤其表现为近事遗忘""精神恍惚，头脑昏沉、不清晰""注意力不集中，集中时间短暂"，多为"意气不足"层面。

# 第五节 中医五神之"志"要素评定量表的研制

## 一、评定量表的研制过程

### （一）量表的形成及临床测试

以中医"五神"学说为基础，构建"志"要素的评定量化体系的过程是首先运用文献分析法以"志""意志""神志病"等为关键词，对古今文献进行检索，建立中医五神之"志"要素文献数据库，借助中医传承辅助平台（V2.0）软件进行数据挖掘分析，经过文献筛选，筛选出符合条件的文献 379 条，再依照剔除标准对文献进行归纳整理，得到文献 214 篇，参照《中医症状鉴别诊断学》《常见症状中医鉴别诊疗学》《中医症状治疗学》《中医诊断学》《中医临床常见症状术语规范》《中医内科学》的症状术语标准，对得到的文献里的症状进行术语规范化处理，将症状采用双人比对审核录入的形式，录入中医传承辅助平台，分析数据，筛选出备选的 190 条症状条目，经过专家小组评议论证，最终保留症状 70 个，确立了条目池。条目池共分成志亢进和志不足两个维度，每个维度之下均包含精神症状、躯体症状、社会支持三个方面，对 70 条目运用 Excel 随机打乱顺序排序，通过小范围测试之后，形成初始评定量表。通过临床预调查采集相关信息，建立数据集，运用离散趋势法、克朗巴赫（Cronbach α）系数法、项目分析、因子分析法进行统计分析，共删除 48 个条目，最终剩余 22 个条目，经专家论证，将这 22 个条目进行随机排序，形成正式《中医"五神"学说之"志"要素评定量表》，正式问卷形成后仍需进行临床测试，根据调查结果，进行条目分析，根据结果所示，所有患者均完整地填写了整个量表，说明条目语言表述无歧义或模糊，容易理解、填写困难度低，22 项条目全部保留。通过探索性因子分析，结合聚类分析结果和专家小组的建议确定最终正式量表的维度，即"志气不足"和"志用过亢"。

### （二）量表的信效度考核

量表是临床测查过程中收集数据最重要的测量手段，它由与研究目标密切关联的条目构成。量表结构的优劣直接决定研究结果的准确性和科学性，因此，在量表的研制和修订时，症状条目的特性及量表的信、效度尤其重要，而目前量表的评价方法主要有信度评价和效度评价两种。

**1. 量表的信度考察**　信度是指测验或量表工具所测得结果的稳定性及一致性，量表的信度越大，则其测量标准误越小。信度包含重测信度（外在信度）、复本信度、内部信度（分半信度、克朗巴赫 α 系数）、评分者信度，最常用的是内部信度与外在信度。

（1）重测信度　又称为外在信度，是让同一组受试者在前后两个不同的时间段完成同一量表，并假设受试者生存质量无任何变化，以两次测量的量表得分的相关系数来表示重测信度，以此变化来反映测量结果的稳定程度。根据量表的统计方法的要求，量表的两次测量的时间间隔不可过长，一般以 2~4 周最为合适，样本量为 20~30 人。

本研究随机选取了 20 位患者作为本次信度考核的测试者进行测试，间隔两周后对该组患者进行测试，计算各维度的相关系数。依据量表重测信度的判定标准：信度系数 > 0.75 表示重测信度好，0.4 ≤ 信度系数 ≤ 0.75 表示重测信度较好，信度系数 < 0.4 表示重测信度差。量表的重测信度结果分析示：总量表的重测信度系数为 0.881，分量表 1 的重测信度为 0.887，分量表 2 的重测信度为 0.919，均大于 0.75，且无论是总体量表还是各维度的分别量表显著性（双侧）P 值均小于 0.01，表示量表的外在信度好。

（2）分半信度　将量表的条目分成等价的两半（在内容、形式、条目数上相近），既可以按照奇偶数分成两部分，也可以按照前后分成两部分，本量表使用后者，采用 Spearman-brown 公式算出相关系数，一般认为 Spearman-brown 系数或分半信度系数（Guttman Split-Half 系数）在 0.7 以上则认为分半信度较好。由于本量表是 Likert 四级态度量表，因此比较适合用分半信度检验量表的信度。本量表总的分半信度系数为 0.745，志气不足维度的分半信度系数为 0.817，志用亢进维度的分半系数为 0.734，均大于 0.7，表明量表条目的内部一致性良好。

（3）克朗巴赫 α 系数　克朗巴赫 α 系数是属内部一致性信度的一种，用于评价多个调查项目的和谐水平，常用于李克特式量表。

综合多位学者的观点，内部一致性信度系数指标，克朗巴赫 α 系数在分层面最低的内部一致性信度系数要在 0.5 以上，最好能高于 0.6，而整份量表最低的内部一致性信度系数要在 0.7 以上，由量表的内部一致性信度统计结果示：总量表的克朗巴赫 α 系数为 0.784，分量表 1 的克朗巴赫 α 系数为 0.705，分量表 2 的克朗巴赫 α 系数为 0.781，均大于 0.7，内部一致性信度良好，表示量表的内部一致性好。

**2. 量表的效度考察**　效度是测查的有效程度，即测量工具（量表）所能反映受试者真实情况的程度，采用效度系数作为衡量标准。效度主要有内容效度、准则效度、结构效度和专家效度。本量表为 Likert 有序等级症状量表，故可采用内容效度和结构效度两种。

（1）内容效度　又称为抽样效度、表面效度、逻辑效度，是判断所设计的项目与所测量的内容或者主题是否相符，检验所涉及的概念与指标的逻辑性及测量内容的适当性的指标。本次内容效度的研究是通过计算各条目得分与量表总分、分量表的得分及与其所含条目的各自得分的 Pearson 相关系数来实现，相关系数越大，内容效度愈好，若某一条目的相关系数小于 0.4（也有学者认为 0.3 也可以），就需要对条目的措辞进行修改。各条目与总量表的得分统计显示：Pearson 相关系数的范围 0.269~0.500，平均为 0.405；分量表 1 得分与其所含条目的 Pearson 相关系数的范围 0.436~0.706，平均为 0.570；分量表 2 得分与其所含条目的 Pearson 相关系数的范围在 0.348~0.685，平均为 0.512。平均 Pearson 相关系数均大于 0.4，表明量表的内容效度良好。

（2）结构效度　又称理论效度、构念效度或建构效度，是指量表（问卷）能测量到理论上的构想或者特质的程度，即研究者所构想的量表结构与测量结果的吻合程度。目前最常用的评价方法为因子分析法。若各条目在其所属领域上的因子负荷越大（一般要求大于 0.4），则量表的结构效度越好。本量表的因子分析结果示：主成分的累积方差贡献率 63.014%，萃取后保留的因素联合解释变异量能达到 60% 以上，初步提取的公因子可靠性良好；量表中的条目在主成分上的转轴后因子载荷矩阵均大于 0.4，说明量表的结构效度良好。

## 二、评定量表分析

通过上述分析显示，中医五神之"志"要素的量化分级最终可以分成志用亢进和志气不足两个层面，符合志异常的定义分级。

**1. 志用过亢**　《难经正义》曰："志本心之作用，而藏于肾者，阳藏于阴中也。肾主精，为五脏之本，精生髓，为百骸之主，精髓充足，伎巧出焉，志之用也。"志藏于肾精之中，且肾精能滋养肾志，精能生髓，精气充足，脑髓充满，神气自旺，志得涵养，志意坚定，表现为情绪稳定，做事有持久性，对外界事物的分析、判断、判别能力亢盛，对事情的处理就展现出足智多谋，反应灵敏，活动敏捷有力。具体到量表的条目上可有"入睡时间较长、多梦、头痛、性情暴躁，易于发怒、多愁善感，考虑的事情多、睡眠质量不高，容易醒、不满于现状，常埋怨工作不称心，得不到满足、夜间醒后难以再入睡"等症状。

**2. 志气不足**　肾藏精，精舍志，说明人的精神心理活动与肾的关系密切。若肾精不足，则会出现意志消沉，情绪低落，表情淡漠，做事毫无自信，对事物的分析、判断能力下降，处事优柔寡断，行动愚钝，思维迟缓，志失所养，也会出现健忘等症状。反映到量表的具体条目上可以有"说话声音低沉、眼前黑影、视物不清、口渴、肌肤麻木、性欲减退、耳鸣、手足心与心胸发热，体温不升高、兴趣范围狭窄，感到生活无聊"等表现。

另从量表的得分统计结果看：①本量表的总分理论范围为 0~66，得分越高表示患者的志异常越重，总量表的得分均值为 17.89，以此得分评判受试者有无"志"异常；同时依照分量表 1 和分量表 2 的各自均值，确定属于"志用过亢"维度或者"志气不足"维度。②得分前五位的是"多梦""性情暴躁，易于发怒""多愁善感，考虑的事情多""近事记忆力减退""睡眠质量不高，容易醒"，其中绝大多数在"志用过亢"层次上；得分后五位的"耳鸣""兴趣范围狭窄，感到生活无聊""听力下降""性欲减退""便秘"条目在"志气不足"层次上更明显。运用 bootstrap 法合成分数信度区间，总量表的得分区间集中在 16.73~19.15，分量表 1 的得分区间集中在 5.74~7.01，分量表 2 的得分区间集中在 7.65~9.44。

总之，以精神心理行为性疾病为切入点，通过中医"五神"之"志"要素量化评定体系对志异常进行临床评估，对精神心理行为性疾病的临床治疗提供了一种新的可借鉴的思路，形成了一个全新的诊疗方案，为指导临床提供了一种新的方法，同时也为中医"五神"辨证体系的建立奠定了坚实的理论基础。

# 第8章
# 中医五神病变用药规律

　　通过上述章节的介绍，读者们对中医五神已经有了相当的认识，然而中医治病最主要的还是靠药物，深入探讨五神各要素与中药之间是何种关系是本章将要论述的内容。结合中医传承辅助平台系统将历代文献中有关"神、魂、魄、意、志"的药物与方剂进行系统的整理与归纳，初步总结出五神要素的相关用药规律。目前已对"神""志"要素的用药组方规律进行了深入的探讨，系统总结了其特点与规律，以便应用于临床。

# 第一节　五神之中药辑要

## 一、五神各要素用药频率统计分析表

### （一）"神"要素用药频率统计分析表

　　"神"要素主感知、记忆、思维和想象等全面的认知过程，并涉及意志和情感。属于人的心理活动范畴，是表现于外的各种表现和精神心理活动总的指代内涵界定。搜寻整理古代文献，发现文献中对"神异常"的描述有"少神""神惑""神乱""神亢""失神""神散""神昏""神衰""神动"等不同定义，因此，本书以"惊神""少神""神不及""假神""神不足""神荡""神惑""神昏""神动""神亢""神浮""神越""失神""神有余""神怯弱""神伤""神去""神乱""神疲""神散""神衰"21 个关键词为线索，得到古代治疗"神异常"的文献资料，现将历代文献中较为常见的方药辑述于下。

将所查询的文献资料整理录入中医传承辅助平台 2.0 系统（中国中医科学院中药研究所开发），利用其方剂分析功能，总结得到治疗"神强""神弱""神乱"的用药频率（表 1、表 2、表 3）。

表 1　"神强"用药频率在 7 及以上的 49 味中药使用频次

| 序号 | 中药名称 | 频次 | 序号 | 中药名称 | 频次 |
|------|----------|------|------|----------|------|
| 1 | 人参 | 57 | 25 | 僵蚕 | 15 |
| 2 | 朱砂 | 56 | 26 | 酸枣仁 | 14 |
| 3 | 麝香 | 41 | 27 | 白附子 | 13 |
| 4 | 甘草 | 38 | 28 | 龙齿 | 13 |
| 5 | 防风 | 34 | 29 | 芒硝 | 12 |
| 6 | 茯苓 | 30 | 30 | 白芍 | 11 |
| 7 | 牛黄 | 29 | 31 | 羌活 | 11 |
| 8 | 远志 | 28 | 32 | 独活 | 11 |
| 9 | 茯神 | 26 | 33 | 附子 | 11 |
| 10 | 犀角 | 26 | 34 | 银箔 | 10 |
| 11 | 铁落 | 22 | 35 | 半夏 | 10 |
| 12 | 金箔 | 21 | 36 | 白术 | 10 |
| 13 | 琥珀粉 | 20 | 37 | 石菖蒲 | 10 |
| 14 | 肉桂 | 20 | 38 | 天竺黄 | 10 |
| 15 | 冰片 | 20 | 39 | 大黄 | 10 |
| 16 | 黄芩 | 18 | 40 | 麻黄 | 9 |
| 17 | 天麻 | 18 | 41 | 细辛 | 9 |
| 18 | 麦冬 | 18 | 42 | 铅白霜 | 8 |
| 19 | 胆南星 | 18 | 43 | 山药 | 8 |

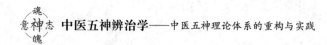

续表

| 序号 | 中药名称 | 频次 | 序号 | 中药名称 | 频次 |
|---|---|---|---|---|---|
| 20 | 全蝎 | 17 | 44 | 生地黄 | 8 |
| 21 | 当归 | 17 | 45 | 羚羊角 | 8 |
| 22 | 川芎 | 16 | 46 | 栀子 | 8 |
| 23 | 珍珠 | 15 | 47 | 生姜 | 7 |
| 24 | 雄黄 | 15 | 48 | 石膏 | 7 |

表2 "神乱"用药频率在 7 及以上的 65 味中药使用频次

| 序号 | 中药名称 | 频次 | 序号 | 中药名称 | 频次 |
|---|---|---|---|---|---|
| 1 | 人参 | 76 | 34 | 金箔 | 13 |
| 2 | 甘草 | 67 | 35 | 石膏 | 13 |
| 3 | 防风 | 54 | 36 | 升麻 | 13 |
| 4 | 茯苓 | 52 | 37 | 知母 | 13 |
| 5 | 远志 | 43 | 38 | 栀子 | 13 |
| 6 | 朱砂 | 42 | 39 | 白附子 | 13 |
| 7 | 茯神 | 41 | 40 | 铁落 | 13 |
| 8 | 麦冬 | 39 | 41 | 雄黄 | 12 |
| 9 | 犀角 | 36 | 42 | 生姜 | 12 |
| 10 | 肉桂 | 30 | 43 | 柴胡 | 12 |
| 11 | 当归 | 27 | 44 | 银箔 | 12 |
| 12 | 黄芩 | 27 | 45 | 黄芪 | 11 |
| 13 | 麝香 | 26 | 46 | 天冬 | 11 |
| 14 | 石菖蒲 | 26 | 47 | 柏子仁 | 11 |
| 15 | 牛黄 | 25 | 48 | 细辛 | 10 |
| 16 | 生地黄 | 21 | 49 | 大枣 | 10 |
| 17 | 羚羊角 | 21 | 50 | 天竺黄 | 10 |
| 18 | 川芎 | 21 | 51 | 桔梗 | 10 |
| 19 | 龙齿 | 19 | 52 | 秦艽 | 10 |
| 20 | 白术 | 19 | 53 | 木香 | 10 |
| 21 | 冰片 | 19 | 54 | 僵蚕 | 9 |

| 序号 | 中药名称 | 频次 | 序号 | 中药名称 | 频次 |
|------|----------|------|------|----------|------|
| 22 | 独活 | 19 | 55 | 山药 | 9 |
| 23 | 半夏 | 18 | 56 | 铅白霜 | 9 |
| 24 | 天麻 | 18 | 57 | 白鲜皮 | 8 |
| 25 | 熟地黄 | 17 | 58 | 大黄 | 8 |
| 26 | 附子 | 16 | 59 | 全蝎 | 7 |
| 27 | 胆南星 | 16 | 60 | 琥珀粉 | 7 |
| 28 | 黄连 | 16 | 61 | 牡蛎 | 7 |
| 29 | 白芍 | 16 | 62 | 竹沥 | 7 |
| 30 | 酸枣仁 | 15 | 63 | 珍珠 | 7 |
| 31 | 陈皮 | 14 | 64 | 葛根 | 7 |
| 32 | 羌活 | 14 | 65 | 沉香 | 7 |
| 33 | 麻黄 | 14 | | | |

表 3　"神弱"用药频率在 7 及以上的 43 味中药使用频次

| 序号 | 中药名称 | 频次 | 序号 | 中药名称 | 频次 |
|------|----------|------|------|----------|------|
| 1 | 人参 | 83 | 22 | 柏子仁 | 17 |
| 2 | 甘草 | 74 | 23 | 生地黄 | 16 |
| 3 | 茯苓 | 61 | 24 | 朱砂 | 16 |
| 4 | 当归 | 56 | 25 | 桔梗 | 14 |
| 5 | 远志 | 51 | 26 | 附子 | 14 |
| 6 | 白术 | 40 | 27 | 枸杞子 | 13 |
| 7 | 黄芪 | 39 | 28 | 生姜 | 12 |
| 8 | 茯神 | 38 | 29 | 大枣 | 12 |
| 9 | 熟地黄 | 36 | 30 | 菟丝子 | 11 |
| 10 | 肉桂 | 35 | 31 | 干姜 | 11 |
| 11 | 白芍 | 33 | 32 | 杜仲 | 11 |
| 12 | 麦冬 | 33 | 33 | 天冬 | 10 |
| 13 | 酸枣仁 | 26 | 34 | 山茱萸 | 10 |
| 14 | 五味子 | 26 | 35 | 泽泻 | 10 |

续表

| 序号 | 中药名称 | 频次 | 序号 | 中药名称 | 频次 |
|---|---|---|---|---|---|
| 15 | 陈皮 | 24 | 36 | 肉苁蓉 | 10 |
| 16 | 川芎 | 22 | 37 | 半夏 | 10 |
| 17 | 石菖蒲 | 22 | 38 | 石斛 | 8 |
| 18 | 防风 | 21 | 39 | 琥珀粉 | 7 |
| 19 | 山药 | 21 | 40 | 麝香 | 7 |
| 20 | 牛膝 | 18 | 41 | 黄芩 | 7 |
| 21 | 木香 | 18 | 42 | 枳壳 | 7 |

统计结果：从以上三个表格可以看出药频在前 15 味者如下：治疗"神强"用药频次：人参（57 次）、朱砂（56 次）、麝香（41 次）、甘草（38 次）、防风（34 次）、茯苓（30 次）、牛黄（29 次）、远志（28 次）、茯神（26 次）、犀角（现多以水牛角代替）（26 次）、铁落（22 次）、金箔（21 次）、琥珀粉（20 次）、肉桂（20 次）、天然冰片（右旋龙脑）（20 次）；治疗"神乱"用药频次排列：人参（76 次）、甘草（67 次）、防风（54 次）、茯苓（52 次）、远志（43 次）、朱砂（42 次）、茯神（41 次）、麦冬（39 次）、犀角（36 次）、肉桂（30 次）、当归（27 次）、黄芩（27 次）、麝香（26 次）、石菖蒲（26 次）、牛黄（25 次）；治疗"神弱"用药频次排列：人参（83 次）、甘草（74 次）、茯苓（61 次）、当归（56 次）、远志（51 次）、白术（40 次）、黄芪（39 次）、茯神（38 次）、熟地黄（36 次）、肉桂（24 次）、白芍（35 次）、麦冬（33 次）、酸枣仁（26 次）、五味子（26 次）、陈皮（24 次）。因为本研究涉及药味较多，所以在分析过程中只取其中使用频次较高者。由表 1 至表 3 可以看出，在三个分级中，其中排在前 10 的单味药物的药频均在 24 次以上。

## （二）"魂""魄"要素用药频率统计分析表

通过以"魂""魄""魂魄"等为关键词，全面认真搜寻古代文献，通过文献检索的方法，以《中华医典》光盘、中国知网为主，辅助其他检索，检索搜寻出与"魂""魄"相关文献，构成初级条目池。将所查询的文献资料整理录入中医传承辅助平台 2.0 系统（中国中医科学院中药研究所开发），利用其方剂分析功能，总结得到治疗"魂、魄"的用药频率（表 4、表 5）。

## 1.“魂”用药频率在 7 及以上的 78 味中药使用频次（表 4）

表 4　“魂”用药频率在 7 及以上的 78 味中药使用频次

| 中药 | 频次 | 中药 | 频次 |
|---|---|---|---|
| 人参 | 140 | 木香 | 20 |
| 朱砂 | 115 | 全蝎 | 19 |
| 茯苓 | 87 | 菖蒲 | 19 |
| 甘草 | 78 | 黄连 | 19 |
| 茯神 | 77 | 大黄 | 18 |
| 当归 | 76 | 石膏 | 18 |
| 远志 | 76 | 干姜 | 18 |
| 肉桂 | 52 | 银箔 | 18 |
| 炙甘草 | 49 | 铁落 | 17 |
| 麝香 | 49 | 白附子 | 17 |
| 熟地黄 | 49 | 细辛 | 17 |
| 麦冬 | 47 | 沉香 | 16 |
| 白芍 | 46 | 陈皮 | 16 |
| 白术 | 44 | 石菖蒲 | 15 |
| 生地黄 | 44 | 附子 | 15 |
| 五味子 | 41 | 独活 | 14 |
| 防风 | 41 | 羚羊角 | 14 |
| 川芎 | 40 | 炮姜 | 14 |
| 柏子仁 | 35 | 桔梗 | 14 |
| 酸枣仁 | 34 | 黄芪 | 14 |
| 琥珀 | 31 | 赤石脂 | 13 |
| 牛黄 | 30 | 泽泻 | 13 |
| 山药 | 30 | 羌活 | 13 |
| 雄黄 | 29 | 天竺黄 | 13 |
| 犀角 | 28 | 天冬 | 12 |
| 牛膝 | 27 | 白芷 | 12 |
| 龙脑 | 27 | 没药 | 12 |

续表

| 中药 | 频次 | 中药 | 频次 |
|---|---|---|---|
| 炒枣仁 | 27 | 天南星 | 12 |
| 金箔 | 27 | 紫石英 | 12 |
| 肉苁蓉 | 24 | 杜仲 | 12 |
| 半夏 | 24 | 白芥子 | 12 |
| 菟丝子 | 24 | 薄荷 | 12 |
| 天麻 | 23 | 何首乌 | 11 |
| 龙骨 | 22 | 生姜 | 11 |
| 龙齿 | 22 | 牡蛎 | 11 |
| 黄芩 | 22 | 珍珠 | 11 |
| 大枣 | 21 | 僵蚕 | 11 |
| 山茱萸 | 20 | 菊花 | 11 |
| 巴戟天 | 20 | 地骨皮 | 8 |

## 2. "魄"用药频率在7及以上的44味中药使用频次（表5）

表5 "魄"用药频率在7及以上的44味中药使用频次

| 中药 | 频次 | 中药 | 频次 |
|---|---|---|---|
| 人参 | 51 | 乳香 | 13 |
| 朱砂 | 50 | 巴戟天 | 13 |
| 甘草 | 41 | 炙甘草 | 13 |
| 茯苓 | 37 | 龙脑 | 13 |
| 熟地黄 | 26 | 大黄 | 12 |
| 远志 | 25 | 炒酸枣仁 | 12 |
| 茯神 | 25 | 雄黄 | 12 |
| 五味子 | 24 | 赤石脂 | 11 |
| 麦冬 | 23 | 金箔 | 10 |
| 当归 | 21 | 黄连 | 10 |
| 生地黄 | 21 | 山茱萸 | 10 |
| 肉苁蓉 | 21 | 牛黄 | 10 |
| 柏子仁 | 19 | 杜仲 | 10 |

续表

| 中药 | 频次 | 中药 | 频次 |
|---|---|---|---|
| 白术 | 19 | 天冬 | 9 |
| 麝香 | 19 | 泽泻 | 9 |
| 菟丝子 | 17 | 木香 | 9 |
| 肉桂 | 17 | 黄芩 | 9 |
| 牛膝 | 16 | 半夏 | 8 |
| 琥珀 | 15 | 大枣 | 8 |
| 防风 | 15 | 酸枣仁 | 8 |
| 川芎 | 15 | 石膏 | 8 |
| 山药 | 14 | 滑石 | 8 |

## （三）"志"要素用药频率统计分析表

将所查询的文献资料整理录入中医传承辅助平台2.0系统（中国中医科学院中药研究所开发），利用其方剂分析功能，总结得到治疗"志异常""志亢""志弱"的用药频率（表6、表7、表8）。

表6　"志异常"332首方剂中出现频率在20次以上的药物

| 中药 | 频次 | 中药 | 频次 |
|---|---|---|---|
| 人参 | 207 | 龙齿 | 35 |
| 远志 | 167 | 五味子 | 35 |
| 茯苓 | 141 | 牛黄 | 34 |
| 甘草 | 130 | 独活 | 34 |
| 茯神 | 112 | 龙骨 | 32 |
| 朱砂 | 109 | 木香 | 31 |
| 石菖蒲 | 85 | 黄芩 | 29 |
| 麦冬 | 85 | 鹿茸 | 29 |
| 肉桂 | 78 | 细辛 | 29 |
| 当归 | 75 | 桔梗 | 27 |
| 防风 | 72 | 菟丝子 | 27 |
| 熟地黄 | 69 | 干姜 | 26 |

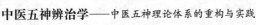

续表

| 中药 | 频次 | 中药 | 频次 |
|---|---|---|---|
| 酸枣仁 | 57 | 芍药 | 24 |
| 白术 | 57 | 琥珀 | 24 |
| 附子 | 56 | 天南星 | 23 |
| 黄芪 | 47 | 生姜 | 23 |
| 柏子仁 | 42 | 石膏 | 23 |
| 生地黄 | 42 | 乳香 | 21 |
| 半夏 | 39 | 天冬 | 20 |
| 肉苁蓉 | 38 | 杜仲 | 20 |
| 麝香 | 38 | 巴戟天 | 20 |
| 牛膝 | 37 | 丹参 | 20 |
| 山药 | 36 | 全蝎 | 20 |
| 川芎 | 36 | 羚羊角 | 20 |
| 天麻 | 35 | 黄连 | 20 |

表 7 "志亢" 263 首方剂中出现频率在 35 次以上的药物

| 中药 | 频次 | 中药 | 频次 |
|---|---|---|---|
| 人参 | 177 | 当归 | 60 |
| 远志 | 135 | 肉桂 | 60 |
| 甘草 | 115 | 熟地黄 | 50 |
| 茯苓 | 106 | 白术 | 48 |
| 朱砂 | 99 | 酸枣仁 | 45 |
| 茯神 | 96 | 黄芪 | 44 |
| 麦冬 | 74 | 附子 | 35 |
| 石菖蒲 | 64 | 麝香 | 35 |
| 防风 | 64 | 龙齿 | 35 |

表 8 "志弱" 69 首方剂中出现频率在 15 次以上的药物统计表

| 中药 | 频次 | 中药 | 频次 |
|---|---|---|---|
| 远志 | 32 | 牛膝 | 19 |
| 人参 | 30 | 五味子 | 18 |

续表

| 中药 | 频次 | 中药 | 频次 |
|------|------|------|------|
| 茯苓 | 25 | 肉桂 | 18 |
| 石菖蒲 | 21 | 茯神 | 16 |
| 附子 | 21 | 菟丝子 | 16 |
| 熟地黄 | 20 | 甘草 | 15 |
| 肉苁蓉 | 19 | 当归 | 15 |

在《中华医典》中治疗"志"异常状态的药物共 354 味，各种药物的使用频次总和为 3656 次。其中人参（207 次，占使用频次的 5.67%）、远志（167 次，占使用频次的 4.57%）、茯苓（141 次，占使用频次的 3.86%）、甘草（130 次，占使用频次的 3.56%）、茯神（112 次，占使用频次的 3.06%）、朱砂（109 次，占使用频次的 2.99%）、石菖蒲（85 次，占使用频次的 2.32%）、麦冬（85 次，占使用频次的 2.32%）、肉桂（78 次，占使用频次的 2.13%）、当归（75 次，占使用频次的 2.05%）、防风（72 次，占使用频次的 1.97%）等药物是治疗"志"异常状态的常用药物。

## 二、五神要素古代中药辑录

### 1. 人参

【来源】《神农本草经》。

【简述】为五加科植物人参的根。古代人参的雅称为黄精、地精、神草。人参被人们称为"百草之王"，主产于吉林、辽宁、黑龙江，多于秋季采挖，洗净。园参经晒干或烘干称生晒参；鲜根以针扎孔，用糖水浸后晒干称糖参；山参经晒干称生晒山参；蒸制后干燥称红参（红参：用高温蒸汽蒸 2 小时直至全熟为止，干燥后除去参须，再压成不规则方柱状）。

【性味归经】甘、微苦，微温。归肺、脾、心、肾经。

【功效主治】大补元气，益气固脱，生津，安神。治劳伤虚损，食少，倦怠，反胃吐食，大便滑泄，虚咳喘促，自汗暴脱，惊悸，健忘，眩晕头痛，阳痿，尿频，消渴，妇女崩漏，小儿慢惊及久虚不复，一切气血津液不足之证。

【用法用量】内服：煎汤，3~10g，大剂量 10~30g，宜另煎兑入，或研末，1~2g；或熬膏；或泡酒；或入丸、散。

【用药禁忌】实证、热证、湿热内盛证及正气不虚者禁服。不宜与茶同服。反藜芦。

【历代简述】

《神农本草经》："人参，味甘微寒。主补五脏，安精神，定魂魄，止惊悸，除邪气。明目，开心益智。久服轻身延年。一名人衔，一名鬼盖。生山谷。"

《本草乘雅》："人参功力，安定精神魂魄意志，于仓忙纷乱之际，转危为安。定亡为存。生处背阳向阴，当入五脏，以类相从也。人身卫气，日行于阳道则寤，夜入于五脏则寐。则凡病剧张惶，不能假寐者，人参入口，便得安寝，此即入藏养阴，安精神，定魂魄之外徵矣。"

《名医别录》："主治肠胃中冷，心腹鼓痛，胸胁逆满，霍乱吐逆，调中，止消渴，通血脉，破坚积，令人不忘。一名神草，一名人微，一名土精，一名血参，如人形者有神。生上党及辽东。二月、四月、八月上旬，采根。竹刀刮，曝干，无令见风。"

《本草蒙筌》："定喘嗽，通畅血脉，泻阴火，滋补元阳。"

【评述】人参味甘性温，归心、脾、肺经。具有益气固脱，生津，安神的作用。可治疗临床脾虚引起的乏力、倦怠；肺气虚引起的咳喘等虚劳之症；大病久病等引起机体元气极虚将脱之症；高热耗气引起津随气脱而致的口干、口渴之症；另外人参具有安神止惊悸的作用，在《神农本草经》中载："人参……主补五脏，安精神，定魂魄，止惊悸。"故临床中也常用来治疗魂魄不定引起的精神恍惚，言语错乱，甚则歌笑啼哭喜怒无常等。

## 2. 朱砂

【来源】《神农本草经》。

【简述】为硫化物类矿物辰砂族辰砂，主含硫化汞。主产湖南、贵州、四川、广西、云南等地，以产于古之辰州（今湖南沅陵）者为道地药材。采挖后，选取纯净者，用磁铁吸净含铁的杂质，再用水淘去杂石和泥沙，照水飞法研成极细粉末，晾干或 40℃以下干燥。

【性味归经】甘，微寒。有毒。归心经。

【功效主治】清心镇惊，安神解毒。治心神不宁，心悸，失眠；惊风，癫痫；疮疡肿毒，咽喉肿痛，口舌生疮。

【用法用量】内服，只宜入丸、散服，每次 0.1~0.5g；不宜入煎剂。外用适量。

【用药禁忌】本品有毒，内服不可过量或持续服用，孕妇及肝功能不全者禁服。入药只宜生用，忌火煅。

【历代简述】

《神农本草经》："味甘微寒。主身体五脏百病，养精神，安魂魄，益气明目，杀精魅邪恶鬼。久服通神明，不老。能化为汞。生山谷。"

《本草从新》："定癫狂，止牙疼。"

《局方本草》："丹朱味甘，微寒，无毒。养精神，安魂魄，益气明目，通血脉，止烦渴。"

《医学衷中参西录》："味微甘性凉，为汞五硫一化合而成。性凉体重，故能养精神、安魂魄、镇惊悸、息肝风；为其色赤入心，能清心热，使不耗血，故能治心虚怔忡及不眠……"

【评述】本品为矿石类药物，具有质重沉降之性。《本草从新》："泻心经邪热，镇心定惊……解毒，定癫狂。"故可以镇惊安神，治疗神明内扰、心神不宁之烦躁不眠者；痰热内闭或热入心包之神昏谵语者。现代药理研究认为朱砂可以降低中枢神经系统兴奋性，具有抗惊厥，镇静，催眠作用，因此在魂乱和魄乱病变中常用朱砂安定魂魄。

## 3. 茯苓

【来源】《神农本草经》。

【简述】本品为多孔菌科真菌茯苓的干燥菌核。寄生于松科植物赤松或马尾松等树根上，主产于云南、安徽、湖北、河南、四川等地，多于 7~9 月采挖，挖出后除去泥沙，堆置"发汗"后，摊开晾至表面干燥，再"发汗"，反复数次至出现皱纹，内部水分大部散失后，阴干，称为"茯苓个"；或将鲜茯苓按不同部位切制，阴干，分别称为"茯苓皮"及"茯苓块。"

【性味归经】甘，淡，平。归心、脾、肺、肾经

【功效主治】利水渗湿，健脾，化痰，宁心安神。治小便不利，水肿胀满，痰饮咳逆，呕哕，泄泻，遗精，淋浊，惊悸，健忘。

【用法用量】煎服，9~15g。

【用药禁忌】虚寒精滑或气虚下陷者忌服。

【历代简述】

《神农本草经》："茯苓，味甘平。主胸胁逆气，忧恚惊邪，恐悸，心下结痛，寒热烦满，咳逆，口焦舌干。利小便。久服安魂魄养神，不饥延年。"

《世补斋医书》："茯苓一味，为治痰主药。痰之本，水也，茯苓可以行水。痰之动湿也，茯苓又可行湿。"

《名医别录》记载："茯苓，止消渴……水肿淋结。开胸腑，调脏气，伐肾邪，长阴，益气力，保神守中；茯神，止惊悸，多恚怒，善忘，开心益智，养精神。"

《药性论》："茯苓，开胃，止呕逆，善安心神。主肺痿痰壅。治小儿惊痫，心腹胀满，妇人热淋……茯神，主惊痫，安神定志，补劳乏；主心下急痛坚满，小肠不利。"

【评述】茯苓与茯神两者同出茯苓，但取药部位不同，茯神药取茯苓菌核中间天然抱有松根的白色部分，即中间有松根贯穿。因此，宁心安神之效更佳，常用于治疗心神不定，惊悸恍惚，神不守舍，睡卧不安等。茯苓性淡，淡能渗泄水湿，故为利水消肿之要药，临床常用于治疗水肿少尿，便溏泄泻，痰饮眩晕等。

## 4. 甘草

【来源】《神农本草经》。

【简述】为豆科植物甘草、胀果甘草或光果甘草的根及块茎。秋季采挖，除去茎基、枝杈、须根等，截成适当长短的段，置于干燥通风处晒至半干，打成小捆，再晒至全干。也有将外面的栓皮去除者，称为"粉草"。

【性味归经】甘，平。归肺、脾、胃经。

【功效主治】和中缓急，润肺，解毒，调和诸药。炙用，治脾胃虚弱，食少，腹痛便溏，劳倦发热，肺痿咳嗽，惊痫心悸；生用，治咽喉肿痛，痈疽疮疡，解药物及食物之毒。

【用法用量】煎服，1.5~9g。生用性微寒，可清热解毒；蜜炙药性微温，并可增强补益心脾之气和润肺止咳之功。

【用药禁忌】与京大戟、芫花、甘草、甘遂、海藻相反，不宜同用。本品炙用有助湿壅气之弊，湿盛胀满、水肿者不宜使用。大剂量使用可导致水钠潴留，引起水肿。

**【历代简述】**

《神农本草经》："甘草，味甘平。主五脏六腑寒热邪气，坚筋骨，长肌肉，倍气力，金疮𤸑，解毒。久服轻身延年。生山谷。"

《名医别录》："温中下气，烦满短气，伤脏咳嗽，止渴，通经脉，利血气，解百药毒。"

《珍珠囊》："补血，养胃。"

《日华子本草》："安魂定魄。补五劳七伤，一切虚损、惊悸、烦闷、健忘。通九窍，利百脉，益精养气，壮筋骨。"

《本草纲目》："解小儿胎毒、惊痫，降火止痛。"

**【评述】** 甘草又称"国老"。其具有补脾益气，和中缓急，解毒，润肺，调和诸药等功效。《日华子本草》："安魂定魄，补五劳七伤……利百脉，益精养气……"因味甘，入脾胃经，可补中焦虚羸，治疗脏腑虚弱之心虚失眠，烦热；肺虚咳嗽痰喘；脾虚食少便溏，倦怠，面色萎黄等。甘草药性平和，与白芍组成的芍药甘草汤就是很好的缓急止痛方，缓解胃肠道及肌肉痉挛引起的疼痛；其调和药性之功，可以用来减缓其他药物的毒性，如与附子配伍，降低附子的毒烈之性。《金匮要略》中甘麦大枣汤是治疗妇人脏躁的主要方剂。可见甘草不仅可以补益脏腑，亦可作用于人体高级中枢，调节神志活动。

## 5. 当归

**【来源】**《神农本草经》。

**【简述】** 为伞形科植物当归的根。主产于甘肃省东南部的岷县（秦州），产量多，质量好。其次，陕西、四川、云南、湖北等省也有栽培。秋末采挖，除尽芦头、须根，待水分稍行蒸发后按大小粗细分别捆成小把，用微火缓缓熏干或用硫黄烟熏，防蛀、防霉，切片生用，或经酒拌、酒炒用。

**【性味归经】** 甘、辛，温。归肝、心、脾经。

**【功效主治】** 补血调经，活血止痛，润肠通便。

**【用法用量】** 煎服，5~15g。

**【用药禁忌】** 湿盛中满、大便泄泻者忌服。

**【历代简述】**

《神农本草经》："当归，味甘温。主咳逆上气，温疟寒热，洗在皮肤中，妇人漏下绝子；诸恶疮疡、金创，煮汁饮之。"

《名医别录》："主温中，止痛，除客血内塞，中风痓，汗不出，湿痹，中恶客气、虚冷，补五脏，生肌肉。"

《医学启源》："当归，气温味甘，能和血补血，尾破血，身和血。"

《本草纲目》："治头痛，心腹诸痛，润肠胃筋骨皮肤，治痈疽，排脓止痛，和血补血。"

【评述】补血和血，调经止痛，润肠通便。入心、肝、脾经。脾胃相表里为气血生化之源；肝藏血，主魂；心主血，主神志。血不足，则肝魂无所归而夜梦烦扰；神明无所养而神昏不明。当归一药甘温质润，长于补血，故可以疗心悸失眠，精神恍惚等病症。可见当归既可以补血益精神治疗神弱，又可以镇静抑制神魂惑乱。

### 6. 远志

【来源】《神农本草经》。

【简述】为远志科植物远志或卵叶远志的干燥根。产于山西、陕西、吉林、河南、河北等地。春秋二季采挖，除去须根及泥沙，晒干。生用或炙用。

【性味归经】苦、辛，温。归心、肾、肺经。

【功效主治】主咳逆伤中，补不足，除邪气，利九窍，益智慧，耳目聪明，不忘，强志倍力。久服，轻身，不老。

【用法用量】煎服，3~9g。外用适量。化痰止咳宜炙用。

【用药禁忌】凡实热或痰火内盛者及有胃溃疡或胃炎者慎用。

【历代简述】

《神农本草经》："远志，味苦温。主咳逆伤中，补不足，除邪气，利九窍，益智慧，耳目聪明，不忘，强志倍力。久服轻身不老。"

《本草经集注》："主治咳逆伤中，补不足，除邪气，利九窍，益智慧，耳目聪明，不忘，强志，倍力。利丈夫，定心气，止惊悸，益精，去心下膈气，皮肤中热，面目黄。久服轻身，不老，好颜色，延年。"

《本草蒙筌》："益精壮阳，强志倍力。辟邪气，去邪梦，定心气，安心神。增益智慧不忘，和悦颜色耐老。仍利九窍，亦补中伤。咳逆能驱，惊悸可止。治小儿惊痫客忤，疗妇人血禁失音。"

【评述】《名医别录》载："定心气，止惊悸，益精。"《药性论》云："治心神健忘，坚壮阳道，主梦邪。"功可安神益智，祛痰解郁，消散痈肿。用于治疗惊悸，健忘失眠，咳嗽多痰。临床中远志与朱砂、龙齿、茯神等镇静安神药配伍组成的远志丸，用于治疗心肾不交所致心神不宁；与半夏、天麻、全蝎等祛风化痰药组合治疗痰蒙心神所致癫狂昏仆；远志与生姜配伍（《本草汇言》方）开心解郁，治疗气郁鼓胀。可见远志既可以补益不足，又可以祛除外邪。

### 7. 肉桂

**【来源】**《神农本草经》。

**【简述】** 本品为樟科植物肉桂的干皮及枝皮。一般于 8~10 月间，选择桂树，按一定阔度剥取树皮，加工成不同的规格，主要有下列几种。官桂：剥取栽培 5~6 年的幼树干皮和粗枝皮，晒 1~2 天后，卷成圆筒状，阴干。企边桂：剥取十余年生的干皮，两端削齐，夹在木制的凸凹板内，晒干。板桂：剥取老年桂树的干皮，在离地 30 厘米处做环状割口，将皮剥离，夹在桂夹内晒至九成干时取出，纵横堆叠，加压，约 1 个月后即完全干燥。

**【性味归经】** 辛、甘，大热。归肾、脾、心、肝经。

**【功效主治】** 补火助阳，散寒止痛，温经通脉，引火归原。治命门火衰，肢冷脉微，亡阳虚脱，腹痛泄泻，寒疝奔豚，腰膝冷痛，阴疽流注及虚阳浮越，上热下寒。

**【用法用量】** 煎服，1~4.5g，宜后下及焗服；研末冲服，每次 1~2g。

**【用药禁忌】** 阴虚火旺，里有实热，血热妄行出血及孕妇慎服。畏赤石脂。

**【历代简述】**

《神农本草经》："主上气咳逆，结气喉痹吐吸，利关节，补中益气。"

《名医别录》："主心痛，胁风，胁痛，温筋，通脉，止烦、出汗。主温中，利肝肺气，心腹寒热、冷疾，霍乱转筋，头痛，腰痛，止唾，咳嗽，鼻齆；能堕胎，坚骨节，通血脉，理疏不足；宣导百药，无所畏。"

《日华子本草》："治一切风气，补五劳七伤，通九窍，利关节，益精，明目，暖腰膝，破痃癖癥瘕，消瘀血，治风痹骨节挛缩，续筋骨，生肌肉。"

《本草纲目》："治寒痹，风瘖，阴盛失血，泻痢，惊痫，治阳虚失血，内托痈疽痘疮，能引血化汗化脓，解蛇蝮毒。"

**【评述】** 肉桂辛、甘，大热，补火助阳，温经通脉，散寒止痛，引火归原，为治疗命门火衰之要药。肉桂辛热以散寒，甘热以助阳补虚，故与干姜、高良姜配伍治疗寒邪内侵或脾胃虚寒之脘腹冷痛；辛散以通利血脉，故与桑寄生、杜仲、独活等配伍可疗寒湿痹痛；其入肝肾经，可引火归原，故与五味子、人参等配伍治疗虚阳上浮之头痛面赤，失眠，心悸，健忘。

## 8. 麝香

【来源】《神农本草经》。

【简述】麝香是天然香料，属动物性香料之一，又名：当门子、脐香、麝脐香、四味臭、臭子、腊子、香脐子。麝香为雄麝的肚脐和生殖器之间的腺囊的分泌物，干燥后呈颗粒状或块状，有特殊的香气，有苦味，可以制成香料，也可以入药。

【性味归经】辛，温。归心、脾经。

【功效主治】开窍醒神，活血通经，止痛，催产。

【用法用量】入丸散，每次 0.03~0.1g。外用适量。不宜入煎剂。

【用药禁忌】孕妇禁用。

【历代简述】

《神农本草经》："麝香，味辛温。主辟恶气，杀鬼精物，温疟，蛊毒、痫痓，去三虫。久服除邪，不梦寤魇寐。"

《名医别录》："中恶，心腹暴痛胀急，痞满，风毒，妇人产难，堕胎，去面䵟，目中肤翳。"

《药性论》："除心痛，小儿惊痫、客忤，镇心安神，以当门子一粒，研细，熟水灌下，止小便利。能蚀一切痈疮脓。"

《本草纲目》："通诸窍，开经络，透肌骨，解酒毒，消瓜果食积，治中风、中气、中恶、痰厥、积聚癥瘕。"

【评述】开窍醒神，活血，辟秽，通经止痛。其性芳香性烈，入心经，通利官窍，可醒脑复神。麝香与牛黄、朱砂等配伍治疗痰热蒙蔽神窍之猝然中风，惊厥；与苏合香、安息香、檀香等药物配伍治疗寒湿、痰湿闭窍之神昏谵语。现代药理学研究麝香对中枢神经系统具有双向影响作用，小剂量可兴奋中枢，大剂量则抑制，故临床既可以治疗中风不醒，又可以治疗惊痫痰厥。其对心脏则具有明显的强心作用，可增加心肌收缩力和心排出量，故可以治疗血瘀心脉之心腹暴痛。但是，麝香药材贵重，临床不会经常使用。

## 9. 熟地黄

【来源】《本草拾遗》。

【简述】为玄参科植物地黄的块根，经加工炮制而成。通常以酒、砂仁、陈皮为辅料经反复蒸晒，至内外色黑油润，质地柔软黏腻。切片用，或炒炭用。

【性味归经】甘，微温。归肝、肾经。

【功效主治】滋阴补血，益精填髓。用于肝肾阴虚，腰膝酸软，骨蒸潮热，盗汗遗精，内热消渴，血虚萎黄，心悸怔忡，月经不调，崩漏下血，眩晕，耳鸣，须发早白。

【用法用量】煎服，10~30g；或入丸散；或熬膏；或浸酒。

【用药禁忌】本品性质黏腻，有碍消化，凡气滞痰多、脘腹胀痛、食少便溏者忌服。重用、久服者宜与陈皮、砂仁等同用，以免黏腻碍胃。

【历代简述】

《珍珠囊》："大补血虚不足，通血脉，益气力。"

《本草纲目》："填骨髓，长肌肉，生精血，补五脏内伤不足，通血脉，利耳目，黑须发，男子五劳七伤，女子伤中胞漏，经候不调，胎产百病。"

《本草从新》："滋肾水，封填骨髓，利血脉，补益真阴，聪耳明目，黑发乌须。又能补脾阴，止久泻，治劳伤风痹，阴亏发热，干咳痰嗽，气短喘促，胃中空虚觉馁，痘证心虚无脓，病后胫股酸痛，产后脐腹急疼，感证阴亏，无汗便闭，诸种动血，一切肝肾阴亏，虚损百病，为壮水之主药。"

《本经逢原》："熟地黄，假火力蒸晒，转苦为甘，为阴中之阳，故能补肾中元气。必须蒸晒多次，若但煮熟，不加蒸、曝，虽服奚益？……脐下痛，属肾脏精伤；胫股酸，系下元不足；目䀮䀮如无所见，乃水亏不能鉴物，皆肾所主之病，非熟地黄不除。"

【评述】补血养阴，填精益髓。《药品化义》中论述熟地黄时说，专入肝脏补血，因肝苦急，故给予甘温质润之熟地黄补阴益精以生血。其入肾经，故更补肾水之不足。熟地黄为安五脏，和血脉，养心神，宁魂魄，滋阴填髓之圣药。

## 10. 麦冬

【来源】《神农本草经》。

【简述】本品为百合科植物麦冬（沿阶草）的干燥块根。夏季采挖，洗净，反复暴晒、堆置，至七八成干，除去须根，干燥。

【性味归经】甘、微苦，微寒。归心、肺、胃经。

【功效主治】养阴生津，润肺清心。用于肺燥干咳，阴虚劳嗽，喉痹咽痛，津伤口渴，内热消渴，心烦失眠，肠燥便秘。

【用法用量】煎服，6~12g；或入丸、散，清养肺胃之阴多去心用，滋阴清心多连心用。

【历代简述】

《神农本草经》："麦冬，味甘平。主心腹结气，伤中伤饱，胃络脉绝，羸瘦短气。久服轻身，不老不饥。"

《名医别录》："疗身重目黄，心下支满，虚劳客热，口干烦渴，止呕吐，愈痿蹶，强阴益精，消谷调中，保神，定肺气，安五脏，令人肥健。"

《日华子本草》："治五劳七伤，安魂定魄，时疾热狂，头痛，止嗽。"

《珍珠囊》："治肺中伏火，生脉保神。"

【评述】滋阴润肺，益胃生津，清热除烦。《本草汇言》载："主心气不足，惊悸怔忡，健忘恍惚，精神失守。"《日华子本草》认为麦冬可以补脏腑不足，治疗五劳七伤，使魂魄有安居之处。

## 11. 白芍

【来源】《神农本草经》。

【简述】为芍药科芍药属植物芍药（栽培品）及毛果芍药的根。8月采挖栽培3~4年生的根，除去地上茎及泥土，开水煮后用冷水浸泡，用竹刀刮去外皮，晒干或切片晒干。

【性味归经】苦、酸，微寒。归肝、脾经。

【功效主治】养血和营，缓急止痛，敛阴平肝。主治血虚寒热，脘腹疼痛，胁痛，肢体痉挛疼痛，痛经，月经不调，崩漏，自汗，盗汗，下利泄泻，头痛眩晕。

【用法用量】内服：煎汤，5~12g，大剂量可用15~30g；或入丸、散。外用：捣敷。平肝阳宜生用，养肝柔肝宜炒用。

【用药禁忌】虚寒之证不宜单独应用。反藜芦。

【历代简述】

《神农本草经》："芍药，味苦平。主邪气腹痛，除血痹，破坚积寒热、疝痕，止痛，利小便，益气。"

《药品化义》："白芍药微苦能补阴，略酸能收敛。因酸走肝，暂用之生肝。肝性欲散恶敛，又取酸以抑肝。故谓白芍能补复能泻，专行血海，女人调经胎产，男子一切肝病，悉宜用之调和血气。"

《药义明辨》："白芍药味酸，气微寒，主收脾之阴气，泄肝之阳邪。方书云，能补血，是究其功之所及，非指其体之所存也。"

【评述】白芍味酸，善入肝经，可养血柔肝，缓急止痛。肝为藏血之脏，喜条达而恶抑郁，白芍可顺肝木之性，补肝体，畅血行，使肝体柔和，气血畅达，魂安居其中，则不妄动为病。

## 12. 白术

【来源】《神农本草经》。

【简述】为菊科植物白术的根茎。主产于浙江、湖北、湖南等地，以浙江於潜产者最佳，称为"於术"。冬季采收，烘干或晒干，除去须根，切厚片，生用或土炒、麸炒用。

【性味归经】甘、苦，温。归脾、胃经。

【功效主治】补脾，益胃，燥湿，和中，安胎。治脾胃气弱，不思饮食，倦怠少气，虚胀，泄泻，痰饮，水肿，黄疸，湿痹，小便不利，头晕，自汗，胎气不安。

【用法用量】煎服，6~12g。炒用可增强补气健脾止泻作用。

【用药禁忌】本品性偏温燥，热病伤津及阴虚燥渴者不宜使用。

【历代简述】

《神农本草经》："味苦温。主风寒湿痹、死肌、痉、疸，止汗除热，消食，作煎饵，久服轻身延年，不饥。"

《名医别录》："主大风在身面，风眩头痛，目泪出，消痰水，逐皮间风水结肿，除心下急满，及霍乱吐下不止，利腰脐间血，益津液，暖胃，消谷嗜食。"

《药性论》："主大风顽痹，多年气痢，心腹胀痛，破消宿食，开胃，去痰涎，除寒热，止下泄，主面光悦，驻颜去皯，治水肿胀满，止呕逆，腹内冷痛，吐泻不住，及胃气虚冷痢。"

【评述】白术为补气健脾第一要药。脾居中州，中央土以灌四傍，为脏腑得以濡养提供物质基础。白术健脾益气，燥湿渗水，故临床中与茯苓、桂枝配伍治疗脾阳不振、水饮内停之脘痞、眩晕；与人参、茯苓、甘草组成的四君子汤治疗脾胃虚弱不欲饮食，倦怠乏力之证。

### 13. 生地黄

【来源】《本经别录》。

【简述】为玄参科地黄属植物地黄的新鲜块根。秋季采挖，不要挖断根部，除净茎叶、芦头及须根，洗净泥土。亦可在挖出后不洗即以干砂土埋藏，放干燥阴凉处，用时取出。

【性味归经】甘、苦，寒。归心、肝、肾经。

【功效主治】清热凉血，生津润燥。主治急性热病，高热神昏，斑疹，津伤烦渴，血热妄行之吐血、衄血、崩漏、便血，口舌生疮，咽喉肿痛，劳热咳嗽，跌打伤痛，痈肿。

【用法用量】内服：煎汤，10~30g；捣汁或熬膏。外用：捣烂敷；或取汁涂搽。

【用药禁忌】胃虚食少、脾虚有湿者慎服。

【历代简述】

《本经别录》："主妇人崩中血不止，及产后血上薄心闷绝，伤身胎动下血，胎不落，堕坠踠折，瘀血，留血，鼻衄，吐血，皆捣饮之。"

《药性论》："解诸热，破血，通利月水闭绝，亦利水道。捣薄心腹，能消瘀血。病人虚而多热，加而用之。"

《药鉴》："凉心火之血热，泻脾土之湿热，止鼻中之衄热，除五心之烦热。"

【评述】生地黄味甘苦，性寒，善补阴液。肝肾同居下焦，肝阴乃肾阴所化，依靠肾阴的濡润滋养。肝肾阴津充足，则精血充盛，魂魄健旺。下焦火热易耗伤阴液，生地黄功可清下焦火热，热清则魂安矣。

### 14. 五味子

【来源】《神农本草经》。

【简述】为五味子科五味子属植物五味子或华中五味子的果实。在8月下旬~10月上旬，果实呈紫红色时，随熟随收，晒干或阴干。遇雨天可用微火炕干。

【性味归经】酸，温。归肺、心、肾经。

【功效主治】收敛固涩，益气生津，宁心安神。主治久咳虚喘，梦遗滑精，尿频遗尿，久泻不止，自汗盗汗，津伤口渴，心悸失眠。

【用法用量】内服：煎汤，3~6g；研末，每次1~3g；熬膏；或入丸、散。外用：研末掺；或煎水洗。

【用药禁忌】外有表邪，内有实热，或咳嗽初起，麻疹初发者均慎服。

【历代简述】

《神农本草经》："五味子，味酸温。主益气，咳逆上气、劳伤羸瘦，补不足，强阴，宜男子精。"

《药性论》："治中下气，止呕吐，补诸虚劳，令人体悦泽，除热气。病人虚而有气兼嗽者，加而用之。"

《本草纲目》："五味子，入补药熟用，入嗽药生用。""五味子酸咸入肝而补肾，辛苦入心而补肺，甘入中宫益脾胃。"

【评述】五味子既酸咸可入肝肾，又辛苦可入心肺。功可益气强阴，有收敛之作用。故入五脏，可补其气，益其精。五脏强，则神魂魄意志皆强。至于魂离魄离，五味子亦有良效。

### 15. 防风

【来源】《神农本草经》。

【简述】为伞形科植物防风的根。主产于东北及内蒙古东部。春、秋二季采挖未抽花茎植株的根，除去须根及泥沙，晒干。切片，生用或炒炭用。

【性味归经】辛、甘，微温。归膀胱、肝、脾经。

【功效主治】祛风解表，胜湿止痛，止痉。

【用法用量】煎服，4.5~9g。

【用药禁忌】本品药性偏温，阴血亏虚、热病动风者不宜使用。

【历代简述】

《神农本草经》："味甘温，无毒。主大风、头眩痛、恶风、风邪，目盲无所见，风行周身，骨节疼痹，烦满。久服轻身。"

《名医别录》："胁痛，胁风头面去来，四肢挛急，字乳金疮内痉。"

《药类法象》："治风通用。泻肺实，散头目中滞气，除上焦风邪。"

【评述】祛风药中之润剂。味辛甘，性微温。善祛风，解表，胜湿止痛，止痉。防风既可以散外感风寒引起的头痛目眩，骨节酸痛，又可以息内风以止痉。在配伍中，防风与川芎、白芷相伍疗外感头目之风；与羌活、独活相伍，引药下行祛腰膝之风；与当归相伍治疗血风；与黄芩、黄连之清热药相伍共祛热风。

### 16. 川芎

【来源】《神农本草经》。

【简述】为伞形科藁本属植物川芎的根茎。5月下旬~6月上旬，挖出根茎，抖掉泥土，除去茎叶，炕干。

【性味归经】辛，温。归肝、胆、心包经。

【功效主治】活血祛瘀，行气开郁，祛风止痛。主治月经不调，经闭痛经，产后瘀滞腹痛，癥瘕肿块，胸胁疼痛，头痛眩晕，风寒湿痹，跌打损伤，痈疽疮疡。

【用法用量】内服：煎服，3~10g；研末，每次1~1.5g；或入丸、散。外用：研末撒；或煎汤漱口。

【用药禁忌】阴虚火旺，月经过多及出血性疾病慎用。

【历代简述】

《神农本草经》："味辛温。主中风入脑、头痛、寒痹、筋挛、缓急、金疮、妇人血痹无子。"

《本经别录》："除脑中冷动，面上游风去来，目泪出，多涕唾，忽忽如醉，诸寒冷气，心腹坚痛，中恶，卒急肿痛，胁风痛，温中内寒。"

《珍珠囊》："散诸经之风。""治头痛、颈痛""上行头角，助清阳之气，止痛；下行血海，养新生之血调经"。

【评述】川芎辛温，善入肝胆经，可活血行气，与地黄、芍药、当归合用，可养血补血。肝为藏血之脏，川芎可使血行畅达，气机运转流利，气血调和，使魂可发挥其正常生理功能。

### 17. 柏子仁

【来源】《神农本草经》。

【简述】为柏科侧柏属植物侧柏的种仁。9~12月采收成熟球果，晒干，收集种子，碾去种皮，簸净。

【性味归经】甘，平。归心、肾、大肠经。

【功效主治】养心安神，敛汗，润肠通便。主治惊悸怔忡，失眠健忘，盗汗，肠燥便秘。

【用法用量】内服：煎汤，10~15g，便溏者制霜用；或入丸、散。外用：研末调敷；或鲜品捣敷。

【用药禁忌】便溏及痰多者慎服。

【历代简述】

《神农本草经》："味甘平。主惊悸，安五脏，益气，除湿痹。久服令人润泽，美色，耳目聪明，不饥不老。轻身延年。"

《本草纲目》："柏子仁，性平而不寒不燥，味甘而补，辛而能润，其气清香，能透心肾、益脾胃，盖上品药也，宜乎滋养之剂用之。"

【评述】柏子仁为植物种仁，善入心经。心主神明，故柏子仁可养心安神益智。神明健旺，则魂魄意志皆可收益，柏子仁虽补心神，实为益五脏之神。

## 18. 酸枣仁

【来源】《神农本草经》。

【简述】为鼠李科枣属植物酸枣的种子。栽后 7~8 年，每年 9~10 月果实呈红色时，摘下浸泡 1 夜，搓去果肉，捞出，碾破核壳，淘取酸枣仁，晒干。

【性味归经】甘，平。归心、肝经。

【功效主治】宁心安神，养肝，敛汗。主治虚烦不眠，惊悸怔忡，体虚自汗、盗汗。

【用法用量】煎服，6~15g；研末，每次 3~5g；或入丸、散。

【用药禁忌】有实邪及滑泻者慎服。

【历代简述】

《神农本草经》："味酸平。主心腹寒热，邪结气聚，四肢酸疼，湿痹。久服安五脏，轻身延年。"

《本经别录》："主烦心不得眠，脐上下痛，血转久泄，虚汗烦渴，补中，益肝气，坚筋骨，助阴气，令人肥健。"

《得配本草》："收肝脾之液，以滋养营气，敛心胆之气，以止消渴，补君火以生胃土，强筋骨以除酸痛。"

【评述】酸枣仁性酸质润，入心、肝二经。人之卧寐由肝所主，但也需要心神的调控，酸枣仁养心安神，神魂安定则卧寐正常，多用于治疗失眠症，《伤寒论》中酸枣仁汤是治疗失眠症的代表。

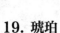

### 19. 琥珀

**【来源】**《本经别录》。

**【简述】**为古代松科松属植物的树脂，埋藏地下经久转化而成的化石样物质。从地层或煤层中挖出后，除去砂石、泥土等杂质。

**【性味归经】**甘，平。归心、肝、膀胱经。

**【功效主治】**镇惊安神，散瘀止血，利水通淋，去翳明目。主治失眠，惊悸，惊风，癫痫，瘀血闭经，产后腹痛，癥瘕积聚，血淋血尿，目生翳障。

**【用法用量】**内服：研末，1~3g；或入丸、散。外用：研末撒；或点眼。

**【用药禁忌】**阴虚内热及无瘀滞者慎服。

**【历代简述】**

《本经别录》："主安五脏，定魂魄，杀精魅邪鬼，消瘀血，通五淋。"

《珍珠囊》："利小便，清肺。"

《玉楸药解》："凉肺清肝，磨障翳，止惊悸，除遗精白浊，下死胎胞衣，涂面益色，敷疗拔毒，止渴除烦，滑胎催生。"

**【评述】**琥珀乃植物化石，历经千年而成，功可镇静安神，杀精邪，善定魂魄，对于治疗失眠惊悸、心神不安等症有良效。

### 20. 石菖蒲

**【来源】**《神农本草经》。

**【简述】**为天南星科植物石菖蒲的干燥根茎，我国长江流域以南各省均有分布，主产于四川、浙江、江苏等地。秋、冬二季采挖，除去须根及泥沙，晒干，生用。

**【性味归经】**辛、苦，温。归心、胃经。

**【功效主治】**开窍醒神，化湿和胃，宁神益志。主治癫痫，痰厥，热病神昏，健忘，气闭耳聋，心胸烦闷，胃痛，腹痛，风寒湿痹，痈疽肿毒，跌打损伤。

**【用法用量】**煎服，3~9g。鲜品加倍。

**【历代简述】**

《神农本草经》："主风寒湿痹，咳逆上气，开心孔，补五脏，通九窍，明耳目，出音声。久服轻身，不忘，不迷惑，延年。"

《本草纲目》："治中恶卒死，客忤癫痫，下血崩中，安胎漏，散痈肿。"

《本草从新》："辛苦而温，芳香而散，开心孔，利九窍，明耳目，发声音，去湿除风，逐痰消积，开胃宽中，疗噤口毒痢。"

【评述】治劳心过度，心神失养引发的失眠、多梦、心悸怔忡，常与人参、白术、龙眼肉及酸枣仁、茯神、朱砂等配伍，如安神定志丸；治心肾两虚、耳鸣耳聋、头昏、心悸，常与菟丝子、女贞子、旱莲草及丹参、首乌藤等配伍，如安神补心丸。本药常用于治疗肺性脑病、脑梗死、癫痫、神经性呕吐，复方可治疗脑震荡后遗症、神经衰弱、心肌梗死、失音、慢性咽喉疾患等。

## 21. 黄芪

【来源】《神农本草经》。

【简述】为豆科植物蒙古黄芪或膜荚黄芪的根。主产于内蒙古、山西、黑龙江等地。春秋二季采挖，除去须根及根头，晒干，切片，生用或蜜炙用。本品呈圆柱形，有的有分枝，上端较粗，长 30~90cm，直径 1~3.5cm。表面淡棕黄色或淡棕褐色，有不整齐的纵皱纹或纵沟。质硬而韧，不易折断，断面纤维性强，并显粉性，皮部黄白色，木部淡黄色，有放射状纹理及裂隙，老根中心偶呈枯朽状，黑褐色或呈空洞。气微，味微甜，嚼之微有豆腥味。

【性味归经】甘，微温。归脾、肺经。

【功效主治】生用：益气固表，利水消肿，托毒生肌，治自汗盗汗，血痹，浮肿，痈疽不溃或久溃不敛。炙用：补中益气，治内伤劳倦，脾虚泄泻，肛脱，气虚血脱及一切气衰血虚之证。

【用法用量】煎服，9~30g。蜜炙可增强其补中益气的作用。

【历代简述】

《神农本草经》："主治痈疽，久败疮，排脓止痛……补虚。"

《本草汇言》："补肺健脾，实卫敛汗，驱风运毒之药也。"

《医学衷中参西录》："能补气，兼能升气，善治胸中大气（即宗气）下陷。"

【评述】《本草汇言》：黄芪，补肺健脾，实卫敛汗。治疗内伤劳倦，气虚血脱，自汗、盗汗等症。现代药理学认为黄芪能促进机体代谢，强壮身体，有保护心血管的作用，另外在辅助治疗更年期焦虑方面小颇有疗效。

## 22. 犀角

【来源】《本草纲目》。

【简述】为犀科动物印度犀、爪哇犀、苏门犀等的角。

【性味归经】酸、咸，寒。归心、肝经。

【功效主治】清热，凉血，定惊，解毒。治伤寒温疫热入血分，惊狂，烦躁，谵妄，斑疹，发黄，吐血，衄血，下血，痈疽肿毒。

【用法用量】内服：磨汁或研末，1.5~3g；煎汤，2.5~10g；或入丸、散。外用：磨汁涂。

【用药禁忌】痘疮气虚无大热、伤寒阴证发躁者不宜使用，孕妇禁服。

【历代简述】

《药性论》："辟中恶毒气，镇心神，解大热，散风毒。能治发背、痈疽、疮疡，化脓作水。主疗时疾热如水，烦闷，毒入心中，狂言妄语。"

《日华子本草》："治心烦，止惊，退热消痰。治中风失音，热毒风，时气发狂。"

《本草纲目》："磨汁治吐血、衄血、下血及伤寒蓄血发狂谵语，发黄发斑；痘疮稠密，内热里陷或不结痂。泻肝凉心，清胃解毒。"

【评述】酸、咸，寒。清热凉血，定惊解毒。犀角可入心、肝二经，临床用于治疗热入血分之烦躁惊狂、谵语、吐血衄血等。


# 第二节　五神之方剂辑要


## 一、五神之"神"要素方药规律探索

### （一）古代方剂辑要

#### 1. 龙齿丸

【方源】《圣济总录》

【组成】龙齿、远志（去心）、生干地黄（焙）、白茯苓（去黑皮）、天冬（去心，焙）、山芋、防风（去叉）、五味子、车前子、麦冬（去心，焙）、地骨皮（去土）、人参各等份

【用法】上一十二味，捣罗为细末，炼蜜丸梧桐子大，每日空心竹叶汤下

二十丸，日再。

【功效】平肝镇心，养血益气。

【主治】治心神狂越，多喜善笑，如邪祟。

【历代论述】

《太平圣惠方》卷四："夫心虚则多惊，胆虚则多恐。此皆气血不实，腑脏虚伤，风邪所干，入于经络，心既不足，胆气衰微，故令神思恐怯而多惊悸也。心脏风虚，惊悸失常，或喜或怒，神思不安。"

《太平圣惠方》卷十四："伤寒后心虚惊悸，烦热口干，头项时疼。"

《太平圣惠方》卷二十七："虚劳，不汗出而闷，脉结心悸虚烦。"

《太平圣惠方》卷八十五："小儿惊热，下泻不定，兼渴。"

【评述】龙齿气味凉涩，入足厥阴；犀角气味酸咸寒，入足少阳厥阴；茯神气味甘平淡渗，入足阳明；人参气味甘温。肝风内动，故以风药泄其风而镇补之药护其中也。

## 2. 丹砂镇心丸

【方源】《御药院方》

【组成】朱砂（飞研，一两），牛黄（一钱），生龙脑（一钱），麝香（一钱），铅白霜（细研，三钱），天竺黄（细研，三钱），天麻（明大者，二两），人参（一两），茯苓（一两），甘草（炙，一两）

【用法】上诸药研细末，炼蜜和丸，如鸡头实大，每服一丸，煎金钱薄荷汤化下。

【功效】安神镇惊。

【主治】治小儿心神不宁，有时惊悸，目睛偏视，痰涎不利，甚则瘈疭。服之安镇心神，罢惊止搐。

【历代论述】

《圣济总录》卷十四："化痰涎，利咽膈；安镇心神，罢惊止搐。主诸风惊悸，或忧愁思虑，心神恍惚，狂言烦闷，口眼㖞斜；小儿心神不宁，有时惊悸，目睛偏视，痰涎不利，甚则瘈疭。"

【评述】本方主治痰阻清窍，心神亢盛之证。方中以重镇安神药朱砂为君；配伍牛黄、麝香、天麻等以息风开窍；天竺黄清热化痰，祛除已成之痰；君臣配伍治疗痰浊阻窍，神明被扰所致的易惊悸、心神不宁之症。茯苓、人参健脾益气，又可利水渗湿，使湿无所聚，痰无从生，从根本上断绝痰饮的形成；甘草炙用，味甘性温调和诸药，一者益气健脾，二者缓和朱砂、牛黄等金石寒凉药的寒凉之性，固护脾胃。

### 3. 羚羊角散

【方源】《太平圣惠方》

【组成】羚羊角屑（一两），麻黄（一两，去根节），独活（三分），赤茯苓（三分），黄芪（三分，锉），黄芩（三分），秦艽（三分，去苗），远志（三分，去心），桂心（三分），川芎（三分），麦冬（一两，去心），葛根（三分，锉），石膏（一两），赤箭（三分），白藓皮（三分），人参（三分，去芦头），沙参（三分，去芦头），甘草（半两，炙微赤，锉），杏仁（三分，汤浸，去皮尖、双仁，麸炒微黄）

【用法】上诸药，捣筛为散。每服四钱，以水一中盏，入生姜半分，煎至六分，去滓，不计时候温服。

【功效】平肝息风，清热定惊。

【主治】涎潮忽仆，目吊口噤，角弓反张，子痫。

【历代论述】

《医方集解》云："此足厥阴药也。羚羊之辛凉以平肝火，防风、独活之辛温以散肝邪，茯神、酸枣以宁神，当归、川芎以活血，杏仁、木香以利气，薏仁、甘草以调脾也。"

《医林纂要》云："子痫作于猝然，旧有风湿，溢于冲任，因孕而动，肝血养胎。血热风生，时或动其经血，而风涎淬作，非中风也。羚羊角苦咸寒，补心宁神，宣布血脉，搜刷经络，无坚不软，无瘀不行，兼平君相之火，降已亢之阳，除妄作之热，故可以治痫而安胎也。独活、防风以去风湿，当归、川芎以滋血补肝，茯神、酸枣仁以收散宁心，杏仁降逆气，破坚结，润心肺，薏苡仁甘淡清肺和脾。"

《太平圣惠方》卷第四："治心脏中风，言语謇涩，恍惚惊悸，神志错乱，面赤心烦，四肢不利，宜服羚羊角散方。"

《太平圣惠方》卷第六十九："治妇人血风，气壅多发，心神惊悸，羚羊角散方。"

《太平圣惠方》卷第七十八："治产后中风，眼张口噤，筋骨强直，腰背反偃，心中惊悸，羚羊角散方。"

《太平圣惠方》卷第十四："治伤寒后心肺壅热，背膊烦闷，心虚惊悸，眼涩口干，宜服羚羊角丸方。"

【评述】羚羊角味辛咸，性微寒，入足厥阴；茯神味甘，性平，入心；川芎味辛，性温，入肝胆；防风味辛甘，性平，入泛太阳；半夏味辛，性温，入胃；白芷味辛，性温，入手足阳明；甘草味甘，性平，入足太阴；枳壳味苦，性寒，入脾；附子味辛咸，性大热，入手足少阴；佐以生姜之达表。此因风邪乘于阳位，窃据清虚之府，使阳气不能流行，阴寒之气结聚而不化，故辛散之药少佐以辛热温通之品，则结聚者开，而阳气得行，风无不去矣。

### 4. 犀角散

【方源】《普济方》

【组成】犀角屑（一两），人参（一两，去芦头），远志（三分，去心），甘草（半两，炙微赤，锉），桂心（三分），独活（三分），酸枣仁（二两，微炒），生干地黄（一两）

【用法】上粗捣罗为散，每服三钱，以水一中盏，入生姜半分，薄荷二七叶，煎至六分去滓，不计时候，温服。

【功效】安神定志。

【主治】治风惊五脏，恍惚惊悸。

《太平圣惠方》卷第十一："治伤寒有狂热在心，恍惚或多惊，不得睡卧，宜服犀角散方。"

《太平圣惠方》卷第十五："热毒攻心，言语不定，心狂烦乱，不得睡卧。"

《太平圣惠方》卷第五十五："面目遍身俱黄，言语失错，心神狂乱，诈奸黠如不患人，若不与漱，即口舌干燥。"

《太平圣惠方》卷第八十五："治小儿心脏壅热，变为风痫，身体壮热，惊悸不安，心神烦闷，多啼少睡，犀角散方。"

《太平圣惠方》卷第八十五："治小儿慢惊风，心神烦热，多惊体瘦，四肢抽掣，犀角散方。"

《奇效良方》："治中风，角弓反张，心神烦乱，口噤不语。"

【评述】本方所治惊悸心慌者，由体虚心气不足，外受风邪，由风寒暑湿，毒气攻注，经脉凝涩，蓄于筋骨经隧之间，或在四肢，肉色不变，发作连骨髓痛，乍歇乍作，或昼静夜发，来去不常。心神不安，精神恍惚，惊悸不安。故用远志、酸枣仁益智安神；桂心辛温，温通经脉，散寒凝又防药物之寒凉碍胃；人参、甘草补益气血；生地黄滋阴柔筋；犀角镇心神，止惊悸，诸药合用安神定志。

**5. 辰砂远志丸**

【方源】《济阴纲目》

【组成】石菖蒲、远志（去心）、人参、茯苓（去木）、辰砂各三钱，川芎、山药、铁粉、细辛、麦冬（去心）、天麻、半夏（汤泡）、南星、白附子各一两

【用法】上为末，姜汁煮，糊丸如绿豆大，别以朱砂为衣，每服三十丸，临卧姜汤下。

【功效】消风化痰，镇心安神。

【主治】治产后中风惊狂，起卧不安，或痰涎上涌。

【历代论述】

《普济本事方》云：“安神镇心，治惊悸，消风痰，止头眩。”

《本事方释义》：“石菖蒲气味辛温，入手少阴、足厥明；远志气味辛微温，入心肾；人参气味甘温，入脾胃；茯神气味甘平，入心；川芎气味辛温，入肝胆；山芋气味辛平，入足阳明；铁粉气味咸平，入足厥阴，能安神强志；麦冬气味甘凉、微苦，入手太阴、少阴；天麻气味辛平，入足阳明、厥阴；半夏曲气味辛微温，入胃；天南星气味辛温，入手足太阴；白附子气味辛甘温，入胃；细辛气味辛温，入肾；辰砂气味苦温，入心。因惊悸致病，故必镇心安神，兼以扶持正气，以姜为引，虽有微毒之味，只能搜病，并不能伤正气也。”

【评述】本方功能消风化痰，镇心安神，用以治疗痰涎壅盛，蒙蔽心窍所致心神惊悸不安。方中半夏、南星、白附子燥湿化痰；远志、石菖蒲宁心安神；辰砂、铁粉、天麻重镇安神；人参、茯苓、山药、麦冬益气养阴，使心神得养；佐以川芎、细辛舒畅气机。诸药合用，风痰得化，则心神安、惊悸平。

**6. 麦冬汤**

【方源】《圣济总录》

【组成】麦冬（去心，焙）、茯神（去木）、防风（去叉）、地骨皮（去土）各三两，远志（去心）、人参、龙齿、羚羊角屑、甘草（炙）、石膏各二两，紫

石英一两

【用法】上锉如麻豆大，每服三钱，水一盏半，枣二枚，煎至半盏，去滓温服，未瘥再服，以瘥为度。甚益心力，曾经吐血者服之尤佳。若畏药者，去紫石英。

【功效】养心安神。

【主治】治产后心虚，惊悸，恍惚不安。

【历代论述】

《奇效良方》："治心中烦热，惟欲露体，覆之即闷，惊悸心松，面无颜色，忘前失后，妇人多成此疾，乃心蒸之状。"

《普济方》："治营卫气滞，精神不足，胆热多睡，头目昏眩。"

【评述】方中重用麦冬、地骨皮滋养肺胃，清降虚火；人参、茯神益气生津，安神；羚羊角、紫石英、龙齿祛痰镇心，安神定惊，安魂魄；甘草、大枣益胃气，生津液为使。诸药合用，使肺胃气阴得复，则虚火平，逆气降，痰涎清，神自安。

### 7. 归脾汤

【方源】《重订严氏济生方》

【组成】白术（一钱），当归（一钱），白茯苓（一钱），黄芪（炒，一钱），龙眼肉（一钱），远志（一钱），酸枣仁（炒，一钱），木香（五分），甘草（炙，三分），人参（一钱）

【用法】以上诸药㕮咀，每服四钱，水一盏半，加生姜五片，枣子一枚，煎至七分，去滓温服，不拘时候。

【功效】益气补血，健脾养心。

【主治】治思虑过度，劳伤心脾，健忘怔忡。

【历代论述】

《医方集解》："此手少阴、足太阴药也。血不归脾则妄行，参、术、黄芪、甘草之甘温，所以补脾。茯神、远志、枣仁、龙眼之甘温酸苦，所以补心。心者，脾之母也。当归滋阴而养血，木香行气而舒脾，既以行血中之滞，又以助参、芪而补气。气壮则能摄血，血自归经，而诸证悉除矣。"

《医贯》："凡治血证，前后调理，须按三经用药。心主血，脾裹血，肝藏血，归脾汤一方，三经之方也。远志、枣仁补肝以生心火，茯神补心以生脾土，参、芪、甘草补脾以固肺气。木香者，香先入脾，总欲使血归于脾，故曰归脾。有郁怒伤脾，思虑伤脾者，尤宜。"

【评述】本方证因思虑过度，劳伤心脾，气血亏虚所致，心藏神而主血，脾主思而统血，思虑过度，心脾气血暗耗，脾气亏虚则体倦、食少，心血不足则惊悸、怔忡、健忘、不寐、盗汗。上述诸证虽是心脾两虚，却是以脾虚为核心，气血亏虚为基础，脾胃为气血生化之源，全方共奏益气补血，健脾养心之功，为治思虑过度，劳伤心脾，气血两亏之良方。本方配伍特点，一是心脾同治，重点在脾，脾旺则气血生化有源。方中除用参、芪、术、草健脾补气外，尚有木香理气醒脾，使补而不滞。二是气血并补，但重在补气，意在生血，方中黄芪配当归，寓当归补血汤之意，使气旺则血有所生，血足则心有所养，心悸怔忡、失眠健忘诸症可愈。本方为养心与益脾并进之方，亦即益气与养血相融之剂。脾疼者，脉见软弱，中气已虚，去当归、黄芪、白术，少加柴胡。

### 8. 朱砂安神丸

【方源】《内外伤辨惑论》

【组成】朱砂（另研，水飞，五钱），黄连（去须，酒洗，六钱），当归（去须，，二钱半），生地黄（二钱半），炙甘草（五钱半）

【用法】上四味为细末，另研朱砂，水飞为尘，阴干，为衣，汤浸蒸饼为丸，如黍米大，每服十五丸，津唾咽之，食后。

【功效】重镇安神，清心泻火。

【主治】心火亢盛，阴血不足证。治失眠多梦，惊悸怔忡，心烦神乱。

【历代论述】

《医方考》："梦中惊悸，心神不安者，此方主之。梦中惊悸者，心血虚而火袭之也。是方也，朱砂之重，可使安神；黄连之苦，可使泻火；生之凉，可使清热；当归之辛，可使养血。乃甘草者，一可以缓其炎炎之焰，一可以养气而生神也。治异梦多惊，外有二法：一于髻中戴粗大灵砂一纱囊，一于枕中置真麝香一囊，皆能杜绝异梦而疗夜魇。"

《古今名医方论》："治心神昏乱，惊悸，怔忡，寤寐不安……叶仲坚曰：经曰：神气舍心，精神毕具。又曰：心者，生之本，神之舍也。且心为君主之官，痴妄以养之；安。"

【评述】心者，生之本，神之舍也。心为君主之官，神太劳则魂魄散，所以寤寐不安，淫邪发梦，轻则惊悸怔忡，重则痴妄癫狂。朱砂具光明之体，赤色通心，重能镇怯，寒能胜热，甘以生津，抑阴火之浮游，以养上焦之元气，为安神之第一品；心苦热，配黄连之苦寒，泻心热也，更佐甘草之甘以泻之；心主血，用当归之甘温，归心血也，更佐地黄之寒以补之。心血足，则肝得所藏而魂自安。

### 9. 宁志膏

【方源】《普济方》

【组成】人参（去芦）、酸枣仁（微炒，去皮）（各一两），辰砂（研细水飞，半两），乳香（一分，以乳钵坐水盆中研）

【用法】上为末，炼蜜丸如弹子大。每服一丸，温酒化下，枣汤亦可，空心临卧服。

【功效】宁神定志。

【主治】因惊失心，心气虚耗，神不守舍，恐怖惊惕，恍惚健忘，睡卧不宁，梦涉危险，赤白浊甚，一切心疾，并皆治之。

《世医得效方》："治心脏亏虚，神志不守，恐怖，赤浊，常多恍惚，易于健忘，睡卧不宁，梦涉危险，一切心疾，并皆治之。"

《证治准绳·女科》："治妇人因失血过多，心神不安，言语失常，不得睡卧。"

《校注妇人良方》："治失血心神不安，言语失常，不得安睡等症。"

《医辨》："有因精神短少者。"

【评述】本方是心气虚耗，心神不养，神不守舍而制。方中人参味甘，性温，入脾胃；枣仁味苦，性平，入心；辰砂味苦，性温，入心；乳香味辛，性微温，入手足少阴；以薄荷汤送药，乃手太阴之引经药也。甘温护持中土，佐以苦味入心，辛香开窍，使以轻扬为引，表里皆得安妥矣。

### 10. 人参丸

【方源】《太平圣惠方》

【组成】人参（一两，去芦头），茯神（一两半），龙齿（一两，细研如粉），白术（半两），防风（三分，去芦头），金银箔（各五十片，细研），麦冬（半两，去心，焙），甘草（半两，炙微赤，锉），熟干地黄（一两）

【用法】上件药，捣罗为末，入研了药令匀，炼蜜和捣三二百杵，丸如梧桐子大。每服不计时候，以粥饮下二十丸。

【功效】补脾益气，养心安神。

【主治】治心脏风虚，心忪惊悸，或因忧虑之后，时有恍惚，心神不安。

【历代论述】

《圣济总录》："治中风口眼㖞斜，手足无事，语不謇涩，止缘坐卧处，对耳有窍，为风所中，筋牵过一边，连眼皆紧，睡著一眼不合者，服此药二十日内，眼口皆正。"

《普济方》："治肉极虚寒，四肢急惰，咳引胁肋下满痛，手足厥冷不嗜食。"

《玉机微义》："治小儿咳嗽有痰，气急恶心。"

【评述】"神寓于气，气以化神。气盛则神旺，气衰则神病，气绝则神亡。"脾胃为后天之本，气血生化之源，因此本方以人参、白术、炙甘草健脾益气，更加茯神在健脾的基础上增加其宁心安神之效，麦冬、龙齿等清心除烦安神，故可用于治疗气虚所致的神弱心神不安患者。

## 11. 生铁落饮

【方源】《医学心悟》

【组成】天冬（去心）、麦冬（去心）、贝母各三钱，胆星、橘红、远志、石菖蒲、连翘、茯苓、茯神各一钱，玄参、钩藤、丹参各一钱五分，辰砂三分

【用法】用生铁落，熬煎三炷线香，取此水煎药，内服。服后安神静睡，不可惊骇叫醒，犯之则病复作，难乎为力。

【功效】镇心安神，清热涤痰。

【主治】痰热上扰之癫狂症，发作则暴，骂詈不避亲疏，甚则登高而歌，弃衣而走，逾垣上屋，此痰火结聚所致；心热癫痫。

【历代论述】

《古方选注》："盖铁之生者，气寒味辛，其性直行而降，下气疾速，用其捶出之花，遮得外走经络，开结于木火之中，则狂怒自已。"

《历代名医良方注释》："本方天麦冬清心化痰；贝母、胆星、橘红，清热化痰；远志、石菖蒲、茯神安神定志；玄参、连翘、钩藤、丹参养阴散风；辰砂镇痉，总之本方安神定志，息风化痰。"

【评述】癫狂躁扰，无有宁时，多由痰火扰乱心神致病，故治疗当以清心涤痰为务。贝母、胆南星、连翘、茯苓、茯神、远志、橘红清心涤痰，安神定志；丹参、玄参、天冬、麦冬养心血、滋心液，壮水以济火也；钩藤、辰砂，一以平肝息风，一以重镇宁神；石菖蒲开心孔而通九窍，复其神明之用焉。现代临床常用于治疗狂躁型精神分裂症、癫痫等病症。

## 12. 柴胡百合汤

【方源】《简明医彀》

【组成】柴胡、人参、黄芩、百合、生地黄、知母、陈皮（等分），甘草（减半）

【用法】上加姜、枣、鳖甲，水煎服。

【功效】和解少阳，养阴清热。

【主治】瘥后昏沉、发热、渴，错语失神，及百合、劳复等证。

【历代论述】

《鲁府禁方》："伤寒愈后，昏沉发热，渴而谵语，失神，及百合、劳复、食复。"

《伤寒六书》："伤寒愈后，昏沉发热，渴而错语失神，及百合劳复。"

【评述】本方以小柴胡汤为基础，加以清热养阴之生地黄、知母、百合组成。本方也可据临床而加减应用：如渴者，加天花粉，生津止渴；胸中烦躁者，加山栀，清热除烦；有微头痛，加羌活、川芎，引药上行祛邪止痛；呕吐，入姜汁炒半夏，降逆止呕；胸中饱闷，加枳壳、桔梗，一升一降，宽胸理气；饮食反复者，加枳实、黄连，行气导滞，清除饮食郁热；愈后干呕，错语失神，呻吟，睡不安，加黄连、犀角，清心镇惊安神。

## 13. 菖蒲散

【方源】《太平圣惠方》

【组成】石菖蒲、秦艽（去苗）、桂心、当归（锉微炒）、蔓荆子、人参（去芦头）、附子（炮裂，去皮脐）、黄芩、甘草（炙微赤，锉）、远志（去心）、防风（去芦头）以上各半两，赤石脂、白茯苓、白芍药、川芎、汉防己以上各三分

【用法】上诸药，捣筛为散。每服三钱，以水一中盏，煎至六分，去滓，不计时候，放温渐渐服之。

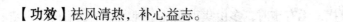

【功效】祛风清热，补心益志。

【主治】治风邪所伤，恍惚悲泣，或狂走不定，如有鬼神所着，或身体强直，或日夜疼痛，水浆不下，面目变色，甚者不识人。

【历代论述】

《全生指迷方》："若卒然昏冒无所知，或妄言语，此由暴惊，心无所倚，神无所归，久不治，阴阳相并，或阴气并阳，阳气并阴，令人九窍闭塞，状类尸厥，菖蒲散主之。"

《圣济总录》："主精神恍惚，或爽或昏，意思不佳，日多伸欠，眠食不时。"

【评述】本方主治脏虚风湿之邪直入扰乱神志之证。方中秦艽、蔓荆子、防风、防己祛风除湿；石菖蒲、远志开心益智；当归、川芎养血活血，行气祛风，以血行风灭；桂心、附子合白芍、茯苓温阳健脾以散外寒；赤石脂收涩防止祛风药消散太过。

## 14. 甘麦大枣汤

【方源】《金匮要略》

【组成】甘草（三两），小麦（一升），大枣（十枚）

【用法】上三味，以水六升，煮取三升，温分三服。

【功效】养心安神，和中缓急。

【主治】治妇人脏躁。烦躁不宁，无故悲泣，哭笑无常，喜怒无定，呵欠频作，不能自控，喜怒无常或精神恍惚，心中烦乱，睡眠不安，甚则言行失常，舌淡红苔少，脉细、微数。

【历代论述】

《金匮要略论注》："小麦能和肝阴之客热，而养心液，且有消烦利溲止汗之功，故以为君。甘草泻心火而和胃，故以为臣。大枣调胃，而利其上壅之燥，故以为佐。盖病本于血，心为血主，肝之子也，心火泻而土气和，则胃气下达。肺脏润，肝气调，躁止而病自除也。补脾气者，火为土之母，心得所养，则火能生土也。"

《绛雪园古方选注》："小麦，苦谷也。《经》言心病宜食麦者，以苦补之也。心系急则悲，甘草、大枣甘以缓其急也，缓急则云泻心。然立方之义，苦生甘是生法，而非制法，故仍属补心。"

【评述】脏躁由情志内伤所致，以精神忧郁，心神惑乱为主要临床表现。本方是为心阴不足，肝气不和，心神失宁之证而设。方中三味中药，配伍小巧精悍，以小麦为君，养肝补心，除烦安神；臣以甘平之甘草，补养心气，和中缓急；大枣甘温质润为佐，益气和中，润燥缓急。三药合用，甘润平补，养心调肝，共奏养心安神，和中缓急之功。

### 15. 滚痰丸

【方源】《泰定养生主论》，录自《玉机微义》

【组成】大黄（酒蒸）、片黄芩（酒洗净）（各八两），礞石（捶碎，同焰硝一两，投入小砂罐内盖之，铁线缚定，盐泥固济，晒干，火煅红，候冷取出，一两），沉香（半两）

【用法】上为细末，水丸如梧桐子大。每服四五十丸，量虚实加减服，清茶、温水送下，临卧食后服。

【功效】泻火逐痰。

【主治】实热老痰证。癫狂、惊悸，或怔忡昏迷，或不寐，或寐怪梦，或咳喘痰稠，或胸闷痞闷，或眩晕耳鸣，或嗳塞烦闷，大便秘结，舌苔黄厚腻，脉滑数有力。

【历代论述】

《玉机微义》："此以大黄、黄芩为君，大泻阳明湿热之药，礞石以坠痰，沉香则引诸气上而至天，下而及泉为使也，以上二方有实热者可用。"

《镐京直指》："顽痰怪症，睡醒神浊，妄言不觉，便闭气逆，痰火上壅。"

《医方考》："大黄能推荡，黄芩能去热，沉香能下气，礞石能坠痰。是方乃攻击之剂，必有实热者始可用之，若与虚寒之人，则非宜矣。又礞石由焰消煅炼，必陈久为妙，若新煅火毒未除，则不宜服。"

《摄生秘剖》："痰不自动，因气而动；气不自升，因火而升；积之既久，依附肠胃，回薄曲折，处以为栖，治之窠臼，谓之老痰。其变现之症，种种怪异，难以测识，莫可名状。非寻常药可能疗也。隐君见及此，故用大黄为君，以开下行之路；黄芩为臣，以押上潜之火；礞石剽悍之性，游行肠胃，蹑其回薄曲折之处，荡而涤之，几于剖刮肠剖骨之神，故以为佐；奔驰于上中下三焦间、飞门、魄门之窍者，沉香之力，故以为使。必须服之得法，则效如响应，用水一口送过咽，即便仰卧，令药在咽膈间，徐徐而下，半日不可饮水，不可起身坐行言语,直待药气除逐上焦痰滞,然后动作。大抵服罢,喉间稠粘壅塞不利者,乃痰气泛上,药力相攻耳,少顷,药力既胜,自然宁贴。"

**【评述】**本方用以治疗实热老痰久积不去而变生的癫狂、惊悸等多种"怪证"。即如《泰定养生主论》所言"千般怪证"都属于痰证的变生。方中青礞石甘咸平,功专镇坠,其用火硝煅过之后则攻逐下行之力尤强,善能攻逐陈积伏匿之老痰,并平肝镇惊而治痰火攻心之惊痫,为君;辅以大黄苦寒,荡涤实热,以开痰火下行之路;佐以苦寒之黄芩清热泻火,《名医别录》谓其"疗痰热",大黄、黄芩用量独重,此治痰必须清火也;使以少量辛苦温之沉香,降泄下气,行气开郁,使气顺痰消,助诸药攻逐积痰,此治痰必须利气也。四药合用,确具降火逐痰之效,因其攻逐实热顽痰之力峻猛,服后其痰下滚,从大便而出,故名之曰"滚痰丸"。

## 二、中医五神之"神"要素用药规律研究

### (一)药物四气、五味、归经统计及结果分析

以下 3 个柱形图(图 8、图 9、图 10)中各可以看出,在治疗"神异常"的古代方剂中,按照四气来分,温性、平性药物高居榜首,所占比例分别为 38.55% 和 30.08%,其次为凉性和寒性药物,占据所有用药的 14.83% 和 11.54%,应用最少的是热性药物,仅占 4.99%;按照药物五味统计(实际采用的是:酸、苦、甘、辛、咸、淡、涩七味),甘味、辛味和苦味药的应用明显较多,占据比例分别为:34.26%、27.13%、27.09%。而酸味、咸味、淡味和涩味药物的应用相对较少,所占比例均不足 5%;按照药物归经,脾经用药所占比例最高,达 18.76%,其次是心经和肺经药,所占比例分别是 17.58% 和 16.12%。

从治疗神异常的药物归经、四气五味统计过程中,按照五行属性归类,我们发现甘味入脾经、辛味入肺经和苦味入心经者使用频率最高。《医学源流论》有云:"不知经络而用药,其失也泛。"药物归属某经说明本药物对所属脏腑具有特殊的亲和作用,在治疗过程中起着主要或者特殊作用。所以,相应的心、脾、肺在神异常中起着重要作用。

心者,神之处,藏神,主神志。心直接受命神的指令,并在神的统帅下调

四气名称：温、平、凉、寒、热

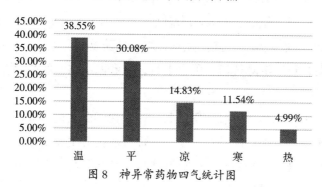

图 8 神异常药物四气统计图

五味名称：甘、辛、苦、酸、咸、淡、涩

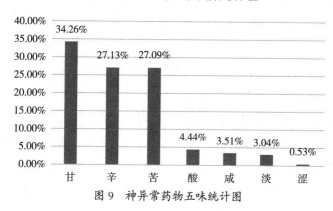

图 9 神异常药物五味统计图

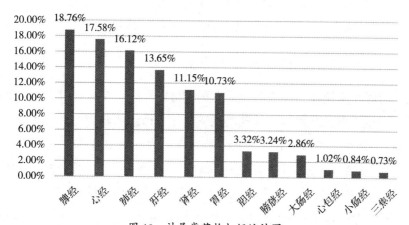

图 10 神异常药物归经统计图

节全身脏腑、经络、形体、官窍的分工合作，保证机体的正常运转。入心经的药可以通过益心气、镇心神直接调摄神志。《素问·至真要大论》曰："诸躁狂越，皆属于火。"苦味入心，能泄能降，与凉性药物联合应用，可以清泄心火，阻其热扰神明；可以沉降气机，引火下行，给邪以出路，使神得守其舍，不失其职。

脾属土，土爱稼穑，以灌四傍。其一，脾为气血生化之源，气血充足是神明得养的物质基础。脾功能不足，不能保证气血正常生成，心血不充，机体无以给养神明会出现少气神弱、神机惑乱或虚性神亢。其二，脾主运化水谷精微和津液，营养四肢百骸、机体官窍。脾失运化，津液不能正常代谢，津聚成痰，或脾虚湿困，湿凝成痰，痰随气升降，或聚于脑窍或蒙蔽心神均可致神主失明，出现神异常的症状。其三，脾与胃相表里，位居中焦。脾气宜升，胃气以降为顺，脾胃实则为机体气机升降的枢纽。甘味入脾，因此脾经药和甘味药的应用或健脾益气或健脾利湿或理气健脾或健脾化痰，在调补脏腑的同时也祛除了邪气，保证了神的功能正常发挥。

肺为娇脏，主治节。通过肺气的宣降作用治理调节全身气、血、水液的运行。肺气充盛，气机调畅是气血津液正常运行的保障。肺气虚弱则肃降无权，气机上逆出现咳喘，胸闷不舒等。气不足不能运血上荣脑窍，髓海失养出现头晕头昏；气不足水液输布失常，水液停聚形成痰饮，进一步阻碍气机，形成恶性循环。辛温能行，能通，开宣气机，因此辛温药可以用于治疗痰饮、瘀血、气郁、水阻等病理产物所致的气机不畅，从而治疗神异常。

## （二）常用药对的统计及结果分析

**1. 药对频次统计** 设置适当的方剂支持度（表示在方剂中出现的最少次数），置信度（前味药物对后味药物的依赖度，即前味药物出现时后味药物同时出现的可能性。举例：茯苓→人参的置信度为0.833333333，说明茯苓出现的方剂中，人参有83.33%的可能性同时出现在本方中。）利用关联规则数据挖掘方法，利用网络展示图方式，显示古代治疗神异常的用药模式（表9、表10、表11和图11、图12、图13）。因为神异常的三个分级各包含的数据不同，所以三个分级按照各自需求，为得到较好的数据结果，设置不同的支持度，但是置信度均设置为0.7，以保证前味药物出现时后味药物同时出现70%

的可能性。

（1）"神强"设置支持度为 18，置信度 0.7，得到 15 条药对数据，11 味药物。

表 9　"神强"常用药对及频次

| 序号 | 药对模式 | 频次 |
| --- | --- | --- |
| A1 | 人参—朱砂 | 32 |
| A2 | 朱砂—麝香 | 28 |
| A3 | 人参—茯苓 | 25 |
| A4 | 人参—茯神 | 25 |
| A5 | 人参—远志 | 24 |
| A6 | 人参—甘草 | 23 |
| A7 | 人参—麝香 | 23 |
| A8 | 人参—防风 | 23 |
| A9 | 牛黄—朱砂 | 21 |
| A10 | 牛黄—麝香 | 21 |
| A11 | 人参—牛黄 | 20 |
| A12 | 甘草—防风 | 19 |
| A13 | 人参—犀角 | 18 |
| A14 | 朱砂—铁落 | 18 |
| A15 | 人参—朱砂—麝香 | 18 |

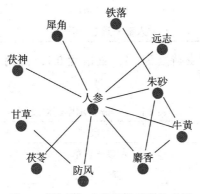

图 11　"神强"用药模式网络展示图

（2）"神乱"设置支持度为 20，置信度为 0.7，得到 20 条药对数据，12 味药物。

表 10 "神乱"常用药对及频次

| 序号 | 药对模式 | 频次 |
|------|----------|------|
| B1 | 人参—茯苓 | 37 |
| B2 | 人参—甘草 | 34 |
| B3 | 人参—远志 | 33 |
| B4 | 人参—茯神 | 30 |
| B5 | 人参—防风 | 30 |
| B6 | 人参—麦冬 | 26 |
| B7 | 甘草—防风 | 25 |
| B8 | 人参—朱砂 | 24 |
| B9 | 远志—茯苓 | 24 |
| B10 | 甘草—茯苓 | 22 |
| B11 | 甘草—麦冬 | 22 |
| B12 | 石菖蒲—远志 | 22 |
| B13 | 防风—茯苓 | 22 |
| B14 | 人参—石菖蒲 | 21 |
| B15 | 甘草—茯神 | 21 |
| B16 | 麦冬—茯神 | 21 |
| B17 | 人参—犀角 | 20 |
| B18 | 朱砂—麝香 | 20 |
| B19 | 肉桂—防风 | 20 |
| B20 | 人参—远志—茯苓 | 20 |

（3）"神弱"设置支持度为 24，置信度 0.7，得到 24 条药对数据，10 味药物。

表 11 "神弱"常用药对及频次

| 序号 | 药对模式 | 频次 |
|------|----------|------|
| C1 | 人参—甘草 | 53 |
| C2 | 人参—茯苓 | 41 |
| C3 | 人参—远志 | 40 |
| C4 | 人参—当归 | 40 |

续表

| 序号 | 药对模式 | 频次 |
|---|---|---|
| C5 | 甘草—当归 | 40 |
| C6 | 甘草—茯苓 | 38 |
| C7 | 人参—黄芪 | 34 |
| C8 | 人参—甘草—当归 | 32 |
| C9 | 甘草—黄芪 | 31 |
| C10 | 人参—茯神 | 30 |
| C11 | 人参—白术 | 29 |
| C12 | 甘草—白术 | 28 |
| C13 | 人参—甘草—茯苓 | 27 |
| C14 | 人参—甘草—黄芪 | 27 |
| C15 | 人参—麦冬 | 26 |
| C16 | 远志—茯神 | 25 |
| C17 | 远志—茯苓 | 25 |
| C18 | 甘草—白芍 | 25 |
| C19 | 当归—黄芪 | 25 |
| C20 | 甘草—麦冬 | 24 |
| C21 | 当归—茯苓 | 24 |
| C22 | 白术—茯苓 | 24 |
| C23 | 人参—甘草—白术 | 24 |
| C24 | 人参—当归—黄芪 | 24 |

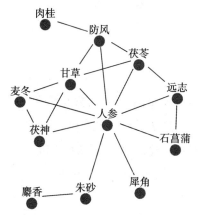

图 12　"神惑乱"用药模式网络展示图

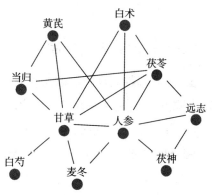

图 13　"神弱"用药模式网络展示图

**2. 药对统计结果及分析** 在治疗"神强"的 112 首方剂中，药对人参—朱砂（A1）同时出现在 32 首方中，其次是朱砂—麝香（A2）、人参—茯苓（A3）、人参—茯神（A4）、人参—远志（A5）、人参—甘草（A6）、人参—麝香（A7）、人参—防风（A8）、牛黄—朱砂（A9）、牛黄—麝香（A10）、人参—牛黄（A11）药对，且同时出现的次数均在 20 以上；在治疗"神乱"的 158 首方剂中，前 10 对常用药对为人参—茯苓（B1）、人参—甘草（B2）、人参—远志（B3）、人参—茯神（B4）、人参—防风（B5）、人参—麦冬（B6）、甘草—防风（B7）、人参—朱砂（B8）、远志—茯苓（B9）、甘草—茯苓（B10）；治疗"神弱"的 137 首方剂中，出现频度在 30 以上的药对有以下 10 个：人参—甘草（C1）、人参—茯苓（C2）、人参—远志（C3）、人参—当归（C4）、甘草—当归（C5）、甘草—茯苓（C6）、人参—黄芪（C7）、人参—甘草—当归（C8）、甘草—黄芪（C9）、人参—茯神（C10）。

治疗"神强"的方剂中以人参为中心，配伍健脾益气的茯苓、甘草；或配伍镇静安神的朱砂、牛黄；或配伍止痉安神的防风、远志。药对以人参—朱砂为主，其次为朱砂—麝香的组合。可见，对于神机过亢的患者，其性属实者治当镇静安神，其性属虚者治当益气安神。

"神乱"的患者或因气血虚不养神或邪盛扰乱神机，最终导致神失调摄，神机惑乱，故治疗上以健脾益气药对人参—茯苓和健脾祛痰，宣散气机药对人参—远志、人参—防风最为常用。

而"神弱"者，患者脏腑功能衰退使气血津液生成、吸收、代谢异常，出现神用不及，故在治疗过程中以健脾药对人参—茯苓、茯苓—白术和益气补血药对人参—当归最常见。

## （三）新方组合的生成

**1. 核心药物组合的提取** 利用"中药传承辅助平台-新方分析系统"，根据数据数量及对提取参数值的预读，基于互信息法的药物关联度，设置相关度为 10，惩罚度为 9，按照约束，聚类出 3 到 4 味药的核心药物组合和核心药物组合网络展示图。（表 12、表 13、表 14）

表12　"神强"核心药物组合

| 核心组合 1 | 核心组合 2 |
|---|---|
| 金箔—珍珠—银箔 | 金箔—珍珠—川芎 |
| 茯神—茯苓—栀子 | 茯神—远志—铁落—龙齿 |
| 琥珀粉—当归—没药 | 琥珀粉—当归—生地黄 |
| 防风—肉桂—干姜 | 防风—肉桂—朱砂—白术 |
| 天麻—僵蚕—萆薢 | 天麻—僵蚕—金钱白花蛇 |
| 朱砂—铁落—麝香 | 朱砂—铁落—白术 |
| 牛黄—冰片—犀角—玳瑁 | 牛黄—冰片—犀角—羚羊角屑 |

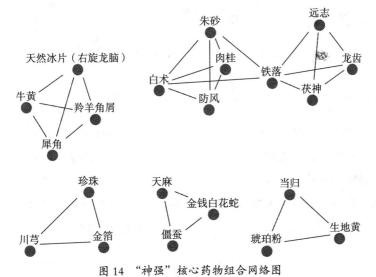

图14　"神强"核心药物组合网络图

表13　"神乱"核心药物组合

| 核心组合 1 | 核心组合 2 |
|---|---|
| 麦冬—茯神—蛇蜕 | 麦冬—茯神—山药 |
| 茯神—茯苓—人参 | 远志—人参—柏子仁 |
| 熟地黄—天冬—杜仲 | 熟地黄—柏子仁—杜仲 |
| 黄芩—黄连—知母 | 黄芩—知母—百合 |
| 当归—犀角—肉桂 | 当归—肉桂—白附子 |
| 甘草—半夏—陈皮 | 甘草—半夏—龙齿 |
| 防风　麻黄　防己 | 防风—羚羊角—麻黄—白鲜皮 |
| 冰片—天麻—白术 | 胆南星—冰片—天麻—白附子 |
| 犀角—肉桂—麝香 | 肉桂—麝香—白附子 |

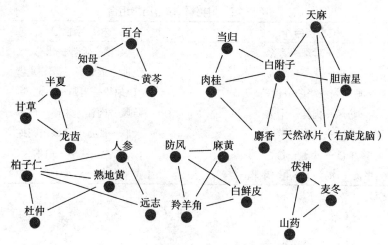

图 15 "神乱"核心药物组合网络图

表14 "神弱"核心药物组合

| 核心组合 1 | 核心组合 2 |
|---|---|
| 白芍—当归—川芎 | 当归—川芎—知母 |
| 麦冬—甘草—菟丝子 | 麦冬—甘草—肉苁蓉 |
| 熟地黄—甘草—菟丝子 | 熟地黄—甘草—肉苁蓉 |
| 甘草—菟丝子—人参 | 甘草—白术—人参 |
| 远志—石菖蒲—山药 | 肉桂—石菖蒲—山药—干姜 |
| 酸枣仁—朱砂—龙齿 | 酸枣仁—朱砂—干姜 |

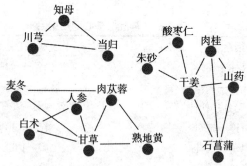

图 16 "神弱"核心药物组合网络图

**2. 新方生成**　在以上核心组合的基础上，基于熵层次聚类后提取新方组合。(表15、表16、表17)

表 15　"神强"新方组合

| 编号 | 新方组合 |
| --- | --- |
| D1 | 金箔—珍珠—银箔—川芎 |
| D2 | 茯神—茯苓—栀子—远志—铁落—龙齿 |
| D3 | 琥珀粉—当归—没药—生地黄 |
| D4 | 防风—肉桂—干姜—朱砂—白术 |
| D5 | 天麻—僵蚕—草薢—金钱白花蛇 |
| D6 | 朱砂—铁落—麝香—白术 |
| D7 | 牛黄—冰片—犀角—玳瑁—羚羊角屑 |

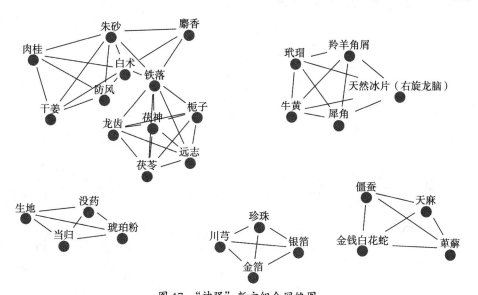

图 17　"神强"新方组合网络图

表 16　"神惑乱"新方组合

| 编号 | 新方组合 |
| --- | --- |
| E1 | 麦冬—茯神—蛇蜕—山药 |
| E2 | 茯神—茯苓—人参—远志—柏子仁 |
| E3 | 熟地黄—天冬—杜仲—柏子仁 |
| E4 | 黄芩—黄连—知母—百合 |
| E5 | 当归—犀角—肉桂—白附子 |
| E6 | 甘草—半夏—陈皮—龙齿 |

| 编号 | 新方组合 |
|------|----------|
| E7 | 防风—麻黄—防己—羚羊角—白鲜皮 |
| E8 | 冰片—天麻—白术—胆南星—白附子 |
| E9 | 犀角—肉桂—麝香—白附子 |

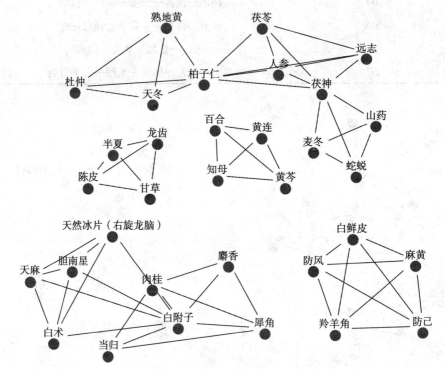

图 18 "神惑乱"新方组合网络图

表 17 "神弱"新方组合

| 编号 | 新方组合 |
|------|----------|
| F1 | 白芍—当归—川芎—知母 |
| F2 | 麦冬—甘草—菟丝子—肉苁蓉 |
| F3 | 熟地黄—甘草—菟丝子—肉苁蓉 |
| F4 | 甘草—菟丝子—人参—白术 |
| F5 | 远志—石菖蒲—山药—肉桂—干姜 |
| F6 | 酸枣仁—朱砂—龙齿—干姜 |

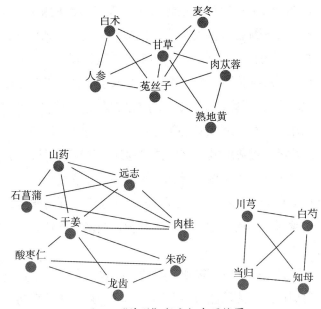

图 19　"神弱"新方组合网络图

　　从核心药物表和新方组成表中不难发现其中规律，新方的组成是两组核心药物的再次组合。例如新方 D1（金箔—珍珠—银箔—川芎）就是在核心药物金箔—珍珠—银箔和金箔—珍珠—川芎基础上生成的。此次生成的新方组合只是中医传承辅助平台系统设定的关联规则和熵聚类分析的结果。对于本研究来说，此结果仅代表古代用药关联度较高的药物组合，在目前的临床实践中不一定适用，尚需要临床大夫的专业知识和临床经验来判断和验证。

　　新方 D1 中金箔苦辛，《本草再新》记载："舒肝气，定心智，安魂魄。"其具有镇心安神，止惊悸，治癫狂之功。银箔与金箔同属金属矿物，也具有定志安神之用。珍珠，咸寒入心、肝二经，具有镇心安神，养阴息风的功效。方中伍以行气活血的川芎，使本方镇中有行，动静结合。全方共奏镇心安神之效。但是经过专家评议，方中药物多由重镇类金属药物组成，现代临床不再适用，故此新方组合只代表古代的治疗"神强"的常用组合，并不适用于现代临床。

　　新方 D2 中同用茯神、茯苓以健脾安神；栀子清热除烦，利湿；远志化痰开窍，安神益智；铁落辛凉，《医林纂要》载："宁心神，泻安火，坠涌痰。"可坠痰镇惊；龙齿性凉，除烦热，镇心安神。怪病多由痰，痰邪久居体内化热扰神；脾为生痰之源，治病求本，方中诸药合用，清热豁痰，健脾安神。

新方 D3 中琥珀粉活血散瘀，镇惊安神；没药活血散血；当归补血活血；生地黄清热凉血。诸药配伍以活血化瘀，镇惊安神。全方既可清久瘀之热，又可寓补于泄，祛瘀不伤正，共同治疗瘀血阻窍所致神强。

新方 D4 中防风祛风胜湿，止痹痛；肉桂温通经脉；干姜回阳通脉，温中散寒；朱砂微寒，清心镇惊，安神；白术健脾燥湿。湿为寒邪，当以温药和之，全方寒热共用，治疗湿邪蒙蔽心神之证。

新方 D5 中天麻、僵蚕息风止痉，祛风通络；萆薢祛风湿，止痹痛；金钱白花蛇祛风湿，定惊搐。方中配伍旨在息风通络，止痛定惊。

新方 D6 采用镇惊安神朱砂、铁落，合辛香走窜、开窍醒神之麝香；辛味散气，金石易伤脾胃，因此方中佐以益气健脾之白术，不使人体正气耗散。全方仍以重镇安神为主。

新方 D7 为至宝丹去琥珀、朱砂、雄黄、麝香、安息香、金箔、银箔加清热解毒的羚羊角屑而成，诸药相合，共奏清热，开窍，醒神之功。

新方 E1 中麦冬养阴润肺，益胃生津，清心除烦；茯神宁心安神；山药益气养阴；蛇蜕祛风定惊。诸药合用，治疗阴虚生风，风扰神乱之症。

新方 E2 由定志小丸（《备急千金要方》）（人参、茯苓、石菖蒲、远志）去石菖蒲加茯神、柏子仁组成。定志小丸功在益气补心，安神定志，加入宁心安神之茯神，养心安神之柏子仁使全方补益安神功效更强。

新方 E3 中天冬养阴润燥，清肺生津；柏子仁养心安神；杜仲，《神农本草经》载"补中，益精气，坚筋骨，强志"，补肝肾；熟地黄补血养阴，填精益髓。诸药合用，共奏滋阴安神之功。

新方 E4 中黄芩、黄连清热燥湿，泻火解毒，偏于中上二焦；知母清热泻火；百合清心安神。共奏清热泻火，清心安神之功。

新方 E5、E9 中存在共同药物白附子、犀角和肉桂。白附子燥湿化痰，祛风止痉；犀角（现多用羚羊角屑代替）清心凉血；肉桂温经散寒。方 E5 再加当归辛行温通，活血行瘀。方 E9 增加麝香活血通经，开窍醒神。两方针对痰浊、瘀血、寒凝等致病因素，有对症用药之功。

新方 E6 由二陈汤（半夏、陈皮、茯苓、甘草、生姜、乌梅）去茯苓、生姜、乌梅加龙齿组成，具有理气化痰，除烦安神之效。

新方 E7 中防风祛风解表，胜湿止痉；防己祛风湿止痛，利水消肿；白鲜皮清热燥湿，祛风解毒；麻黄散寒解表，利水消肿；羚羊角平肝息风；诸药合用祛外风同时息内风，治疗外风引动内风，扰乱神机之证。

新方 E8 类仿五生丸（《杨氏家藏方》）（天南星、半夏、附子、白附子、天麻、白矾、朱砂）。其中白附子、胆南星一温一凉，化痰止痉；天麻燥湿化痰，息风定眩；脾为生痰之源，故白术健脾燥湿；冰片为点睛之药，开窍醒神。诸药合用痰息风，开窍醒神。

新方 F1 由四物汤（川芎、当归、白芍、熟地黄）去熟地黄加知母组成。四物汤本为补血和血之剂，加知母清热除烦，可治疗血虚神弱，虚阳上浮扰神之证。

新方 F2、F3 中均有菟丝子、甘草、肉苁蓉。菟丝子补肾益精；肉苁蓉补肾助阳；甘草补脾益气，调和诸药。F2 加入麦冬益胃生津，清心除烦；F3 加入熟地黄填精益髓、补血养阴。两方均以治疗精血不足，髓窍失养为主。F3 重在补益，难免有滋腻碍胃之嫌，F2 中加入麦冬与肉苁蓉、菟丝子寒热相配，可助益脾胃，配伍更加合理。

新方 F4 由四君子汤（人参、白术、茯苓、甘草）去茯苓加菟丝子组成。《神农本草经》言菟丝子："补不足，益气力，肥健。"助肾气，养精神。诸药配伍可补脏腑气虚。

新方 F5 中远志安神益智，祛痰开窍；石菖蒲化湿和胃，开窍醒神，两者配伍共同治疗痰湿秽浊之邪蒙蔽清窍之证。干姜温肺化饮，回阳通脉；肉桂温经通脉，两者温化痰湿，并为痰湿之邪开畅通道。山药补肺脾肾之气，为津液运行和水液代谢提供动力。诸药相合，共奏祛湿化痰，开窍醒神之功。

新方 F6 中酸枣仁养血补肝，宁心安神；朱砂、龙齿镇心安神；干姜温中散寒，反佐朱砂、龙齿，顾护脾胃。本方重在治疗血虚神浮者。

## 三、五神之"魂""魄"要素古代方剂辑要

### 1. 遂情汤
【方源】《辨证录》
【组成】香附（三分），白芍（一两），荆芥（五分），麦冬（三钱），茯神（三钱）白术（三钱），生枣仁（三钱），人参（五分），神曲（三分），甘草

（一分），柴胡（五分），白芥子（五分）

【用法】水煎服。十剂肝气开，又十剂心气开，又十剂脾胃之气大开矣。

【功用】补心安神，解郁定魂。

【主治】思结于心中，魂驰于梦寐，渐而茶饭懒吞，语言无绪，悠悠忽忽，终日思眠，面色憔悴，精神沮丧，因而畏寒畏热，骨中似疼非疼，腹内似馁非馁，乃相思之恶症。

【历代论述】《辨证奇闻》："用平肝解郁、补心安神，益助脾健胃，则肝舒火自发，不必生脾胃土，必气更安，相思渐衰。倘加人事挽回，何有不愈……此补多于散，贵调和不贵争战。倘作痨瘵治，反无生机。"

【评述】方中多用香附、白芍、柴胡等疏肝解郁之品，使气血调和，运行畅达，魂安居其中。茯神、神曲、人参、麦冬养心气，益心血，使神安而不乱。再益以白术、甘草、大枣等滋补脾胃之品，使气血生化有源，则神魂安居其位，顺畅情志，故名遂情汤。

**2. 安魂定魄丹**

【方源】《太平圣惠方》

【组成】水银（一两），硫黄（细研，一两），黑铅（二两）

【用法】上先销铅成水，次下水银搅令匀，良久，即下硫黄末，当为碧色，匀搅，即去火放冷，细研如粉，以软饭和丸，如绿豆大。每服七丸，以新汲水研服之。

【功用】安魂定魄。

【主治】惊邪癫痫，天行热病，心神狂乱。

【评述】水银、硫黄、黑铅多为金石重镇之品，多为道家炼丹之品，其内蕴魂魄，人服之则有镇摄魂魄之功。对于因魂失魄乱而至的惊悸癫狂，安魂定魄丹自有其独特功效。

**3. 远志丸**

【方源】《圣济总录》卷十四

【组成】远志（去心）、人参各一两，白茯苓（去黑皮，一两），山芋（一两），宁水石（碎研，一两）

【用法】上为末，用白面糊为丸，如梧桐子大。每服二十丸，人参汤送下。加至三十丸。

【功用】安魂神，化风痰，定心怵。

【主治】昏虚。

【历代论述】《本草思辨录》："古方如远志丸、龙齿清魂散、平补镇心丸，皆取收摄肝气之剂也。"

【评述】方中远志、人参安神益智，宁水石镇惊安魂，茯苓养心利水，山芋可补虚益气。诸药合用，使心神安定，魂归于肝，则昏虚等证皆可治愈。

### 4. 定魂汤

【方源】《辨证录》

【组成】白芍（二两），炒栀子（三钱），甘草（一钱），半夏（三钱），肉桂（三分），枳壳（一钱）

【用法】水煎服。

【功用】镇摄肝魂。

【主治】人中木气之邪，口中大骂，以责自己，口吐顽涎，眼目上视，怒气勃勃，人不可犯。

【评述】方中半夏辛温而燥，功善降逆止呕，枳壳化痰行气解郁，二药引气血下行，并化痰开郁；白芍柔肝养阴，肉桂温补肾阳，两者共补阴阳，使阴阳相交，水火既济；栀子清泻三焦火毒，使神魄安定，甘草调和诸药。故可用于肝气逆乱所致之癫狂、痫证等。

### 5. 定魂散

【方源】《幼科发挥》

【组成】天水散（二两三钱），真轻粉（二钱）

【用法】上药研匀，申酉时煎淡姜汤服。

【功用】定魂去痰。

【主治】小儿惊后成痫。

【评述】小儿体质娇弱，脏腑成而未全，病证易虚易实。多受外界邪魅惑乱，惊悸不安，导致机体气机紊乱，痰湿蒙窍，故用滑石、轻粉祛痰消积，利水通便，甘草补中益气，三药可使气机运转畅达，痰湿自去，痫症可愈。

### 6. 定魄散

【方源】《医学入门》

【组成】人参、琥珀、茯苓、远志、朱砂、天麻、石菖蒲、天冬、酸枣

仁、甘草各等份

【**用法**】上为末，炼蜜为丸，如皂子大，朱砂为衣。每服一丸，灯心草、薄荷煎汤化下。

【**功用**】安神定魄。

【**主治**】小儿惊风已退，神魂胆志未定者。

【**评述**】魄并精而出入，小儿神志未全，精神活动多依赖魄功能的正常发挥。小儿猝然遭受外邪而致惊悸不安，外邪虽去，但体内神魂胆志尚未安定，因其魄乱故也。方中用朱砂、琥珀镇摄魂魄；远志、人参、茯苓、天冬、酸枣仁养心安神，魄为神之使，神安魄亦安；再加石菖蒲开窍；甘草调和诸药，共奏宁神定魄之功。

**7. 琥珀多寐丸**

【**方源**】《古今医统大全》

【**组成**】真琥珀、真羚羊角（细镑）、人参、白茯神、远志（制）、甘草各等份

【**用法**】上为细末，猪心血和炼蜜为丸，如芡实子大，金箔为衣。每服一丸，灯心草汤嚼下。

【**功用**】清心养营，安神定魄。

【**主治**】健忘恍惚，神虚不寐。

【**评述**】人之卧寐多由魂魄所主，然神统领魂魄，有魂为阳神，魄为阴神之说，因此心神虚弱亦可引起健忘不寐。此方以养心安神为主，取神安魂魄自安之意，用人参、茯神、远志养心神，羚羊角、琥珀定神志，以金箔为衣，也是安神之意。

**8. 镇神丹**

【**方源**】《辨证录》

【**组成**】人参（四两），当归（三两），白术（五两），生枣仁（三两），远志（二两），生地黄（三两），熟地黄（八两），白芥子（一两），茯苓（三两），柏子仁（一两），龙骨（醋淬用，一两）（，虎睛（一对），陈皮（三钱），麦冬（三两）

【**用法**】上各为末，炼蜜为丸。每服五钱，早、晚白滚开水送下。

【**功用**】补血养心，宁神定魂。

【主治】心肝血虚，神魂不安。

【评述】神为人体各种精神情志活动的主宰，魂魄意志是其功能的组成部分，而魂在调节情志活动中又起着主导作用。故心肝血虚之人，神魂所赖之血乏源，因此补气养血为治疗此证之首务。故方用人参、当归、白术、生地黄、熟地黄、虎睛等补气养血；枣仁、远志、茯苓、柏子仁、麦冬等养心安神；龙骨镇惊安神定魂；陈皮、白芥子行气开郁。诸药共用，补血养心，可使神魂安定。

### 9. 宁神汤

【方源】《嵩崖尊生》

【组成】川芎（一钱），当归（三钱），炮姜（四分），炙草（四分），茯神（一钱），桃仁（十二个），人参（二钱），益智（八分），柏子仁（一钱），陈皮（三分）

【用法】加大枣，水煎服。

【功用】补气养血，宁神定魂。

【主治】产后气血两虚，妄言妄见，神魂无依，而痛未止者。

【评述】心主血，脉舍神，正常机体神居脉中，随血液而达全身各处，发挥其精神统帅之功，然心血不足，脉道不利，神无以依附，则诸症蜂起，尤以产后多虚之人常见。因此本方以补气养血为原则，用川芎、当归、人参补气养血；桃仁、炮姜、陈皮温经散寒，活血行气；茯神、益智仁、柏子仁安神益智，甘草调和诸药，则气血充盛，神有所依，气血畅达无阻，妄言妄见，疼痛不止等症皆可愈。

### 10. 安魂琥珀丹

【方源】《丹溪心法附余》

【组成】全蝎、粉甘草、藿香、朱砂（细研，水飞）各半两，天麻、川芎、防风、细辛、白芷、羌活、川乌（炮，去皮脐）、荆芥穗、僵蚕各一两，麝香、珍珠、琥珀各一钱，薄荷叶（三两）

【用法】上为细末，炼蜜为丸，如弹子大，金箔为衣。每服一丸，空心茶清或酒送下。若蛇伤，狗咬，破伤风，牙关紧急，先用一丸擦牙，后用茶清调下一丸；如小儿初觉痘疹，即用茶清调一丸与服。

【功用】安魂定魄，疏风顺气。

【主治】中风，左瘫右痪，口眼㖞斜，心神不宁；蛇伤，狗咬，破伤风，牙关紧急；小儿痘疹。

【评述】肝藏血，血舍魂。魂之安定与肝血密切相关。然血之运行又赖气之推动，因此魂与气血的充盛和调和密切相关。此方所治之症多由风邪侵袭而致，因肝为风木之脏，喜条达而恶抑郁。方中天麻、川芎、防风、细辛、白芷、荆芥穗、羌活、薄荷多为辛温疏风散寒之品，可散外侵之风邪；然魂魄不安，故以珍珠、琥珀、朱砂等镇摄魂魄；因肝气郁滞，气血运行滞涩，除用疏风行气之药外，加全蝎、僵蚕、麝香等疏风通络开窍，使血液温通而瘀滞除。如此则风邪可祛，经络气血调和，魂魄安定，诸症可愈。

### 11. 定志丸

【方源】《医级宝鉴》

【组成】人参（一两），石菖蒲、茯神、远志各一两，麦冬、白术各五钱，朱砂、牛黄研，各一钱

【用法】上为末，炼蜜为丸，朱砂为衣。每服五十丸，米饮送下。

【功用】补心神，安魂魄，定志，除痰。

【主治】心气不足，痰浊阻窍。心怯善恐，惊悸健忘，夜卧不安，甚则忧愁悲伤，语失伦次，喜笑发狂等。

【评述】方名定志丸，实以安神为主，神为人体精神情志活动之统领，魂魄意志皆为神所主。此方所治之症多由心气虚弱，痰浊内生蒙蔽清窍而生，症状纷繁复杂，多表现为胆小易惊、不寐善忘等。方中多为养心开窍之品，如石菖蒲、茯神、远志、麦冬等，朱砂、牛黄清心安神。

### 12. 增减定志丸

【方源】《传信适用方》

【组成】鹿茸（酥炙，半两），远志（去心，炒，一两），石菖蒲（炒）、茯神（炒）、酸枣仁（炒）、干地黄（炒）、当归（炒）各一两，人参（炒）、白术（炒）（各一两），麝香（研入，一分）

【用法】上为末，炼蜜为丸，如梧桐子大。朱砂为衣。每服三十丸，人参汤送下。

【功用】养心肾，安魂魄，滋元气，益聪明

【主治】健忘差谬，梦寐不宁，怔忡恍惚，精神昏耗。

【评述】增减定志丸乃定志丸衍化而来，此方多用于心肾不交之证。肾水不能上济心火，则心火独炽于上，消耗阴津；心火不能下助肾水，则肝肾不得火之温煦，则魂魄不安。故方中用鹿茸、地黄滋阴补阳，使水火既济，君相安位；远志、茯神、人参、酸枣仁补心宁神；当归、白术补益血气；麝香开窍醒神，活血通经。诸药合用，使心肾相交，魂魄安定，则健忘不寐等症皆可自愈。

## 四、五神之"志"要素方药规律探索

### （一）古代方剂辑要

中医"五神"的"志"要素是指在"意"的基础上对外在信息加以确认，有完整、明确的目标，有专志不移的意思，与人的记忆密切相关。通过检阅中医经典著作以及以后的中医古籍文献，发现文献中对"志"异常的描述有"志弱""志亢""志伤""志不安""志气衰""志不宁""志意不定"等不同定义。因此，本书以上述关键词为线索，检阅得到古代治疗"志异常"的文献资料。现将历代文献中较为常见的方药辑述。方剂来源：《奇效良方》《圣济总录》《太平圣惠方》《医方考》《太平惠民和剂局方》《医方集解》《外台秘要》《备急千金要方》《重订严氏济生方》《世医得效方》《普济方》等。

**1. 犀角散**

【方源】《太平圣惠方》

【组成】犀角屑（半两），茵陈（三分），茯神（二两），赤芍药（一两），栀子仁（半两），麦冬（一两去心），生干地黄（二两），人参（去芦头，一两半），白鲜皮（一两）

【用法】上药，捣筛为散，每服五钱，以水一大盏，煎至五分，去滓，不计时候，温服。

【功效】清心除烦，安神定志。

【主治】治热病，伏热在心，精神恍惚，发狂，不得睡卧。

【历代论述】《奇效良方》："治小儿疮疹，不恶寒，但烦躁，小便赤涩，多渴，或赤斑点者。"

《圣济总录》："治心痹精神恍惚，恐畏闷乱，不得睡卧，志气不定，言语错误。"

《圣济总录》:"治伤寒毒气外攻皮肤,发狂躁热。治伤寒咽喉痛,口中干燥不止。治伤寒后脚气,两胫肿满,心中烦闷。治肝元虚损上攻,口内生疮,饮食不进。"

《普济方》:"治心劳,或风热,心神不安,少得睡卧;治脾实热,舌本强,唇口肿,咽喉窄塞,心神烦热;治坠睛,眼时发疼痛,视物散乱;治坠睛,眼失明,眼睛牵陷,或时发疼,视物散乱。"

【评述】犀角具有清热,凉血,定惊,解毒的功效。方中加入麻黄、羌活、附子等药物可用于治疗中风、口噤不语;加入人参、黄芪具有镇惊的作用,可用于治疗小儿惊热。

**2. 宁志膏**

【方源】《太平惠民和剂局方》

【组成】酸枣仁(微炒,去皮)、人参各一两,辰砂(研细水飞,半两)乳香(以乳钵坐水盆中研,一分)

【用法】上四味研和停,炼蜜圆,如弹子大。每服一粒,温酒化下,枣汤亦得,空心临卧服。

【功效】宁心定志。

【主治】治心脏亏虚,神志不守,恐怖惊惕,常多恍惚,易于健忘,睡卧不宁,梦涉危险,一切心疾,并皆治之。

【历代论述】《世医得效方》:"治心脏亏虚,神志不守,恐怖,赤浊,常多恍惚,易于健忘,睡卧不宁,梦涉危险切心疾,并皆治之。"

《证治准绳·女科》:"治妇人因失血过多,心神不安,言语失常,不得睡卧。"

《校注妇人良方》:"治失血心神不安,言语失常,不得安睡等症。"

《证治准绳·杂病》:"有因精神短少者。"

【评述】《本事方释义》:"人参气味甘温,入脾胃;枣仁气味苦平,入心;辰砂气味苦温,入心;乳香气味辛微温,入手足少阴。以薄荷汤送药,乃手太阴之引经药也;甘温护持中土,佐以苦味入心,辛香开窍,使以轻扬为引,表里皆得安妥矣。"

**3. 定神汤**

【方源】《辨证奇闻》

【组成】人参、黄芪各一两，茯神、白术、丹参、生枣仁各五钱，当归五钱，远志、丹砂末、柏子仁、甘草各一钱，巴戟、山药各三钱，白芥子二钱

【功效】定志安神。

【主治】心思虑太过，精神恍惚，语言倦怠，忽忽若失，腰脚沉重，肢体困惫，人谓怯成，谁知心劳伤神乎。心藏神，神久安于心者，心血旺也。思虑无穷，劳其心矣。心劳则血沸，沸则血渐耗，耗则神无所养，恍惚无定。但神宜静不宜动，神动心更动，心动血益亏，血亏神愈动，虽肾水资，血不能滋，肝木养，液不能入，寡弱之君，势将出亡，将相辅佐无权，望强健不得，故腰膝肢体沉重困惫。

【历代论述】《风科专论》："人有用心思虑太过，精神恍惚，懒言语，忽忽若失，腰脚沉重，肢体困倦，此乃心劳伤神也。盖心藏神，神久安于心者，心血旺也，思虑无穷则心劳，心劳则血沸，血沸则渐耗，血耗则神无所养，故恍惚无定也。治宜肝肺脾胃并培，则扶助有资，心神自旺，而劳伤自愈矣。"

【评述】本方主治因志不足所致语言倦怠，记忆力下降，意志消沉，情绪低落，表情淡漠，忽忽若有所失，腰脚沉重，肢体困惫等证。

**4. 安神定志丸**

【方源】《医便》

【组成】人参（一两五钱），牛黄（另研，一钱），辰砂（水飞，另研，为衣，二钱五分），白茯苓（去皮）、白茯神（去心）、远志（去心）、白术（炒）、石菖蒲（去毛，忌铁）、酸枣仁（去壳，炒）、麦冬（去心）各一两

【用法】上为末，龙眼肉四两熬膏，和炼蜜三四两为丸，如梧桐子大，朱砂为衣。每服三十丸，清米汤送下，每日三次，不拘时候。

【功效】安神定志，宁心保神。

【主治】惊悸、怔忡，健忘。

【历代论述】《医便》："清心肺，补脾肾，安神定志，消痰去热。"

《医便》："宁心保神，益血固精，壮力强志，清三焦，化痰涎，育养心神，大补元气。"

**5. 辰砂远志丸**

【方源】《普济本事方》

【组成】石菖蒲、远志（去心）、人参、茯神、川芎、山芋、铁粉、麦冬、

天麻、细夏曲、天南星（锉，炒黄）、白附子（生用）以上各一两，细辛（半两），辰砂（入药六钱，为末，一两四钱）

【用法】上为细末，生姜五两取汁，入水煮糊为丸，如绿豆大，以朱砂为衣。每服三五十丸，临卧生姜汤送下。

【功效】消风化痰，镇心安神，补肾益志。

【主治】产后中风惊狂，起卧不安，或痰涎上涌，风痰上扰，惊悸、眩晕。

【历代论述】

《本事》："安神镇心，消风痰，止头眩。"

《校注妇人良方》："产后中风惊狂，起卧不安，或痰涎上涌。"

【评述】《本事方释义》："石菖蒲气味辛温，入手少阴、足厥阴；远志气味辛微温，入心肾；人参气味甘温，入脾胃；茯神气味甘平，入心；川芎气味辛温，入肝胆；山芋气味辛平，入足阳明；铁粉气味咸平，入足厥阴，能安神强志；麦冬气味甘凉、微苦，入手太阴、少阴；天麻气味辛平，入足阳明、厥阴；半夏曲气味辛微温，入胃；天南星气味辛温，入手足太阴；白附子气味辛甘温，入胃；细辛气味辛温，入肾；辰砂气味苦温，入心。因惊悸致病，故必镇心安神，兼以扶持正气，以姜为引，虽有微毒之味，只能搜病，并不能伤正气也。"

### 6. 人参茯苓汤

【方源】《千金方》《千金翼方》

【组成】人参、茯苓、远志、甘草各三两，生姜（六两），枳实、当归、龙齿、桔梗各三两，茯神（二两），半夏、桂心各五两，黄芪（四两），大枣（二十枚）

【用法】上㕮咀，以水一斗二升，先煮粳米五合，令熟去滓，次纳药，煮取四升，一服八合，日三夜二。

【功效】定志下气。

【主治】治奄奄忽忽，朝瘥暮剧，惊悸，心中憧憧，胸满不下食，阴阳气衰，脾胃不磨，不欲闻人声。

【历代论述】《圣济总录》："膈气，宿食不消，痰毒气虚，饮食无味，壮热憎寒，霍乱吐逆，及脾泄气痢，阴阳二毒，食毒，伤寒。"

【评述】本方以人参、茯苓为主药。《薛氏医案》曰："人参但入肺经，助肺气而通经活血，乃气中之血药也。"茯苓淡渗利水，健脾和胃，宁心安神，故可用于治疗心神不安、心悸、失眠等症，为健脾安神之常品。《医学启源》："人参，善治短气，非升麻为引用，不能补上升之气，升麻一分，人参三分，可为相得也。若补下焦元气，泻肾中之火邪，茯苓为之使。"参补益安神；茯苓健脾宁心，两者配伍增强宁心安神的功效。

### 7. 天王补心丹

【方源】《杨氏家藏方》

【组成】熟地黄、白茯苓、人参、远志（去心）、石菖蒲、玄参、柏子仁、桔梗、天冬（去心）、丹参、酸枣仁（炒）、麦冬（去心）、甘草（炙）、百部、五味子、茯神、当归、杜仲（姜汁炒断丝）

【用法】上各等份，为细末，煮蜜丸如弹子大，每两作十丸，金箔为衣。每服一丸，用灯心草、枣汤化下，食远临卧服。或作小丸亦可。

【功效】宁心保神，益血固精，壮力强志。

【主治】清三焦，化痰涎，去烦热，除惊悸，疗咽干，育养心神。

【历代论述】《校注妇人良方》："宁心保神，益血固精，壮力强志，令人不忘。清三焦，化痰涎，祛烦热，除惊悸，疗咽干，育养心神。"

《古今名医方论》："心者主火，而所以主者，神也。神衰则火为患，故补心者，必清其火而神始安。补心丹用生地黄为君者，取其下足少阴以滋水主，水盛可以伏火，此非补心之阳，补心之神耳！凡果核之有仁，犹心之有神也。清气无如柏子仁，补血无如酸枣仁，其神存耳！参、苓之甘以补心气，五味之酸以收心气，二冬之寒以清气分之火，心气和而神自归矣；当归之甘以生心血，玄参之咸以补心血，丹参之寒以清血中之火，心血足而神自藏矣。更假桔梗为舟楫，远志为向导，和诸药入心而安神明。以此养生则寿，何有健忘、怔忡、津液干涸、舌上生疮、大便不利之虞哉？"

【评述】本方证多由忧愁思虑太过，暗耗阴血，使心肾两亏，阴虚血少，虚火内扰所致。阴虚血少，心失所养，故心悸失眠、神疲健忘；阴虚生内热，虚火内扰，则手足心热、虚烦、遗精、口舌生疮；舌红少苔，脉细数是阴虚内热之征。治当滋阴清热，养血安神。方中重用甘寒之生地黄，入心能养血，入肾能滋阴，故能滋阴养血，壮水以制虚火，为君药。天冬、麦冬滋阴清热，酸枣仁、柏子仁养心安神，当归补血润燥，共助生地黄滋阴补血，并养心安神，俱为臣药。玄参滋阴降火；茯苓、远志养心安神；人参补气以生血，并能安神益智；五味子之酸以敛心气，安心神；丹参清心活血，合补血药使补而不滞，则心血易生；朱砂镇心安神，以治其标，以上共为佐药。桔梗为舟楫，载药上行以使药力缓留于上部心经，为使药。

**8. 平补镇心丹**

【**方源**】《太平惠民和剂局方》

【**组成**】酸枣仁（去皮、隔纸炒，二钱半），车前子（去土，碾破）、白茯苓（去皮）、五味子（去枝、梗）、肉桂（去粗皮，不见火）、麦冬（去心）、茯神（去皮）各一两二钱半，天冬（去心）、龙齿、熟地黄（洗，酒蒸）、山药（姜汁制）各一两半，人参（去芦，半两），朱砂（细研为衣，半两），远志（去心）、甘草（炙）各一两半

【**用法**】上为末，炼蜜丸如梧桐子大。每服三十丸，空心，饭饮下，温酒亦得，加至五十丸。常服益精髓，养气血，悦色驻颜。

【**功效**】益精生髓，定志安神。

【**主治**】治丈夫、妇人心气不足，志意不定，神情恍惚，夜多异梦，怵悸烦郁，及肾气伤败，血少气多，四肢倦怠，足胫酸疼，睡卧不隐，梦寐遗精，时有白浊，渐至羸瘦。

【**历代论述**】《世医得效方》："治丈夫妇人心气不足，志意不定，神情恍惚，夜多异梦，怵悸烦郁。及肾气伤气多，四肢倦怠，足麻酸疼，睡卧不稳，梦寐遗精，时有白浊，渐至羸弱。"

《普济方》："治丈夫妇人心气不足，志意不定，神情恍惚，夜半异梦，怵悸烦郁，及肾气伤败，血少气多，四肢倦怠，足胫酸疼，睡卧不稳，梦寐遗精，时有白浊，渐至羸弱。"

《证治准绳》："治心血不足，时或怔忡，夜多异梦，如堕崖谷。常服安心肾，益荣卫。"

《古今医统大全》："忧愁思虑则伤心，心虚血耗必致耳聋、耳鸣。房劳过度则伤肾，肾虚精竭亦必致耳聋、耳鸣。药宜泻南方补北方，滋阴降火为主。心虚当宁心顺气。"

**9. 菖蒲益智丸**

【**方源**】《备急千金要方》

【组成】石菖蒲（炒）、远志（去心，姜汁淹，炒）、川牛膝（酒浸）、桔梗（炒）、人参各三两三分，桂心（三分），茯苓（一两三分），附子（一两，炮，去皮脐）

【用法】上为末，炼蜜丸，梧子大。每服三十丸，食前，温酒、米汤下。

【功效】安神定志。

【主治】治喜忘恍惚，破积聚，止痛，安神定志，聪耳明目。

【历代论述】《备急千金要方》："破积聚，止痛，安神定志，聪明耳目。主喜忘恍惚。"

【评述】《千金方衍义》：菖蒲益智丸专主肾气虚寒不能上交于心，故全用开心散四味，加牛膝、桂、附导火归源，桔梗开通结气，以《神农本草经》原有惊恐悸气之治，菖、远、参、苓共襄开心利窍之功，以杜虚阳上逆之患。

## 10. 白术散

【方源】《太平圣惠方》

【组成】白术、甘草（炙微赤，锉）、远志（去心）、黄芩、半夏（汤浸七遍，去滑）、枳壳（麸炒微黄，去瓤）各半两，当归（锉，微炒）、白茯苓、附子（炮裂，去皮脐）、桂心各二钱，熟干地黄（一两），木香（半两）

【用法】上为散，每服三钱，以水一中盏，入生姜半分，枣三枚，饴糖半分，煎至六分，去滓，食前温服。

【功效】定志意。

【主治】治心气虚损，志意不定，腰脊腹胁相引痛，不能俯仰。

【历代论述】《全生指迷方》："妊娠子肿，面目肿如水状。"

《妇人大全良方》："妊妇伤寒，胎动不安。"

《重定严氏济生方》："脾劳虚寒，呕吐不食，腹痛泄泻，胸满喜噫，多卧少起，情思不乐，肠鸣体倦。"

《小儿卫生总微论方》："治小儿吐逆，或加喘促。"

【评述】本方主治五劳七伤，气虚头眩，精神恍惚，睡卧不宁，肢体倦怠，潮热盗汗，脾胃虚损，面色萎黄，饮食不美，口吐酸水，脏腑滑泄，腹内虚鸣，反胃吐逆，心腹绞痛；小儿脾胃久虚，呕吐泄泻，频作不止，口渴烦躁，但欲饮水，乳食不进，身体消瘦乏力。

**11. 大定心汤**

【方源】《备急千金要方》

【组成】人参、茯苓、茯神、远志、赤石脂、龙骨、干姜、当归、甘草、白术、芍药、桂心、紫菀、防风（各二两），大枣（二十枚）

【用法】上㕮咀，以水一斗二（三）升，煮取三升半，分五服，日三夜二。

【功效】增志。

【主治】治心气虚悸，恍惚多忘，或梦寐惊魇，志少不足。

【历代论述】《奇效良方》："治心虚中风，惊悸恍惚多忘，或梦寐惊魇，志少不足。"

**11. 禹余粮散方**

【方源】《太平圣惠方》

【组成】禹余粮（一两半，烧醋淬三遍），白芍药（一两半），石膏（一两半），牡蛎（一两半，烧为粉），秦艽（一两半，去苗），桂心、防风（去芦头）、远志（去心）、独活、甘草（炙微赤，锉）、人参（去芦头）、麦冬（去心，焙）、石菖蒲、茯神、铁粉（细研）、朱砂（细研如粉）、雄黄（细研如粉）（以上各一两），蛇蜕皮（一尺，烧为灰）

【用法】上件药，捣细罗为散，都研令匀。每服不计时候，以麦冬汤调下一钱。

【功效】安神定志。

【主治】治心脏风邪气，神思不安，悲啼歌笑，志意不定，精神恍惚。

【历代论述】《圣济总录》："治耳聋有脓。"

《普济方》："治妇人带下五色，脐腹冷痛，渐加黄瘦，不能饮食，四肢少力。"

【评述】本方主治气血亏虚所致的精神萎靡，尤其是针对妇科疾病下血不止，月水不断，面色萎黄，四肢少力，精神困倦。

**12. 菟丝子丸**

【方源】《太平惠民和剂局方》

【组成】菟丝子（净洗，酒浸）、泽泻、鹿茸（去毛，酥炙）、石龙芮（去土）、肉桂（去粗皮）、附子（炮，去皮）各一两，石斛（去根）、熟干地黄、白茯苓（去皮）、牛膝（酒浸一宿，焙干）、续断、山茱萸、肉苁蓉（酒浸，切，焙）、防风（去苗）、杜仲（去粗皮，炒）、补骨脂（去毛，酒炒）、荜澄茄、沉香、巴戟（去心）、茴香（炒）（各三分），五味子、桑螵蛸（酒浸，炒）、川芎、覆盆子（去枝、叶、萼）各半两

【用法】上为细末，以酒煮面糊为圆，如梧桐子大。每服二十圆，温酒或盐汤下，空心服。如脚膝无力，木瓜汤下，晚食前再服。

【功效】补肾益气，壮阳生精。

【主治】治肾气虚损，五劳七伤，少腹拘急，四肢酸疼，面色黧黑，唇口干燥，目暗耳鸣，心忪气短，夜梦惊恐，精神困倦，喜怒无常，悲忧不乐，饮食无味，举动乏力，心腹胀满，脚膝痿缓，小便滑数，房室不举，股内湿痒，水道涩痛，小便出血，时有余沥，并宜服之。

【历代论述】《普济方》："治心气不足、肾经虚损、思虑太过，精神恍惚，及真阳耗竭、腰重脚弱、元气衰微。常服固真补髓添精壮阳。如无子嗣者，宜服此药。令妇人服蚕斯丸。数月之后，能令成孕。"

【评述】本方以菟丝子为主药，取其补肝肾、固下元的作用。主治肾气虚弱所致的小腹冷痛、腰膝酸软、小便频数、尿有余沥等证。夜间小便频影响患者睡眠，使其情绪不稳定，心神不宁，故加用养心安神之远志、枣仁、茯神等药，诸药配合，共同达到补肾固摄、养心安神的功效。

本方为治疗焦虑不安，夜不能寐的常用方。临床应用以腰酸腿软，面色黧黑，夜梦惊恐，精神困倦，舌淡苔白，脉沉细为辨证要点。

## 13. 人参丸

【方源】《太平圣惠方》

【组成】人参（一两去芦头），茯神（一两半），龙齿（一两，细研如粉），白术（半两），防风（三分，去芦头），金银箔（各五十片，细研），麦冬（半两，去心，焙），甘草（半两，炙微赤，锉），熟干地黄（一两）

【用法】上件药，捣罗为末，入研了药令匀，炼蜜和捣三二百杵，丸如梧桐子大。每服不计时候，以荆芥汤嚼下十丸。

【功效】补脾益气，养心安神。

【主治】治心脏风虚，心忪惊悸，或因忧虑之后，时有恍惚，心神不安。

【历代论述】《圣济总录》："治中风口眼㖞斜，手足无事，语不謇涩，止缘

坐卧处，对耳有窍，为风所中，筋牵过一边，连眼皆紧，睡著一眼不合者，服此药二十日内，眼口皆正。"

《普济方》："治肉极虚寒、四肢怠惰、咳引胁肋下满痛、手足厥冷不嗜食。"

《玉机微义》："治小儿咳嗽有痰，气急恶心。"

**【评述】**"神寓于气，气以化神。气盛则神旺，气衰则神病，气绝则神亡。"因此本方治疗气虚所致的志异常疾病。

### 14. 平补镇心丹

**【方源】**《太平惠民和剂局方》

**【组成】**酸枣仁（去皮、隔纸炒，二钱半），车前子（去土，碾破）、白茯苓（去皮）、五味子（去枝、梗）、肉桂（去粗皮，不见火）、麦冬（去心）、茯神（去皮）各一两二钱半，天冬（去心）、龙齿、熟地黄（洗，酒蒸）、山药（姜汁制）各一两半，人参（去芦，半两），朱砂（细研为衣，半两），远志（去心）、甘草（炙）各一两半

**【用法】**上为末，炼蜜圆，如梧桐子大。每服三十圆，空心，饭饮下，温酒亦得，加至五十圆。常服益精髓，养气血，悦色驻颜。

**【功效】**益精生髓，定志安神。

**【主治】**治丈夫、妇人心气不足，志意不定，神情恍惚，夜多异梦，怔悸烦郁，及肾气伤败，血少气多，四肢倦怠，足胫酸疼，睡卧不隐，梦寐遗精，时有白浊，渐至羸瘦。

**【历代论述】**《证治准绳·类方》："治心血不足，时或怔忡，夜多异梦，如堕崖谷。常服安心肾，益荣卫。"

《古今医统大全》："忧愁思虑则伤心，心虚血耗必致耳聋、耳鸣。房劳过度则伤肾，肾虚精竭亦必致耳聋、耳鸣。药泻南方补北方，滋阴降火为主。心虚当宁心顺气。"

### 15. 远志丸

**【方源】**《太平惠民和剂局方》

**【组成】**远志（去心，姜汁炒）、牡蛎（煅，取粉）各二两，白茯苓（去皮）、人参、干姜（炮）、辰砂（别研）各一两，肉苁蓉（净洗，切片，焙干，四两）

【**用法**】上为细末，炼蜜为圆，如梧桐子大。每服三十粒，空心，食前，煎灯心草盐汤下，温酒亦可。

【**功效**】益心肾，聪明耳目，定志安神，滋养气血。

【**主治**】治丈夫、妇人心气不足，肾经虚损，思虑太过，精神恍惚，健忘多惊，睡卧不宁，血气耗败，遗沥泄精，小便白浊，虚汗盗汗，耳或聋鸣，悉主之。

【**历代论述**】《太平圣惠方》："治虚劳惊悸，神气不足，多忘不安。"

《圣济总录》："治精神恍惚，坐卧不宁，镇心安神。"

《普济方》："治产后血虚，或因惊恐神志不宁，语言谬错，妄有所见。"

【**评述**】本方主治心神惊悸，虚劳，神气不宁。远志为君，安神益智，治疗失眠多梦，神志恍惚，心悸怔忡，健忘，志意不安，夜不安卧等。

## （二）中医五神之"志"要素用药规律研究

**1. 药物频次分析**　在《中华医典》中治疗"志"异常状态的药物共 354 味，各种药物的使用频次总和为 3656 次。其中人参、远志、茯苓、甘草、茯神、朱砂、石菖蒲、麦冬、肉桂等药物是治疗"志"异常状态的常用药物；药物的性味以温平甘辛为主；在药物归经上主要归心、脾、肺三经。将其所有药物的所属门类分析后，发现药物主要集中在补益药、安神药、温里药、解表药等药物中，因此可见在治疗"志"异常状态时以补益、安神、温里等为主。

**2. 基于关联规则的方剂组方规律分析**　应用中医传承辅助平台对《中华医典》中治疗"志"异常状态的药物进行关联，出现频次 55 次以上的药物组合有 15 种组合同时出现，其中核心的药对有：①甘草，远志，人参；②甘草，茯神，人参；③朱砂，远志，人参；④远志，麦冬，人参；⑤甘草，麦冬，人参；⑥远志，茯苓，人参；⑦远志，茯神，人参；⑧茯神，人参；⑨人参，石菖蒲，远志；⑩麦冬，人参。

据药物组合关联规则的网络图构建 1，更清晰地展现出治疗"志"异常状态的药物之间的联系。如图可见：治疗"志"异常状态的是以人参、远志、茯神、麦冬、甘草、茯苓六味药物为核心。如以远志为核心，有人参、茯神、熟地黄等药物，与《益智健脑效验方精选》中益智散相似；以人参为核心，又有远志、石菖蒲、茯神的组合，与补心不忘方相似。以上可知治疗"志"异常状态多选用补心益智、宁心安神的药物配伍以益智健脑。

**3. "志"异常状态用药的相关新方研究** 其中方 1（地骨皮，玄参，生地黄，菊花，何首乌）大部分药物功在清热，滋阴，养血，能够治疗肝肾阴虚、肝热上扰为病因病机的"志"异常状态导致的疾病。

其中方 2（大黄，黄芩，栀子，枳实，石膏）、方 3（大黄，薄荷，滑石，栀子）中的大部分药物功在清热泻火、解毒、化痰除痞治疗热毒壅盛、痰热上扰、内扰心神为病因病机的"志"异常状态导致的疾病。

其中方 4（熟地黄，黄芪，山药，丹参，柏子仁，天冬）、方 5（茯苓，远志，柏子仁，人参，茯神，龙齿）中大部分药物功在补气健脾、化痰宁心，养心安神，能治疗气虚，脾胃运化不及，化生痰浊，神志不安等为病因的"志"异常状态导致的疾病。

其中方 6（雄黄，牛黄，麝香，僵蚕）、方 7（雄黄，麝香，龙脑，天竺黄）、方 9（肉桂，朱砂，大枣，牛黄，麝香）、方 11（天麻，牛黄，天竺黄，金箔，升麻）、方 14（犀角屑，天竺黄，金箔，龙脑，升麻）、方 15（天麻，白附子，天南星，全蝎，僵蚕）中的大部分药物功在镇心开窍，化痰通络，能够治疗痰阻经络所致的神志狂乱为病因的"志"异常状况发生的疾病。

其中方 8（紫石英，细辛，防风，羚羊角，龙齿）中的大部分药物功在镇惊安神、祛风、平肝息风，能够治疗心神不定、神志恍惚所致的"志"异常状况发生的疾病。

其中方 10（桑螵蛸，牡蛎，韭子，芍药，白羊心）中的大部分药物功在平肝潜阳、滋阴，治疗肝肾阴虚、肝阳逆乱导致的"志"异常状况发生的疾病。

其中方 12（酸枣仁，当归，柏子仁，芍药，大枣）、方 13（丹参，麦冬，天冬，甘草，石膏）中的大部分药物功在泻火滋阴、宁心安神，能够用于治疗阴虚火旺，心神扰乱导致的"志"异常状况发生的疾病。

# 第 9 章
# 中医五神紊乱的辨证论治

人体是一个有机的整体，五神体系亦是如此，因此五神与相应脏腑之间、五神各要素内部之间不但在结构上紧密不可分割，在功能上亦是相互协调，同时在病理上也相互影响。因此，在临床辨证论治过程中，应注重五神的整体性、系统性，调节机体的阴阳平衡。

## 第一节　治则治法

治则是基于整体观念和辨证论治而制定的治疗疾病时所遵循的基本原则，对临床立法处方和用药具有普遍的指导意义。

### 一、治疗原则

#### （一）五神平秘

《素问·生气通天论》所云："阴平阳秘，精神乃治；阴阳离决，精气乃绝。"身体的健康是阴阳保持相对平衡的结果，阴阳失衡则是疾病发生的基本病机。在五神病变过程中，五神内部之间的平衡失调或者五神与外界环境的失衡都是导致疾病发生和加重的重要因素。比如在认知过程中，需要神的任物，意的注意、志的记忆、魂魄的综合分析概括，五神均有参与，且分工明确，若其中任一环节出现异常，都会影响五神整体功能。

睡眠—觉醒的基本生命活动完美地诠释了五神平秘的基本含义。《景岳全书》中说："盖寐本乎阴，神其主也，神安则寐，神不安则不寐。"《杂症会心录》中也有"人之形骸，魄也。形骸而动，亦魄也。梦寐变幻，魂也"的说法。魂在夜晚的过度活跃使人产生梦境，魄被邪扰可导致睡眠中出现形体不安等症状。《灵枢·本藏》中说："志意者，所以御精神、收魂魄、适寒温、和喜怒者也。"志意在睡眠—觉醒的过程中通过影响神的舒敛，而影响魂魄在睡眠中的活动，志意乱则会扰乱机体的睡眠节律，出现昼不精而夜不寐，导致失眠的发生。因此人体的寤寐是以神为主导，以意志为辅助，以魂魄为基础，是五神和谐有序、共同作用的结果。《素问·至真要大论》曰："谨察阴阳所在而调之，以平为期。"所谓"以平为期"就是恢复机体平衡和谐状态，以达到整体健康。因此，在治疗五神病变中当以平衡五神偏颇为基本原则。

### （二）形神兼调

《素问·上古天真论》认为："形体不敝，精神不散。"《荀子·天论》中也有言："形具而神生。"五神均依附于强健的形体而存在，形体的衰败直接影响五神的安稳，导致五神病变的发生。其中最明显的就是气血津液的充盛与否，气的太过或者不足会直接影响到神导致神志亢奋或者精神萎靡。血不足则不能濡养机体，出现皮肤色素沉着、肢体倦怠疲乏、肌肤消瘦等；亦不能荣养五神，出现志意不定、心神烦乱、精神恍惚、反应迟钝等五神病变。《灵枢·本神》曰："脾忧愁而不解则伤意，意伤则悗乱，四肢不举。"过度的忧愁思虑、气机凝结得不到解除则伤意，意伤就会苦闷烦乱，四肢无力，不能举动。可见五神的异常亦可导致形体的病变。因此，五神病变的治疗应当形神并治，同时兼调。

## 二、治疗方法

### （一）调五神

调五神，即平衡五神偏颇。《五神评定量表》将五神病变总体分为三级，即五神过亢、五神惑乱、五神衰弱。《素问·通评虚实论》言："邪气盛则实。"《素问·三部九候论》言："实则泻之。"亢盛即为有余之意，因此对于五神过亢者当以重镇金石之药镇安神魂、定志意。"正气夺则虚""虚则补之"。弱者，衰弱不足之意，五脏藏五神，因此对于五神衰弱者，在治疗中根据五神所藏之五脏的气血阴阳之不足的程度来补益之。惑乱者患者神志混乱，然其病因有虚有实，治疗当辨别虚实，例如心神惑乱证的妇人脏躁患者，是由心阴不足、肝气不和引起，属虚，故治疗中给予小麦、甘草、大枣养心调肝，养心安神。而癫狂病是由痰火阻窍，神魂惑乱所致，属实，故治疗给予滚痰丸以泻火逐痰，重镇安神魂。

### （二）和气血

《素问·调经论》曰："人之所有者，血与气耳。"气和血是供养脏腑机体的物质基础，亦是脏腑功能活动的产物。气为阳，血为阴，阴阳互根互用，气血亦是相互滋生，相互为用。气可以推动、温煦、化生、统摄血液，血对气有滋养和运载作用。《素问·八正神明论》认为"血气者，人之神""得神者昌，失神者亡"。《灵枢·本藏》曰："人之血气精神者，所以奉生而周于性命者。"因此只有当气血两者保持和谐的状态才能维持机体正常。和，使和谐。和气血就是使气血达到一种和谐的平衡状态。朱丹溪《丹溪心法·六郁》所言"血气冲和，万病不生"，肝主疏泄，调畅气机，魂之居也；心藏神，主血脉，神之变也；肺为气之主，肺主出气，肺气宣发肃降以促进全身气血运行；肾为气之根，乃人体一身之气的根本。现代临床可用当归、川芎、白芍、枳壳、甘草类入心、肝、肾经之品调和气血。

然而《素问·调经论》指出："血气不和，百病乃变化而生。"气血失和则百病丛生，五神以气血为基础，五神病变则可以反映出气血盛衰的变化。例如在魄气不足病症中，则是因为机体肺气不足，不能藏魄，出现视物模糊不清，言缓慢、语音低微，言谈吐字不清，气短乏力，皮肤粗糙等魄气不足症状；而在魂体不足病症中则是因为肝血不足，不能涵养肝魂，出现目涩头晕，肢麻不仁，甚或筋脉拘急，思维呆滞，反应迟钝等症，此为单独脏腑气血不足，若气血关系出现失调可以出现气血亏虚或气随血脱或气滞血瘀。气血亏虚，机体不养则出现懈怠劳倦，心神不养则神昏愦，最终会导致神用不及，即五神紊乱可以通过影响气血导致疾病发生。故治疗中当调整气血、平和阴阳，即"治病之要诀，在明白气血"，现代临床可用当归、川芎、白芍、枳壳、甘草类入心、肝、肾经之品调和气血。

### （三）祛痰瘀

痰浊由体内水液代谢障碍引起，瘀血因体内血液运行不畅，停积而成。两者既是在疾病过程中产生的病理产物，同时又可以作为致病因素，干扰机体的正常功能，加重疾病或者导致新的疾病产生。痰饮易蒙心神，瘀血则可以阻滞于机体不同部位而出现不同病证，痰瘀久郁体内又可生热化火，扰乱神明。

在五神辨证中，如神机惑乱病证者，可因情志不遂，肝失疏泄，气机运行不畅，气郁生痰，痰气互结，痰随气动，蒙蔽心神导致神智错乱，举止失常；或因气滞血行不畅，血脉瘀阻，上阻神明，元神不清出现癫狂或昏迷；或者因痰浊内盛，引动肝风，肝风夹痰，闭阻心神，神明失司出现突然昏仆，不省人事。因此治疗当首先祛除痰浊、瘀血之实邪，使邪去则体安，临床可选用川芎、红花、白术、天麻类中药以祛痰瘀。

# 第二节　辨证论治

## 一、"神"病变的辨证分型及方药论治

### 1. 神用不及

【主要表现】淡漠寡言，闷闷不乐，精神痴呆或精神恍惚，或善悲或善笑，精神不振，健忘困倦，喃喃自语，声低懒言，心悸，怔忡，怠惰乏力，动

作迟缓，双目无神，饮食不知滋味，舌淡，脉细。

【证机概要】心藏神，赖血以濡之；气生血，赖脾以化之。若劳伤心脾，气血暗耗，心气不足，血脉鼓动无力，心脉衰而血少，或因痰迷心窍、实热扰心等导致心神失养或神不守舍，出现神思恍惚，心悸易惊，神疲健忘等症状。

【治法】益气养血，养心安神。

【代表方】养心汤或天王补心丹加减。养心汤是为气血不足、心神失养之神用不及而设。方中以黄芪、人参为君补脾益气；当归补血养心；茯苓、茯神、酸枣仁、柏子仁等养心安神，诸药合用气血并补，但重在养心安神。天王补心丹重用生地黄、麦冬、天冬以滋阴养血清热；五味子酸收敛阴以养心神。诸药配伍滋阴补血，养血安神，但重在补心。

【常用药】酸枣仁甘酸质润，养血补肝，宁心安神；柏子仁养心安神；远志宁神益智；茯苓、茯神益气健脾，宁心安神。

在治疗上多用滋阴养血安神的药物如酸枣仁、柏子仁、远志、小麦、鸡血藤等组方。若兼心烦口渴者，可加生地黄、麦冬、枸杞子等增强其滋阴养血之功；若易悲伤哭泣、喜怒无常、忧愁抑郁者可加白芍、合欢皮、郁金、玫瑰花等柔肝解郁；若失眠重者可加龙骨、磁石等重镇安神。另外还可根据心虚或肝虚的不同病证采用其他补心、补肝的方剂来治疗。

**2. 神用过亢**

【主要表现】自觉身体发热，但测体温却不高，精神思维亢奋或胡思乱想，不能自已或无缘无故地发笑，易激惹（包括愤怒、急躁等），口舌干燥。舌尖红，脉细数。

【证机概要】经云："神气舍心，精神毕具。"又曰："心者生之本，神之舍也。"心为君主之官，主不明则精气乱神，太劳则魂魄散，所以寤寐不安，淫邪发梦，轻则惊悸怔忡，重则痴妄癫狂。此类阳气躁动的病证多由痰饮、湿浊、瘀血等有形实邪阻于血脉，蒙蔽心神或火热之邪扰乱心神所致。

【治法】重镇安神定志。

【代表方】朱砂安神丸或磁朱丸加减。两方均取朱砂重镇安神，前者与黄连、生地黄、当归等配伍，更善清心泻火、滋阴养血，主治心火亢盛、阴血不足，心神浮亢之烦躁、心神烦乱症状。后者以磁石为君，益阴潜阳，镇摄心神；朱砂入心，重镇安神、清心定志。两者相合镇摄浮阳、交融水火，使心肾相交、精气上输，使心火不致上扰，而神志安宁。

【常用药】龙骨、牡蛎、朱砂、琥珀、珍珠、紫石英等质地较重的金石类及介壳类药物重镇安神；同时常配合清热、化痰的药物如石菖蒲、龙齿等。

若因肝郁化火所致者，可加龙胆草、川楝子清肝泻火；若因痰热内扰所致者，可加胆南星、天竺黄、制半夏以清热化痰息风；若兼惊恐者，可加生龙骨、磁石以助镇惊安神；若胸中烦热较甚者，可加栀子、莲子心以清心除烦。

### 3. 神机惑乱

【主要表现】疯狂怒骂，打人毁物，妄行不休，少卧不饥，骂詈不避亲疏，甚则登高而歌，弃衣而走，或情志不稳，多愁善感，好悲伤，或笑或泣，如醉如梦，言语无序，秽洁不知。舌红绛，苔厚腻，脉弦滑。

【证机概要】本证由痰火结聚所致，或伤寒阳明邪热所发。邪热痰火上蒙清窍，则发为癫狂或昏迷；扰乱心神则发为惊悸，甚则怔忡、梦魇异常。

【治法】清热涤痰，重镇安神。

【代表方】生铁落饮或滚痰丸加减。前方以镇心安神药与涤痰清热药相配伍，使热清痰宁，痰化窍开。后方中黄芩可清肺中无形之火，大黄可泻胃中实积之火，治痰先清热，以治其源，二黄与礞石、沉香相伍，则能直攻老痰之巢，以治顽痰变见诸怪证。两者均可用于痰热上蒙清窍，神机惑乱之证。

【常用药】铁落泻妄火、坠涌痰可宁心神；青礞石坠痰下气、平肝镇惊；贝母、胆星、橘红，清热化痰；远志、石菖蒲、茯神安神定志；辰砂镇痉。

若患者平素忧愁思虑、私欲太重，易暗耗心血，导致血虚不能濡养心神或邪气太盛扰乱神机，导致神机失于调摄、神机惑乱者，可用甘麦大枣汤养心安神；外邪乘虚而入者，可用菖蒲散以疏风清热，补心益志。

## 二、"魂"病变的辨证分型及方药论治

### 1. 魂用过亢

【主要表现】睡眠浅、容易早醒、夜间噩梦频作，心中惴惴不安，头部疼痛不舒，时常感到莫名的烦躁。舌红苔黄，脉弦数。

【证机概要】"肝体阴而用阳"是对肝脏生理病理特点的高度概括，同时也反映了魂用与魂体之间阴阳互根互用、对立制约的相互关系。魂用之病，常

以阳亢无制为主，心神不明则肝魂妄动，亢而为害，肝的疏泄功能失调，则会出现眩晕目赤、烦躁易怒，甚则昏仆跌倒等症状。

【治法】疏肝理气，重镇安魂。

【代表方】柴胡疏肝散加减。柴胡疏肝散可疏肝解郁，理气止痛，多用于肝郁气滞，气机不畅之证。方中柴胡、枳壳、香附疏肝理气、解郁止痛；白芍、甘草养血柔肝、缓急止痛，川芎活血行气止痛。

【常用药】选用柴胡、郁金、陈皮、香附等疏肝理气之药，同时常配伍清利肝胆湿热、清泻火邪的药物如夏枯草、黄芩等。

**2. 魂机惑乱**

【主要表现】轻者可见多梦、易惊，重者则可见头脑昏沉，思维迟钝，记忆力下降，学习、理解能力下降，健忘，躁扰不安，睡眠不安。舌红苔黄，脉弦滑。

【证机概要】魂主思维、决断、知觉，魂受扰则不思，主要病变表现为记忆力的下降，甚则惑而不明理，表现为优柔寡断、过度思虑以及强迫行为，如反复洗手、锁门等。本证多由肝经火热炽盛，神魂紊乱所致。

【治法】清泻肝胆火热。

【代表方】龙胆泻肝汤加减。龙胆泻肝汤多用于清利肝胆湿热，方中龙胆草清利肝胆湿热；山栀子、黄芩清肝泻火；川楝子、枳壳、延胡索疏肝理气止痛；泽泻、车前子渗湿清热。

【常用药】清利肝胆湿热、火邪的药物如龙胆草、夏枯草、黄芩、黄柏、牛膝等，可酌情配伍养血柔肝之品，如芍药、知母、生地黄等。

**3. 魂体不足**

【主要表现】目涩头晕，肢麻不仁，甚或筋脉拘急，自觉口干、口苦，思维呆滞、反应迟钝，食欲减退、纳食不香。舌淡苔白，脉弦弱。

【证机概要】肝藏血，血舍魂，血以养肝，生理情况下，肝血充盛，肝体得阴血柔养则魂不受扰。若阴血亏虚而致魂体不足，则可见目涩头晕、肢麻不仁，甚或筋脉拘急等症。

【治法】益气养血，滋补肝肾。

【代表方】独活寄生汤加减。独活寄生汤有益肝肾、补气血之功。方中人参、茯苓、甘草、当归、地黄、芍药补益气血；杜仲、牛膝、桑寄生补养肝肾。若有腰膝疼痛，低热心烦，可加龟甲、熟地黄、女贞子等。

【常用药】人参、茯苓、当归、地黄、芍药等益气补血之药；同时常配合滋补肝肾之品，如杜仲、枸杞子、龟甲、桑寄生等。

## 三、"魄"病变的辨证分型及方药论治

### 1. 魄气不足

【主要表现】视物模糊不清，听力下降，语言缓慢、语音低微，近事记忆力下降，言谈吐字不清，气短乏力，皮肤粗糙，鼻塞不通。舌淡苔少，脉濡弱。

【证机概要】肺为魄之处，肺气虚弱，魄气不足，只有补益肺气才可强魄。肺属金，脾属土，土为金之母，故培土生金为补益肺气的常用方法。

【治法】补脾益肺，益气强魄。

【代表方】六君子汤合麦冬汤加减。六君子汤补脾化痰，方中党参、白术健脾益气；山药、薏苡仁、茯苓甘淡补脾；半夏、橘皮燥湿化痰；五味子敛肺气；麦冬汤润肺生津。

【常用药】麦冬、阿胶、人参、白术、茯苓等补脾益气之药。

### 2. 魄用过亢

【主要表现】幻听，幻视，呼吸喘促气急，甚或胸部膨满，憋闷如塞，咳嗽痰多，烦躁，心悸，多汗，易激怒，耳鸣。舌质暗红，苔白腻，脉细滑数。

【证机概要】本证多因痰浊、火毒等实邪郁肺，肺气升降过盛而致。

【治法】泄肺平喘，清热养阴。

【代表方】泻白散合清金化痰汤加减。泻白散清肺泄热，方中桑白皮、地骨皮清泄肺热；海蛤壳、甘草清肺化痰。清金化痰汤功在清热化痰，黄芩、山栀、知母、桑白皮清肺热；杏仁、贝母、瓜蒌、海蛤壳、鲜竹沥、半夏、射干清肺化痰。若出现舌红少津、口干，可加沙参、天冬、花粉养阴生津。

【常用药】多用黄芩、山栀、知母、桑白皮、白鲜皮等清肺泄热之药，配伍沙参、麦冬、玉竹等养阴之品。

### 3. 魄机惑乱

【主要表现】易说错话，呼吸不顺畅，自言自语，健忘，疯狂怒骂，打人

毁物，奔走不休，或情志不稳，多愁善感，好悲伤，或笑或泣，如醉如梦，言语无序，秽洁不知。舌红绛，苔厚腻，脉弦滑。

【证机概要】魄藏于肺，内伤七情、外感六淫皆可导致肺气运行失常，魄无所居，乱而为病，多出现言语、行为的异常。

【治法】宁神定魄。

【代表方】定魄散加减。方中用朱砂、琥珀镇摄魂魄；远志、人参、茯苓、天冬、酸枣仁养心安神，魄为神之使，神安魄亦安；再加石菖蒲开窍，甘草调和诸药，共奏宁神定魄之功。

【常用药】远志、石菖蒲、人参、白术、茯苓、酸枣仁、琥珀、朱砂等宁神定魄之药。

# 四、"意"病变的辨证分型及方药论治

## 1. 意气不足

【主要表现】记忆力减退，健忘，尤其表现为近事易忘，做事缺乏毅力，精神恍惚，头脑昏沉，意志消沉，常垂头丧气，坚持不下，易气馁，反应迟缓、愚钝，注意力不集中，集中时间短暂，头晕，视物昏花、天旋地转，耳鸣，时常苦思冥想，过度思虑，手脚麻木，不知痛痒，小便频数，大便溏。舌淡苔白，脉沉细。

【证机概要】本证由脾气虚所致。脾藏营，营舍意，意藏于脾之中，脾为后天之本，气血生化之源。脾气健旺，营血充足，四肢肌肉官窍得以滋养，则四肢活动灵活，精力充沛，注意力集中，思路清晰，意念丰富，记忆力强。若脾意不足，四肢脑窍失荣，则可出现思虑短少，记忆多忘，注意力不集中，头晕，视物昏花等临床表现。

【治法】健脾，升意，强意，补意。

【代表方】智意汤（《鸡峰》）。肉豆蔻、白术、益智仁、半夏、附子、肉桂、干姜各一两，藿香、甘草、茴香、人参、木香、丁香、大麦芽、补骨脂、当归曲、青皮、陈皮、荜澄茄、细辛、高良姜各半两。

【常用药】柴胡疏肝解郁、升举阳气，升意，补意；茯苓利水渗湿，健脾，化痰，宁心安神，治小便不利，泄泻，健忘等；淫羊藿补肾壮阳，强意；

五加皮补肝肾，强筋骨，补中益精，坚筋骨，强志意；柏子仁养心安神，益意；远志宁心安神，坚意，益精；灵芝补气养血，养心安神，强志意，增智，益精等。

**2. 意用过亢**

【主要表现】盗汗，稍一活动即大量出汗，口干，不愿与人交流，对周围事物缺乏感觉、兴趣或关心，心情抑郁，常因不顺心的事而闷闷不乐，敏感多疑，易钻牛角尖，腹部胀满不适，小便浑浊如膏脂。舌暗红苔白，脉弦细。

【证机概要】意，发于心，藏于脾，有司腠理、安五脏、和喜怒、收魂魄、御精神等作用。意用过亢，腠理失司，汗出不固，故而盗汗、易出汗；情志不畅，忧愁不解，焦虑抑郁，不愿与人交流，敏感多疑，最终"郁而为忧"；意气亢进，经络气血运行不畅，可表现为腹部胀满不适、小便浑浊如膏脂等。

【治法】安意，定意。

【代表方】白术散（《太平圣惠方》）。白术、甘草（炙微赤，锉）、远志（去心）、黄芩、半夏（汤浸七遍，去滑）、枳壳（麸炒微黄，去瓤）（各半两），当归（锉，微炒）、白茯苓、附子（炮裂去皮脐）、桂心（各二钱），熟干地黄（一两），木香（半两）。

【常用药】生地黄清热，生津，滋阴，养血，定精意；人参大补元气，补五脏，安定志意，安定精神，养神，安神，守神；合欢皮安神解郁，令人欢乐无忧，可治忧郁；当归、龙眼肉养血安神；朱砂镇心，养精神等。


# 五、"志"病变的辨证分型及方药论治

**1. 志气不足**

【主要表现】意志消沉，情绪低落，表情淡漠，做事毫无自信，对事物的分析、判断能力下降，处事优柔寡断，行动愚钝，思维迟缓，性欲减退、耳鸣、手足心、心胸发热，腰膝酸软，二便失调。舌质偏红，脉沉细数无力。

【证机概要】本证由肾精不足所致。志藏于肾精之中，且肾精能滋养肾志，精能生髓，精气充足，脑髓充满，神气自旺，志得涵养，志意坚定。脑为元神之府，脑得髓养，则神清，记忆力强。若肾精不足，不能生髓、充脑则出现健忘恍惚，思维迟钝，神情呆钝，面色憔悴，头发脱落，腰膝酸软等症状。

【治法】补肾益髓，增志养神。

【代表方】河车大造丸加减（《医方集解》）。方中紫河车为血肉有情之品，能够大补精髓，以壮真元，为君药；熟地黄、党参、龟甲、杜仲、怀牛膝益气养阴、补精填髓；天冬、麦冬滋肾阴；茯苓健脾、宁神安神。全方共奏补肾益髓，增志养神之功。

【常用药】人参大补元气、安神益智，茯苓开心益智、安魂魄、养精神，石菖蒲、远志开窍醒神、化湿和胃、宁神益志，熟地黄补血养阴，填精益髓。

加减应用：若因思虑忧伤心脾，而见头晕、心慌，纳少，便溏者，加当归、酸枣仁、龙眼肉、黄芪等；若神情呆滞、动作粗笨明显者加石菖蒲、郁金等；若夜寐不安、梦多者，加酸枣仁、茯神、首乌藤等。

**2. 志用过亢**

【主要表现】寐而易醒、多梦，头痛，性情暴躁、易于发怒、多愁善感，思虑过度、控制力强，指向性过强，自觉能动性过强。

【证机概要】志为心之所之，心之所向，心之所期为，指向于一定的目标。动作行为目的性、指向性过强，志大于行，则志亢；动作行为能力过强，志大于功，则志亢；动作行为果敢过强，志大于敢，则志亢；动作行为控制力过强，志大于气，志过胜气，则志亢；动作行为自觉能动性过强，志大于觉，则志亢。

【治法】抑志，清志，开志，安志。

【代表方】安志丸（《济阳纲目》）。人参（半两），白茯苓（半两），白茯神（半两），酸枣仁（酒浸，隔纸炒，半两），当归（半两），远志（半两），柏子仁（半两），琥珀（半两），乳香（两钱半），石菖蒲（两钱半），朱砂（两钱半）。

【常用药】人参大补元气、安神益气，龙眼肉、当归养血安神，龙骨平肝潜阳、镇静安神，石菖蒲开窍醒神、宁神益志，丹参活血调经、凉血消痈、除烦安神。

加减应用：若情绪焦虑、紧张，烦躁不眠者，加麦冬、酸枣仁、玄参、竹叶等。

若思虑过度、多愁善感者，加木香、檀香、防风、柴胡等。

# 第三节 外治法

## 一、音乐疗法

中医理论博大而精深，其中"五音疗疾"的理论即音乐疗法在中医经典著作《内经》中早有记载。《左传》中更说，音乐像药物一样有味道，可以使人百病不生，健康长寿。古代贵族宫廷配备乐队歌者，不纯为了娱乐，还有一项重要作用是用音乐舒神静性、颐养身心。

《礼记·乐记第十九》记载："凡音者，生人心者也。情动于中，故形于声。声成文，谓之音。"认为音乐源于人们的内心，为表现于外的内心情感，如果编辑成文，就是音乐。继而又言："宫为君，商为臣，角为民，徵为事，羽为物，五者不乱，则无怙懘之音矣。"认为五音有丰富的内涵，宫、商、角、徵、羽各有所指，即宫调犹如君，商调犹如臣，角调犹如民，徵调犹如事，羽调犹如物。只有这样，五音方能不乱，自然就不会出现平淡和不协调的声音。从中医理论来说即心为君主之官，为协调五脏的主导，主不明则十二官危，则疾病生。将其分配于五行，阴阳的平衡理论在音乐的音调、音色、音量和节奏等方面也有具体体现。如中医阴阳学说认为，热烈活泼明快的音乐属阳，轻缓柔和安静的音乐属阴。

在中医心理学中，音乐可以感染、调理人的情绪，进而影响人的身体。在聆听中让曲调、与人的情志、脏气发生共鸣互动，达到动荡血脉、通畅精神和心脉的作用，如《史记·乐书》记载："音乐者，所以动荡血脉，所以通流精神而正和心也。"生理学上，当音乐振动与人体内的生理振动（心率、心律、呼吸、血压、脉搏等）相吻合时，就会产生生理共振、共鸣。这就是"五音疗疾"的身心基础。

《灵枢·五音五味》又详细论述了宫、商、角、徵、羽等5种音阶调治疾病的理论，最后被归纳为"百病生于气而止于音"的音乐治病理论。"百病生于气"，这个"气"不仅指情绪，五脏的脏气也包含其中。根据每个人自身的身体结构不同及五脏在脏气上的差异，通过配合不同的音乐，就可以利用五音防病、养身。当然，并不是用某个音去调理某个脏器，而是运用五行原理，使它们相生相克，相互制约，五音搭配组合，适当突出某一种音来调和身体。

在繁体字中，乐（樂）、药（藥）、疗（療）三字同源，音乐与药物、治疗具有天然的联系。音乐可以舒体悦心，流通气血，宣导经络，与药物治疗一样，对人体有调治的能力。音乐也具有归经、升降浮沉、寒热温凉等中草药的各种特性。而且音乐需要炮制，同样的乐曲，可以使用不同的配器、节奏、力度、和声等，彼此配伍，如同中药处方中有君臣佐使的区别一样。用音乐治疗，可以选用不同阴阳属性的音乐来调节人体之阴阳，使之恢复平衡，达到"阴平阳秘、精神乃治"的治疗效果。其治疗亦有正治、反治。让情绪兴奋者听平和忧伤的乐曲，是最常用的方法，还可以使乐曲与情绪同步，助听者宣泄过多的不良情绪，例如以如泣如诉的乐曲带走悲伤、以快节奏的音乐发泄过度兴奋的情绪。

在临床中亦常用音乐处方来进行治疗，例如神亢（肝阳上亢型）的患者，容易发怒，可让其聆听有商调式或悲伤色彩较浓的音乐，如《小胡笳》《江河水》《汉宫秋月》《双声恨》和《病中吟》等，以悲情见长，凄切感人的乐曲，有良好制约愤怒和稳定心神的作用；如果是阴虚阳亢类型患者，可以选择如《二泉映月》《寒江残雪》《平沙落雁》《潇湘水云》《小河淌水》《雨后彩虹》等有柔和、清润的特点且调属阴韵的乐曲，能导引精气，滋阴潜阳，清心降火，安神定志。临床常见神弱患者，则适当给予音调高亢的音乐，如《喜洋洋》《金蛇狂舞》等，调动情绪，振奋精神，提高机体兴奋性，解除抑郁，或者聆听阳韵的《荷花映日》，感受夏日炎炎、荷花清香四溢的意境，以补益心阳、养心安神；神惑乱的患者可建议他们多聆听《塞上曲》《空山鸟语》等，沉淀情绪，祛除烦躁。

而魂亢者应给予《碧叶烟云》音乐，具有春风清寒、绿叶青翠之意境，可清肝泻火、平肝潜阳，适用于头晕胀痛，烦躁易怒，面红目赤，失眠多梦等症。魂弱者则可以尝试具有亲切爽朗、朝气蓬勃、蒸蒸日上特点的乐曲，如《玄天暖风》，让人听之即可感受春风和暖、阳光明媚、万物葱荣之意境，补益肝气。

在魄异常的临床治疗中，魄弱者可聆听《晚霞钟鼓》等调属阳韵的音乐，因其具有晚霞满天、钟鼓振荡之意境的曲调，故可补益肺气、宽胸固表，适用于喘咳无力、自汗怕风等魄弱的患者；而乐曲《秋风清露》调属阴韵，具有秋月清朗、清露寒爽之意境的曲调，可滋阴清热、润肺生津，适用于干咳少痰、身心烦热等魄亢的患者。

治疗意异常患者的乐曲，风格多悠扬沉静，音质雄厚，兼包容其他，与脾同属。如《黄庭骄阳》具有骄阳似火、湿气尽消之意境，适用于食少腹胀，神疲忧郁以及腹泻、脏器下垂等意弱者；乐曲《玉液还丹》具有清泉润泽、清凉甘甜之意境，可清火和胃、清积导赤，适用于胃脘胀痛、内火郁积等意亢者。

治疗志异常患者的音乐多声沉而细，乐曲风格清纯、凄切哀怨。如乐曲《伏阳朗照》具有冬日正午、阳光温暖、寒中见暖之意境，可温补肾阳、固精益气，适用于腰膝酸软、畏寒肢冷、滑精阳痿、宫寒带下等志弱者；乐曲《冰雪寒天》具有冰雪清寒、天地纯净之意境，可清心降火、滋肾定志，适用于心烦意乱、眩晕耳鸣、梦遗闭经之志亢者。

有时候，根据具体心理特点，投其所好，可以安排一些有欢乐愉快类型的乐曲，如《花好月圆》《瑶族舞曲》《喜相逢》《鸟投林》等；或升发调畅类型的音乐，如《光明行》《霸王卸甲》《战台风》《赛龙夺锦》等，使患者进入情绪状态；或温厚、中和类型的音乐，如《梅花三弄》《阳春白雪》《霓裳曲》《满庭芳》《忆多娇》等，使得患者的愤怒情绪需要顺势转移、宣泄或抚慰，再以悲调乐曲施之，则亢阳兴奋的状态得到化解，气血恢复平衡，心中平和之态自然显现。或者根据患者发病类型选取最佳的治疗时间，例如神异常的患者多选在19~23时，此时阴气最盛，可用来滋养肝脏，并克制亢盛的阳气；魂异常多选在21~23时，即中医强调的子午觉，在子时之前平和心气；而意异常的最佳欣赏时间为进餐时或餐后1小时内，以强健脾胃，促进饮食消化；在15~19时，正值夕阳西下，阳气渐衰，呼吸之间可以调节肺气，可治疗意异常；而志异常则建议最佳时间定在7~11时。

## 二、心理疗法

"心理疗法"又称精神疗法，应用心理学的原则和方法，采用治疗者与被治疗者之间的相互反应与关系，治疗病人的心理、情绪、认知与行为有关的疾病。中医学中素来重视心理因素在疾病治疗中的重要作用，在《素问·汤液醪醴论》中说："精神不进，志意不治，故病不可愈。"即强调了心理治疗的重要作用。《内经》一书中在阐述情志内伤病因的基础上，还总结出系列调节情志，改变意志的心理疗法。

**1. 语言开导**　言语开导法，心理学上称之为精神支持疗法。指语言交流开导、劝说病人，利用言语刺激人的心理，使人的心理、躯体产生相应的变化。李中梓在《医宗必读》中认为："善医者，必先医其心，而后医其身。"《灵枢·师传》："人之情，莫不恶死而乐生，告之以其败，语之以其善，导之以其所便，开之以其所苦。"即肝主情志，主疏泻。若为情志所伤，忧则使人气郁，思则使人气结，怒则使人气逆……均可出现肝气逆乱，进而影响气血运行，致使瘀血、痰浊等病理产物的生成，最终导致疾病的发生。此种由情志病因引起的疾病，若根据患者的需求，了解患者的痛苦，讲解疾病的可愈性，增强患者战胜疾病的信心，给予正确的言语引导，可以在很大程度上有效地纠正患者的心理偏差。例如对于志意亢盛的患者，其性格执拗，对自己的欲望有盲目性的坚持，因此可采用节欲法治疗，首先评估受试者的欲求及节制情况，通过言语疏导使其改变对欲求的认知，以达到节欲的目的。每周一次，共行四周。

**2. 移情易性**　即在治疗中把患者对疾病本身的注意力转移到其他方面上，以减轻患者病情或者使疾病好转。临床中失眠症患者，常把注意力放在失眠上，从而产生更明显的焦虑情绪。因此，此类患者虽然服用药物，但往往出现疗效不佳甚则失眠加重的情况。《素问·移精变气论》说："古之治病，惟其移精变气。"提示临床上可以采用情志转移的方法来治疗疾病。通过分散病人对疾病的注意力，使其思想聚焦在疾病之外的地方，或者改变周围环境，使患者不与不良刺激因素直接接触，或者改变病人内心焦虑的指向性，使其在某种情感中解放出来，转移到另外的人或物上。具体可以针对不同的病人，采用音乐、运动等方式，依病人所好而施之，转移病人的注意力，使患者的抑郁、焦虑情绪得以排解，从而达到移情的目的。正如《续名医类案》中说："虑投其所好以移之，则病自愈。"

**3. 心理暗示**　暗示疗法指临床中采用含蓄的、间接的方法，对病人的心理情绪产生影响，引导病人在无形中接受医生的治疗意见，或者产生某种信念，从而达到治疗疾病的目的。《素问·调经论》说："按摩勿释，出针视之，曰我将深之，适人必革，精气自伏，邪气散乱……"另外，《道枢·枕中》也说："瞑目内视，使心生火，想其疾之所在，以火攻之，疾则愈矣。"再以失眠症为例，失眠症受患者内心及外界影响较为明显，医生越是嘱患者不能胡思乱想，反而会使患者大脑皮层兴奋，久久不能入睡。因此临床效果相对较差。故在使用暗示疗法时，医生首先坚定患者治愈疾病的信心，激励患者改变现状，或者给患者推荐一些药物，暗示其临床效果非凡，能缓解其症状。使病人看到希望，坚定治疗信心。

## 三、气功疗法

气功古称吐纳、导引、静坐等，是我国特有的一种古老的行为疗法，通过躯体内部自我调整达到祛病、强身、延年的目的。《素问·上古天真论》云："恬恢虚无，真气从之，精神内守。"就是气功的一种锻炼方法，使意识处于宁静、愉悦的状态，协调机体各系统的生理功能，因此气功可优化人们情绪和性格，可保持、增强人体的生理及心理机能，确保机体内环境稳定性，提高免疫能力，防病治病。气功功法由三调组成，即调心、调息、调身，气功治疗的核心是进入三调合一的气功态。

例如对于神用过亢或魂不归肝所引起的失眠症患者，可以采取三线放松功以宁神静志，即在安静的环境中或轻柔的音乐背景下，使患者取平坐式或站式，将意念集中在某一部位，以三线放松为主摆好姿势，力求舒适自然，每次练习先做叩齿、咽津等诱导功，同时将注意力集中于呼吸，可以在吸气时默念"静"，呼气时默念"松"，最后以五指梳头、鸣天鼓、搓手洗面再次放松精神，结束练习。每次30分钟，每周3次，共行4周。

## 四、经络疏通疗法

经络学说是中医学理论体系的重要组成部分。经络系统分布全身，是机体气、血、津液的运行通道，气血的正常运行才能保证其濡润荣养作用。经络能够沟通内外，联络上下，将人体各部组织器官联结成为一个有机整体。作为人体信息与能量传递的通路，它使五神能够将气血津液等维持生命活动的物质能量运送全身，使机体获得充足的营养，又能够传递机体的生命代谢信息，支配机体脏腑官窍、筋骨肌肉，从而进行正常的生命活动，保持机体稳态平衡。

《灵枢·经脉》："经脉者，所以能决死生，处百病，调虚实，不可不通。"所以经络在疾病的治疗中发挥着重要作用。具体如《灵枢·九针论》："形乐志苦，病生于脉，治之于灸刺。形苦志乐，病生于筋，治之以熨引。形乐志乐，病生于肉，治之以针石。"即在不同的疾病中可以采用不同的治疗方法，诸如针刺、艾灸、砭石（刮痧）、经络疏导等，这些方法的有效实施必须有赖于人体的经络通道。基于西医学研究，有些学者认为经络与人体的神经系统息息相关。全身多数穴位周围均分布有神经干或神经分支，在组织学的研究中也证实，从穴位体表皮肤到肌肉各层组织中均有丰富的神经末梢、神经丛和神经束支。经络、穴位的刺激就是通过神经系统作用于人体。例如在人体的膀胱经上分布着相应脏腑腧穴，心俞、肾俞、肝俞、胃俞等。此类腧穴作用于相应的脏腑，刺激穴位可以调节相应脏腑功能，如心俞，心气弱，心悸、心慌患者针刺该穴之后可以强心志，止惊悸，亦可以治疗失眠、健忘等症。

人身有五脏藏五神的五个特定的穴位：神堂、魄户、魂门、意舍、志室。神堂有宁心安神、活血通络的作用，可缓解心悸等症状；魄户与魂门能调气血安心神、镇魂定魄；意舍与志室能安神定志、行气舒筋通络。若能善用此五穴，可以调和五神，对于精神、性格、意识等层面的一些疾病或能找到合适的治疗方法。

### 1. 针刺疗法

针刺疗法包括普通针刺、腹针疗法、头针疗法、脐针法、颊针法等针灸技术，许多穴位对于临床神志及精神类疾病有较好的治疗作用，针刺可以刺触靶点穴位，调节气机失衡，改善微循环，提高新陈代谢，治疗神志病。如针刺志室、少海穴配意舍、神门、内关、大陵主治癔症；针刺百会、印堂穴可治疗情志抑郁之症；针刺大椎、定神、魄户、强间、鸠尾可治疗躁狂；针刺神堂、巨阙、大陵、劳宫、涌泉、膻中可治疗抑郁；针刺中脘、臂中、神门、魂门、三阴交、神庭可以治疗妄想等。

### 2. 艾灸疗法

艾灸疗法包括循经灸法（督灸、循胆经灸）、脐灸法等，艾灸能够刺激人体腧穴，以温通经络、调节脏腑气机，防病治病。基于患者五神紊乱及心理状态，并根据机体寒热虚实，针对经络痹阻部位、区域进行艾灸疗法，通过艾灸温经脉、行气血、促循环的作用达到散郁结、调五神的效果。如督灸、循胆经灸可以治疗实证型抑郁、自闭，脐灸可以治疗饮食障碍等神志病。

### 3. 拍打疗法、刮痧和拔罐等疗法

拍打疗法即是用手或者用槌、木棒或钢丝制成的拍子，在患者某些特定部位上进行轻重不同而有节奏地拍打、出痧，以治疗疾病的一种方法。刮痧则是利用刮痧板刮拭经络和腧穴，起到调血行气、疏通经络、活血祛瘀的作用。中医认为"痧"是人体微循环系统中瘀结形成的不流动"物质"，通过拍打或刮法将体内代谢产物"痧"这种毒废物排出体外，把阻经滞络的病源呈现于体表，从而恢复了人体自身的愈病能力。而新兴的全息经络刮痧法则利用头部、手、足、耳背部的全息穴区，对很小的部位刮痧使其治疗部位集中，同时也与疾病部位有较强的对应性，故而临床治疗效果显著。对心俞穴、肝俞穴、脾俞穴、肾俞穴等背俞穴隔周一次进行刮痧可以安定神志，治疗神用不及引起的失眠症患者。例如，在治疗失眠耳鸣症时可以双手握空拳，将两后溪穴对敲两分钟，均匀用力，以疏通经络，开窍宁神；一手握拳，用拳背高突处敲打另一手的劳宫穴一分钟，两手交替进行则可以清心火、安心神；敲打神堂、大陵穴则可宁心安神，治疗心痛、心悸、失眠之症。鸠尾、膻中穴处刮痧开胸前气机，能除自卑感和焦躁之情；黄柏木疏通督脉，能克服怯弱性格；大敦处放血缓解焦躁情绪；眼点、肩井、足三里拔罐等可缓解歇斯底里的情绪。

### 4. 耳针及耳穴压豆疗法

有关人的耳穴，《灵枢·口问》曰："耳者，宗脉之所聚也。"耳穴其实是人体的一个全息反映，足底部穴位亦然。如与头面部相应的穴位分布在耳垂，而对耳轮体和耳轮上下脚对应人体躯干和下肢。在治疗中多采用耳针或压豆疗法，选取大小、硬度适宜的菜籽贴敷在相应穴位，可以安全、简便地对靶点穴位进行持续有效刺激，调节脏腑气血，进而平衡五神偏颇。在治疗中可根据五神紊乱的具体病机及症状，针对相应的脏腑躯干反射区进行治疗，如因肝魂过亢、气血壅滞引起胸部憋闷的患者，可在耳部选取相应肝穴、胆穴、交感穴、神门等给予中强度刺激，或者利用王不留行籽贴压；魄气不足，气机怠弱导致鼻塞不适的患者，可在耳部选取肺穴、内鼻穴、三焦穴等压豆给予刺激；神用过亢，心火上炎导致发热心烦的患者则可以采用耳尖放血疗法。

## 五、中药透皮疗法

中药透皮疗法是指将中草药制剂施于皮肤、孔窍、腧穴及病变局部等部位以发挥中药所具有的药效，用以防治人体某些疾病的治疗方法，主要包括中药熏蒸疗法、穴位贴敷疗法、芳香通窍疗法等。在五神要素的用药组方规律指导下，根据患者五神及心理状态，选择对应的中药制剂及恰当的治疗方法，可以平衡五神偏颇，达到治疗效果。

**1. 中药熏蒸疗法**　又叫蒸汽治疗疗法、中药雾化透皮治疗疗法，通过药物的热辐射作用，促进代谢及血液循环，适用于睡眠障碍、焦虑抑郁状态患者。熏洗方如黄芩、川芎、党参、当归、柏子仁、芍药、郁金等药物组成的熏蒸方可安神；远志、石菖蒲、酸枣仁、茯苓、茯神、麦冬、当归、防风等药物组成的熏蒸方可宁志。

**2. 穴位贴敷疗法**　既有穴位刺激的作用，又通过皮肤组织对药物有效成分的吸收，发挥明显的药理作用，因而具有双重治疗作用。临床根据五神紊乱状态的不同，针对性选用药物和穴位，刺激靶点部位，改善微循环以达到治疗效果。常用药物有郁金、薄荷、冰片、大黄、当归、红花等，常用穴位有内关、至阳、灵台、神门、合谷等。

**3. 芳香通窍疗法**　可以发挥芳香药物的芳香避秽、解表开窍、愉悦心情、调畅情志等作用，使郁结得解，心理舒康，对于心神不安、肺魄不及、肝魂惑乱等状态及因心理紊乱状态引起的五神紊乱具有较好的调节效果。临床中可针对五神状态、人的体质、疾病的不同采用不同的组方、给药途径以及剂型，以达到治疗效果。例如，对于肾志不坚者，因肾藏志，开窍于耳，故可选取合适的药物组方制成的喷剂或药膏喷洒涂抹于棉棒或纱布进行纳耳治疗，以调节肾志异常；对于肺魄不及者，因肺藏魄，开窍于鼻，故可选用合适的喷剂进行纳鼻治疗；对于郁闷不舒状态引起五神紊乱者，可时常在室内燃香以愉悦心志，驱散郁邪等。常见的种类有喷剂、纳鼻药膏、纳耳药膏及香塔、香牌、线香、盘香等。

# 第10章
# 五神辨治医案赏析

## 第一节　古案荟萃

### 一、"神"异常古代医案

#### 1. 不寐案

病案1　安昌相，心惕如悬，夜寐不安，偶然语蹇，故宜补心丹加减治之。（辛亥十二月廿九日。）

中医体征：脉虚细，左关细劲，舌红。

治法：补益心神。

处方：丹参（三钱），生地黄（四钱），柏子仁（钱半），甘菊花（二钱），麦冬（二钱，去心），炒枣仁（三钱），远志肉（八分），预知子（三钱，即八月札），玄参（二钱），钗斛（三钱），茯神（四钱，辰砂拌），（引）灯心草（七支），四帖。

分析：心血不足，神志不宁，而致心惕如悬，夜不安寐，故治以补益心神为主。用生地黄以滋肾液而承于心，俾心得以藏神，麦冬以清气热，丹参以生心血，玄参以清血热，柏子仁以清气，酸枣仁以补心，茯神、远志以安心神，钗斛滋液，甘菊养肝。又用预知子之固肾，灯心草以为引导。此方诚治心虚不寐之专剂。

出处:《邵兰荪医案·卷二·不寐》。

病案 2　安昌王,晕眩并作,心悸少寐,力怯跗肿。(四月四号癸卯十七日。)

中医体征:脉劲,舌色透明。

治法:柔肝肾以安神。

处方:生首乌(三钱),炒枣仁(三钱),炒杜仲(三钱),生牡蛎(四钱),枸杞子(三钱),茯神(四钱,辰砂拌),炒狗脊(三钱),泽泻(三钱),甘菊花(二钱),远志肉(八分炒),生米仁(四钱)。清煎四贴。

二诊:晕眩已减,夜寐稍安,睡中汗出,脉虚,力怯,仍遵前法加减为妥。(二月廿三日)

处方:生首乌(三钱),炒枣仁(三钱),煨天麻(八分),怀山药(三钱),枸杞子(三钱),茯神(四钱),白蒺藜(三钱),杜仲(三钱),甘菊花(钱半),生牡蛎(四钱),桑椹子(三钱)。清煎八贴。

分析:肝阴已亏而不藏魂,则晕眩少寐,心神不安则心悸力怯。更兼湿热滞于下焦而致跗肿,故于补养肝肾之中,而佐牡蛎、泽泻以祛湿。用药既已双方兼顾,投剂自然得效。次诊又形寝汗,仍是阴液未固而外泄之候,但此时跗肿已除,故只以柔肝补肾而安神为治。

出处:《邵兰荪医案·卷二·不寐》。

病案 3　陈(左),高年气阴两亏,肝阳夹痰浊上蒙清空,健忘少寐,神疲肢倦,虚中夹实,最难着手。

中医体征:脉象虚弦而滑,苔薄腻。

治法:益气阴以柔肝木,化痰浊而通神明。

处方:太子参(一钱),仙半夏(二钱),白归身(二钱),稽豆衣(三钱),抱茯神(三钱),薄橘红(八分),生白芍(二钱),炒杭菊花(一钱五分),炒竹茹(一钱五分),远志肉(一钱),天竺黄(一钱五分),石菖蒲(八分),淡竹油(一两),生姜(同冲服,两滴)。

出处:《丁甘仁医案·卷三·内伤杂病案》。

## 2. 心悸案

病案 1　某,咳嗽盗汗悉瘥,心虚悸惕,宜补心丹加减治之。(三月廿九日。)

中医体征：左脉虚细，右劲，舌滑白。

治法：清热潜阳，补益心神。

处方：苏丹参（三钱），当归身（钱半），甜杏仁（三钱），炙甘草（七分），茯神（四钱），炒枣仁（三钱），远志（八分），炒杜仲（三钱），老东参（钱半），生牡蛎（四钱），煅龙齿（钱半）。清煎八帖。

分析：素肺分之余热，潜未靖之浮阳，借以补益心神，则悸惕自瘳。

出处：《邵兰荪医案·卷二·心悸健忘》。

病案 2　昔韩魏公云，胡总干言，旧有心疾，怔忡健忘，梦遗，夜不得睡，千怪万状，无所不有。此疾本由忧愁思虑。

治法：滋阴养血，安神定志。

处方：辰砂远志丸。地黄，当归，石菖蒲，黄芪，阿胶，诃子，龙齿，肉桂。

分析：耗散心血而得。

出处：《普济方·卷十六·心脏门》。

**3. 癫狂案**

病案 1　齐，四十二岁，己巳二月初二日，初因肝郁，久升无降，以致阳并于上则狂。心体之虚，以用胜而更虚，心用之强，因体虚而更强。间日举发，气伏最深，已难调治。况现在卯中乙木盛时，今岁又系风木司天，有木火相煽之象，勉与两法。

中医体征：脉弦数而劲。

治法：补心体，泻心用，摄心神。

处方：洋参（三钱），大生地黄（一两），莲子心（一钱），黄柏（三钱），白芍（六钱），牡丹皮（四钱），麦冬（六钱，连心），生龟甲（一两），丹参（三钱），真山连（三钱）。

外用，紫雪丹（六钱），每次一钱，与此方间服。

二诊：初六日，操持太过，致伤心气之狂疾，前用补心体，泻心用，摄心神，已见大效，脉势亦减，经谓脉小则病退是也。

处方：洋参（三钱），白芍（六钱），牡丹皮（五钱），真山连（二钱），生龟甲（一两），黄柏炭（二钱），麦冬（三钱），女贞子（四钱），莲子（五钱），龙胆草（二钱），米醋（一酒杯冲），铁落水煎。

出处：《吴鞠通医案·卷二·癫狂》。

病案 2　王，三十八岁，五月初十日，温热系手太阴病，何得妄用足六经表药九帖之多。即以《伤寒论》自开辟以来，亦未有如是之发表者。且柴胡为太阳提线，经谓太阳为枢，最能开转三阳者。今数数用之，升提太过，不至于上厥下竭不止。汗为心液，屡发不已，既伤心用之阳，又伤心体之阴，其势必神明内乱，不至于谵语癫狂不止也。今且救药逆，治病亦其中。温病大例四损重逆难治。何谓四损？一曰老年真阳已衰，下虚阴竭；一曰婴儿稚阴稚阳未充；一曰产妇大行血后，血舍空虚，邪易乘虚而入；一曰病久阴阳两伤。何谓重逆？《玉函经》谓：一逆尚引日，再逆促命期。今犯逆药至九贴之多，岂止重逆哉！

治法：辛凉解肌，甘寒定骚，芳香护膻中。

处方：连翘（三钱），金银花（三钱），薄荷（八分），麦冬（八钱），牡丹皮（五钱），桑叶（三钱），玄参（五钱），细生地黄（五钱），羚羊角（三钱）。

分析：辛凉芳香甘寒法，辛凉解肌分发越太过之阳，甘寒定骚扰复丧失之阴，芳香护膻中，定神明之内乱。

出处：《吴鞠通医案·卷一·温疫》。

病案 3　某，二十七日，经谓单弦饮癖，前五日因观戏后，病恶梦，病狂肢厥，经谓阳并于上则狂，两阴交尽之厥。《灵枢》有淫发梦一卷，大意以五脏偏胜，非因梦而后病也。前人诸般怪症，皆属于痰之诊。虽不尽然，但此症现在咳嗽块痰，左脉单弦，应作痰治。

中医体征：左脉弦劲。

治法：化痰益气。

处方：半夏（五钱），牡丹皮（三钱），石菖蒲（二钱），天竺黄（二钱），茯苓块（五钱），白附子（二钱）。先服陈李济牛黄清心丸一二丸，温开水调服。

二诊：二十八日，狂而厥，左脉单弦，咳嗽痰块，昨议应作痰治。今日左脉渐有和平之象，证于外者亦效，但形貌怯弱，色白而嫩，脉亦不壮，此症之痰，究因惊起，凡神气壮者不惊，况惊后恶梦发后大汗，其为阳虚神怯显然。此症将来必大补而后收功，现在不得以攻痰见效，而忘其虚怯，与化痰之中，微加益气。

处方：半夏（五钱），茯苓块（五钱），秋小麦（八钱），石菖蒲（一钱），麦冬（五钱，连心），大枣（二枚）。

出处：《吴鞠通医案·卷二·癫狂》。

### 4. 神昏案

病案　甘，二十四岁，壬戌六月二十九日，暑温邪传心包，谵语神昏，势甚危险。

中医体征：右脉洪大数实而模糊。

治法：清温解表安神。

处方：细生地黄（六钱），知母（五钱），金银花（八钱），玄参（六钱），连翘（六钱），生甘草（三钱），麦冬（六钱），竹叶（三钱），生石膏（一两）。煮三碗，分三次服，牛黄丸（二丸），紫雪丹（三钱）。

出处：《吴鞠通医案·卷一·暑温》。

### 5. 中风案

病案1　黎（左），神情呆顿，迷沉多睡，右手足运行不利，口眼㖞斜。中医体征：脉弦而滑，苔白质腻。

治法：开窍涤痰。

处方：制半夏（二钱），枳实（一钱五分），广橘红（一钱），广郁金（一钱五分），石菖蒲（七分），赤白苓（各二钱），炒远志（五分），白僵蚕（炒打，二钱），白蒺藜（三钱，炒），制南星（七分），人参再造丸（一丸先化服）。

分析：气虚多湿之体，加以劳顿掣动阳气，致阳气夹痰上升，清旷之区，灵明之府，悉为浊所弥漫，以致神情呆顿，迷沉多睡，右手足运行不利，口眼㖞斜。此由肝气夹痰，阻于心脾之络为类中之症刻在鸱张之际，恐阳气复上而不语神昏，痰从内闭，姑先开窍涤痰，以备商进。

出处：《张聿青医案·卷一·中风》。

病案2　冯（右），肝风夹痰，中于府络，骤然手足偏左不遂，口眼㖞斜，言蹇舌强。心中烦懊，烙热如燎，时索凉物，有时迷睡，神识时清时昧，呃忒频频。

中医体征：脉弦大而数，舌苔白腻。

治法：清镇护神，降胃化痰息肝。

处方：制半夏（一钱五分），天竺黄（三钱），旋复花（绢包二钱），九节菖（五分），陈胆星（一钱），代赭石（四钱），煨天麻（一钱五分），茯苓神（各二钱），竹茹（水炒二钱），净双钩（二钱），濂珠（三分），西黄（四厘，二味研末，梨汁先调服）。

分析：若以中络而论，尚无关于大局。但心中烦懊，烙热如燎，时索凉物，有时迷睡，神识时清时昧，呃忒频频。府络既阻，而痰火风复从内扰，神灵之府，为之摇撼，所以懊恢莫名。痰在胸中，与吸入之气相激，所依频频呃忒，饮食不得下咽。若再复中心络，必至神昏不语，诚极险又极可虞之际也。勉拟清镇护神，以御其痰火风之直入，再参降胃化痰息肝，即请商酌行之。

出处：《张聿青医案·卷一·中风》。

病案 3　徐（左），舌强难言，右手运行不利，神呆悲感，不能自主，喜笑无常。

中医体征：苔胖质腻，脉左弦右滑，而不分明。

治法：补气泻痰，佐以息风宣络。

处方：台参须，制半夏，远志肉，郁金，九节菖蒲，明天麻（煨），天竺黄，制南星，橘红，白僵蚕（炒打），净双钩，苏合香丸。

分析：体丰于外，气弱于内，气弱则饮食酿痰，阻于心脾之络，风阳夹痰，乘势内煽，遂致舌强难言，右手运行不利，神呆悲感，不能自主，喜笑无常。痰得风而愈炽，风夹痰而益旺，类中之渐势恐复中变生不测。姑拟补气不足，泻痰之有余，佐以息风宣络冀神清为幸。

出处：《张聿青医案·卷一·中风》。

病案 4　朱（右），先自肝阳犯胃，呕吐不止，继则神昏发厥，左手足弛纵不仁，右手引动不止，目开手撒遗溺。

中医体征：舌伸不收，脉象虚弦。

治法：救阴息风。

处方：大生地黄（四钱），大麦冬（去心二钱），川石斛（四钱），煅蛤粉（三钱），牡丹皮（二钱），大天冬（二钱），大玄参（三钱），川贝母（二钱），阿胶珠（二钱），梨汁（一两），珍珠（三分），金箔（三张，二味另研调服）。转方用鲜地黄、鲜石斛、鲜天麦冬、玄参、萝卜、青果、梨等汁。

分析：此由呕吐太过，阳明胃液耗残，遂致肝风乘阳明脉络之虚，猝然中络，胃脉通心，神机因而不运。类中之症，虚多实少。勉用救阴息风，以尽人力。

出处：《张聿青医案·卷一·中风》。

### 6. 瘰疬案

病案 陈，十五岁，乙丑六月二十五日，病久阴伤已极，骨瘦如柴，舌绛芒刺，唇干液涸，无怪乎痉厥神昏，十指蠕动，危险之至。

中医体征：舌绛芒刺，唇干液涸，脉浮弦而芤。

治法：填阴止厥。

处方：白芍（五钱），细生地黄（三钱），犀角（五钱），羚角（三钱），麻仁（二钱），炙甘草（二钱），阿胶（三钱），生鳖甲（五钱），牡蛎（五钱）。浓煎，缓缓服。先与紫雪丹二钱，凉水和服，共服六钱。

分析：病久阴伤已极，骨瘦如柴，又加卒然中暑，中热气，舌绛芒刺，唇干液涸，无怪乎痉厥神昏，十指蠕动，危险之至。以脉尚浮弦而芤，勉与一面大队填阴，兼咸以止厥法。

出处：《吴鞠通医案·卷二·瘰疬》。

### 7. 疟疾案

病案 1 钱（左），寒热日作，已有匝月，胸脘不舒，纳少神疲。

中医体征：脉象弦滑无力，舌苔薄白。

治法：扶正达邪，和胃化痰。

处方：潞党参（一钱五分），软柴胡（一钱），姜半夏（二钱），生甘草（四分），广陈皮（一钱），炒枳壳（一钱），煨草果（八分），川象贝（各二钱），炒谷麦芽（各三钱），佩兰（一钱五分），生姜（二片），红枣（四枚）。

分析：此正虚邪伏募原，少阳枢机为病。今拟小柴胡汤加味，扶正达邪，和胃化痰。

出处：《丁甘仁医案·卷二·疟疾案》。

病案 2 陆（左），间日疟先战寒而后壮热，热盛之时，烦躁胸闷谵语，自午后至夜半，得汗而解，已发七八次，纳少神疲，脉弦滑而数，苔薄腻而黄。伏邪痰湿互阻阳明为病，营卫循序失司。拟桂枝白虎汤加味。

中医体征：脉弦滑而数，苔薄腻而黄。

治法：疏解肌邪，而清阳明。

处方：川桂枝（八分），陈皮（一钱），熟石膏（打，四钱），生甘草（一钱），炒谷芽（四钱），仙半夏（三钱），川象贝（各二钱），煨草果（八分），肥知母（一钱五分），佩兰（一钱五分），生姜（二片），红枣（四枚），甘露消毒丹（荷叶包煎，四钱）。

分析：伏邪痰湿互阻阳明为病，营卫循序失司。拟桂枝白虎汤加味，疏解肌邪，而清阳明。

出处：《丁甘仁医案·卷二·疟疾案》。

病案 3　某，久患三疟未愈，劳力更感风温，而发时证，及今八日。壮热烦躁，汗不能出，疹不能透，热郁蒸痰，神糊呓语，两胁疼痛，难以转侧，胸闷气粗，动则欲厥。所以然者，邪热与瘀伤混合，痰浊与气血交阻，莫能分解，以致扰乱神明，渐有昏喘之险。

治法：清热化痰，祛瘀解郁。

处方：豆豉（五钱），苏梗（一钱），郁金（一钱），赤茯神（三钱），连翘（三钱），牡丹皮（钱半），当归（三钱），杏仁（三钱），天竺黄（钱半），木通（一钱），猩绛（七分），石菖蒲（五分），青葱，枇杷叶。

分析：郁金、杏仁解气郁，当归、葱、猩解血郁，豆豉、苏梗从里达表，尤宜佐黄芩、鲜地等以解热郁，否则热不解而诸郁亦不开，热蒸痰阻，陷入胞络易易，以致扰乱神明，渐有昏喘之险。

出处：《王旭高临证医案·卷之一·温邪门》。

### 8. 黄疸案

病案 1　高（左），身热旬余，早轻暮重，夜则梦语如谵，神机不灵，遍体色黄，目黄溺赤，口干欲饮。呃逆频频，手足蠕动，湿温黄疸。

中医体征：舌干灰腻，脉象左弦数，右濡数。

治法：生津化湿，清宣淡渗，通利三焦。

处方：天花粉（三钱），朱茯神（三钱），鲜石菖蒲（一钱），黑山栀（二钱），益元散（包，三钱），柿蒂（十枚），嫩钩钩（后入，三钱），西茵陈（二钱五分），嫩白薇（一钱五分），炒竹茹（一钱五分），白茅根（去心，两扎）。

分析：伏邪湿热逗留募原，如盦酱然。湿热夹痰，易于蒙蔽清窍，清阳之气失旷，加之呃逆频频，手足蠕动，阴液暗耗，冲气上升，内风煽动，湿温黄疸，互相为患，颇虑痉厥之变！急拟生津而不滋，化湿而不燥，清宣淡渗，通利三焦，勿使邪陷厥阴，是为要策。

出处：《丁甘仁医案·卷五·黄疸案》。

病案 2　金君，躁烦郁虑，一身尽黄，色灰而暗，纳少神疲，便溏如白浆之状，起自仲夏，至中秋后，脐腹膨胀，腿足木肿，步履艰难。症情滋蔓难图也，鄙见浅陋，恐不胜任。

治法：助阳驱阴，运脾逐湿。

处方：熟附块（一钱五分），连皮苓（四钱），西茵陈（一钱五分），淡干姜（八分），广陈皮（一钱），胡芦巴（一钱五分），米炒白术（二钱），大腹皮（二钱），大砂仁（研，八分），清炙草（五分），炒补骨脂（一钱五分），陈胡芦瓢（四钱），金液丹（吞服，二钱）。

分析：躁烦郁虑，心脾两伤，火用不宣，脾阳困顿，胃中所入水谷，不生精微，而化为湿浊，着于募原，溢于肌肤，以致一身尽黄，色灰而暗，纳少神疲，便溏如白浆之状，起自仲夏，至中秋后，脐腹膨胀，腿足木肿，步履艰难。乃土德日衰，肝木来侮，浊阴凝聚，水湿下注，阳气不到之处，即水湿凝聚之所。症情滋蔓难图也，鄙见浅陋，恐不胜任。拙拟助阳驱阴，运脾逐湿，是否有当，尚希教正。

出处：《丁甘仁医案·卷五·黄疸案》。

### 9. 便血案

病案　某，肠痔脱肛便血，其根已久，有时举发。面黄少神，兼之腹中鸣响。

中医体征：脉象细数。

治法：补脾益肾。

处方：熟地黄（砂仁拌炒炭，一两），炮姜（四分），黄芪（炙，三钱），茅苍术（米泔浸炒，一钱五分），五味（炒，一钱五分），党参（三钱），荷叶蒂（四个）。

分析：脉象细数，营阴大伤，面黄少神，脾气大困，兼之腹中鸣响，脾阳且不运矣。一切苦寒止血之药，非惟少效，抑恐碍脾。拟东垣黑地黄丸法。

出处：《环溪草堂医案·卷二·便血》。

## 10. 女科病

病案 1　身心过劳，月事返旺，血不荣肝，内风煽烁，以至咳逆不已，心神不安，务宜静调治。

治法：安神补血，止咳滋阴。

处方：阿胶（二钱），生白芍（一钱半），麦冬（二钱），枣仁（三钱），橘红（一钱），沙参（二钱），煅牡蛎（四钱），川贝（三钱），茯神（三钱）。

处方：《孤鹤医案·二十·女科》。

病案 2　妊娠八月，陡然昏厥，甚至上窍血溢，扬手掷足，发热神昏，咬牙脉乱。冬温夹痰，陷入厥阴，肝阳夹胎气上迫，势极危急，无从着手，不得已勉与暴厥应下之法，参入息风化痰，以冀万一。

治法：清热镇肝，息风化痰。

处方：白纹银，钩藤钩，枳实汁，青蒿结，石决明，礞石滚痰丸（三钱），羚羊角，黑山栀。

处方：《顾氏医案·一·女科时症门》。

病案 3　郑（右），正虚邪伏，营卫循序失常，形寒已久，纳少神疲，经事三月不行，渐成损怯。

治法：扶正达邪，和营通经。

处方：炒潞党（二钱），抱茯神（三钱），茺蔚子（三钱），银柴胡（八分），清炙草（五分），紫丹参（二钱），月季花（五分），酒炒黄芩（一钱五分），广陈皮（一钱五分），仙半夏（二钱），逍遥散（包，三钱）。

二诊：寒热已止，纳减神疲，经事三月不行，脉象弦数，客邪虽退，而正气不复，冲任亏损，而经事不通，仍宗前法。

处方：前方加怀牛膝（二钱）、西藏红花（八分）。

出处：《丁甘仁医案·卷七·调经案》。

## 11. 慢惊案

病案 1　一儿，壮热烦躁，汗出不止，服药已愈。食饭太早，发热烦躁更甚，遂至目睛少神，鼻窍开张，痰涎壅盛，状似惊风。

治法：清热化痰，息风止惊。

处方：淡豆豉，新会陈皮，胆星，钩藤，牛黄，黑山栀。

出处：《幼科医验·卷上·慢惊》。

病案 2 一女，未及周岁，身热夜啼，时多烦躁，多汗神昏，不省人事，兼之痰涎壅塞，惊之兆也。

治法：清火散风。

处方：紫金锭，柴胡，防风，前胡，新会皮，法半夏，枳壳，黄芩，胆星，钩藤钩。

分析：此内有积痰，外感风寒所致。宜清火散风，火清而肝平，肝平而风热自退。

出处：《幼科医验·卷上·慢惊》。

## 12. 泄泻案

病案 1 汪（幼），久泻不止，阳气不运，以致四肢逆冷，神迷如寐，呕吐咬牙。脉形沉细，土虚木旺，将成慢惊，切勿轻视。方请儿科先生商政。

中医体征：脉形沉细。

治法：补脾泻肝。

处方：台参须（另煎冲五分），橘红（八分），炙黑草（二分），煨天麻（一钱），炒白术（一钱五分），熟附片（四分），炮姜炭（四分），白茯苓（三钱）。

出处：《张聿青医案·卷十·泄泻》。

病案 2 渔庄沈，中虚气馁，水谷酿湿，成痰作泻，左脉虚细，右弦濡，舌微黄，心肾不交，寝不成寐。宜治脾肾为主。（五月十三日。）

中医体征：左脉虚细、右弦濡，舌微黄。

治法：补肾健脾。

处方：骨碎补（三钱），夜交藤（三钱），炒枣仁（三钱），炒川黄连（五分），炒杜仲（三钱），怀山药（三钱）（辰砂拌），茯神（四钱），粟壳（一钱），炒白术（一钱），阳春砂（一钱），百药煎（三钱）。清煎五贴。

分析：雷少逸曰：昔贤云，脾为生痰之源，肺为贮痰之器。夫痰乃湿气而生，湿由脾弱而起。盖为太阳湿土，得湿则健，一被寒湿所侵，遂困顿矣。脾既困顿，焉能掌运用之权衡，则水谷之精微，悉变为痰。痰气上袭于肺，肺与大肠相为表里，其大肠固者，肺经自病而为痰嗽，其不固者，则肺病移于大肠而为痰泻矣。雷氏此言，发明痰泻之病源，已无余蕴，深堪钦佩，惟此症系是脾胃兼虚，以致水泛为痰，因大肠不固，遂移病于大肠而作泻。且以心不藏神，阳不交阴而不寐，故其治法，于固肾健脾之中，参用安神涩肠之品。

出处：《邵兰荪医案·卷三·泄泻》。

**13. 肿胀**

病案 1　咳嗽失红，肝胃不和，郁痰扰乱神明，寒热互见，久延防损。

中医体征：脉细滑而数。

治法：化痰止咳，疏肝和胃。

处方：冬桑叶，川贝母，乌扇，黄郁金，瓜蒌霜，粉牡丹皮，广橘皮络，制半夏，云茯苓，苦桔梗，甘草，枇杷叶，苦竹根。

分析：木火凌金，咳嗽失红，加之肝胃不和，郁痰扰乱神明，营卫交亏，寒热互见，脉细滑而数，久延防损。

出处：《旌孝堂医案·十六·肿胀》。

病案 2　薛御之，湿盛多痰之体，感冒风邪，袭于肺卫，以致由咳而引动伏饮，咳日以剧，右胁作痛。大便燥结，少腹之满。

中医体征：苔起灰霉，右寸细涩、关部弦滑、尺部沉微、左部俱见小弱。

治法：条达肝木，泄府浊而运脾阳。

处方：吴茱萸（三分，蜜水浸后取出焙干，盐水炒），陈皮（一钱，蜜水浸后取出焙干，陈壁土炒），连皮苓（五钱），盐水炒香附（一钱五分），炒枳壳（一钱），木猪苓（二钱），川楝子（切，一钱五分），霞天曲（二钱，炒），鸡内金（一枚，要不落水者研调服），泽泻（一钱五分），小温中丸（三钱，开水送下）。

分析：浊痰弥漫，神机不运，神识模糊，叠化浊痰，神情转慧。至于痰湿之变态，如阻营卫而为寒为热，郁遏中气，苔起灰霉困乏脾阳，脾土不能运旋鼓舞，而大便燥结，清中之浊不将，浊中之清不升，而转干燥，传变种种，肌表之温风，化疹外达，而湿痰究仍内困，所以病退之后，而疲惫自若。渐至气阻湿坠，少腹之满，顿从上僭，不特入腹过脐而且上支胸脘，食入攻撑大便涩少。右寸细涩，关部弦滑，尺部沉微，左部俱见小弱。都由脾为湿困，阳气不能运行，土滞而木不扶苏，遂令湿之流于下者，随左升之气而逆从上行，肠胃流行之机，悉为之阻，为胀为撑之所由来也。下病过中，图治非易。拟条达肝木，泄府浊而运脾阳。冀得小溲渐畅，湿流气宣，方是好音耳。

出处：《张聿青医案·卷十一·肿胀》。

**14. 头痛**

病案　痰热扰乱，肝阳化风，心悸头眩，不能自主，神思恍惚，嘈杂易饥，脉象弦滑。上虚下实，有类中之渐，现值夏至大节，加意提防为要。

中医体征：脉象弦滑。

治法：清热化痰，平肝潜阳。

处方：牡丹皮，贝母，白薇，菊花炭，瓜蒌霜，磁石，石斛，茯苓，石决明，灯心草炭，竹茹。

出处：《江泽之医案·十·头痛》。

**15. 麻木案**

病案　周（左），外感湿热后，湿困不化，神疲体软，绵延二月，方得渐复。而每晨痰出不爽，四肢有时作麻。

治法：补气化痰。

处方：奎党参（三钱），制半夏（一钱五分），茯苓神（各三钱），生熟谷芽（各二钱），炒白术（二钱），木猪苓（二钱），炒枳壳（一钱），广皮（一钱），缩砂仁（五分），姜汁炒竹二青（一钱五分）。

分析：营卫不宣，亦由湿阻。

出处：《张聿青医案·卷十二·麻木》。

**16. 咳嗽案**

病案1　吴（三六），劳力神疲，遇风则咳。

处方：当归桂枝汤合玉屏风散。

分析：此乃卫阳受伤，宜和经脉之气，勿用逐瘀攻伤之药。

出处：《临证指南医案·卷二·咳嗽》。

病案2　林（左），劳力伤阳，卫失外护，风邪乘隙入于肺俞，恶风多汗，咳嗽痰多，遍体酸楚，纳少神疲，脉浮缓而滑，舌苔薄白。

中医体征：脉浮缓而滑，舌苔薄白。

治法：祛风解表，健脾化痰。

处方：蜜炙黄芪（三钱），蜜炙防风（一钱），生白术（一钱五分），清炙草（五分），川桂枝（五分），大白芍（一钱五分），光杏仁（三钱），象贝母（三钱），薄橘红（八分），炙紫菀（一钱），蜜姜（二片），红枣（四枚）。

分析：经所谓劳风发于肺下者是也，恙延匝月，病根已深，姑拟玉屏风合桂枝汤加减。

出处:《丁甘仁医案·卷四·咳嗽案》。

病案 3　程右,劳伤卫阳不固,风邪易触,肺先受之,咳嗽已延数月,汗多怯冷,形瘦神疲,脉象濡滑,舌淡白无苔,势成肺痨。

中医体征:脉象濡滑,舌淡白无苔。

治法:温中补虚。

处方:炙黄芪(三钱),川桂枝(五分),大白芍(一钱五分),清炙草(五分),云茯苓(三钱),淮山药(三钱),炙远志(一钱),法半夏(一钱五分),甜光杏(三钱),广橘白(一钱),浮小麦(四钱),饴糖(烊冲,三钱)。

分析:经谓劳者温之,虚者补之,宜黄芪建中汤加减。

出处:《丁甘仁医案·卷四·咳嗽案》。

## 17. 牙衄案

病案　高(新市西河头,年三十一岁,巧月二十四),血自齿缝中流出,甚且牙衄不止,去血过多而营阴受伤,内热神疲,四肢酸倦。

中医体征:脉左小弦数,右寸关弦数而芤,舌苔光红甚且起有火沟。

治法:宜壮水之主,以制阳光法。

处方:米炒西洋参,东白芍,怀牛膝,鲜佛手,黄衣,米炒大麦冬,左牡蛎,连翘壳,玫瑰花,大生地黄,粉牡丹皮,金银花露,鲜谷芽,带心竹叶。

分析:少阴不足为病之本,阳明有余为病之标,血不足气有余,有余便是火。齿是肾之余,牙龈又属阳明经脉所注,火犯阳经,血热妄行,血自齿缝中流出,甚且牙衄不止,去血过多而营阴受伤,内热神疲,四肢酸倦,脉左小弦数,右寸关弦数而芤,舌苔光红甚且起有火沟,治宜壮水之主,以制阳光法。

出处:《凌临灵方·牙衄不止》。

## 18. 蓄血案

病案　左,呕吐紫瘀,其为血蓄,但神情困顿。

治法:补气养阴。

处方:金石斛,甜杏仁,赤白芍,半夏曲,茜根炭,川牛膝,云茯苓,橘白,生熟谷芽,白蒺藜,盐水炒竹茹,泽泻。

分析:呕吐紫瘀,中州之痞满转舒,其为血蓄,阳明以通为顺,略见一斑。但神情困顿,由血虚而气阴并伤,治宜补气养阴,以图恢复。六腑以通为用，阳明为多气多血之乡，补则滞，滞则涩不能流，安保气血之不复蓄乎。夫气血精神，藉资五谷，惟裕生化之源，斯不言补而补已在其中矣。

出处：《张聿青医案·卷六·蓄血》。

### 19. 食积

病案　陶，二岁，乙酉七月初二，幼童手心热甚，身微热，体瘦，神不足，防成疳疾。

中医体征：舌微黄。

治法：疏补中焦，兼之消食。

处方：生薏苡仁（三钱），厚朴（八分），焦神曲（二钱），广陈皮炭（一钱），鸡内金（一钱），云茯苓块（三钱），益智仁（七分）。煮二小杯，分三次服，三贴而愈。

出处：《吴鞠通医案·卷五·食积》。

### 20. 腹痛案

病案　罗谦甫治副使覃郎中，年四十九岁，至正丙寅春病脐腹冷痛，完谷不化，足寒而逆，皮肤不仁，精神困弱。

中医体征：脉沉细而微。

治法：温中止痛。

处方：遂投以大热甘辛之剂，及灸气海百壮，三里二穴各三七壮，阳辅各二七壮。

二诊：三日后，以葱熨灸，疮皆不发。复灸前穴，根据前壮数，亦不发。

三诊：十日后，疮亦更不作脓，疮口皆干。

分析：因论穴，窦曰：凡用针者，气不至而不效，灸之亦不发。大抵本气空虚，不能作脓，失其所养故也。（雄按：此是名言，更加不慎，邪气加之，病必不退。）异日因语针科呼教授，亦以为然。戊辰春，副使除益州府判，到任未几，时患风疾，半身麻木，自汗恶风，妄喜笑，又多健忘，语言微涩，医以续命汤复发其汗，津液重渴，其症愈甚。因求医，还家日久，神气昏愦，形容羸瘦，饮食无味，便溺遗矢，扶而后起。屡易医药，皆不能效。因思《素问·生气通天论》云：阳气者，若天与日，失其所则折寿而不彰。今因此病，而知子声先生之言矣。或曰：副使肥甘足于口，轻暖足于体，使令足于前，所言无不如意，君言失其所养何也？予曰：汝言所以养之，正所以害之。务快于心，精神耗散，血气空虚，因致此疾。《灵枢·天年》云：人年十岁，五脏始定，血气始通，其气在下，故好走；二十岁，血气始盛，肌肉方长，故好趋；三十岁，五脏大定，肌肉坚，血气盛满，故好步；四十岁，五脏六腑、十二经脉，皆大盛以平定，腠理始疏，华容颓落，发颇斑白，平盛不摇，故好坐；五十岁，肝气始衰，肝叶始薄，胆汁始减，目始不明；六十岁，心气始衰，苦忧悲，血气懈惰，故好卧；七十岁，脾气始衰，皮肤已枯，八十岁，肺气衰，魂魄散离，故言善误；九十岁，肾气焦，脏枯经脉空虚；百岁，五脏俱虚，神气皆去，形骸独居而终矣。盖精神有限，嗜欲无穷，轻丧性命，一失难复，其覃氏之谓欤。

出处：《续名医类案·卷十九·腹痛》。

## 二、"魂魄"异常古代医案

### 1. 颠狂案

病案　刘宏壁治一富室女，正梳洗间，忽见二妇相拘，方奔逸，复挤至，遂大叫，叫后乃大哭，哭已即发狂，寒热相继，目眩不眠，以为鬼祟，召巫符咒而益困。

中医体征：肺脉直上鱼际，肝亦双弦。

治法：清肺肝，镇惊怯。

处方：小柴胡汤去甘草之恋，加羚羊角、龙骨、牡蛎。

分析：知所见者，本身之魂魄也。盖肺藏魂，肝藏魄，因用小柴胡汤去甘草之恋，加羚羊角、龙骨、牡蛎，清肺肝，镇惊怯，一服而安。

出处：《续名医类案·卷二十一·颠狂》。

### 2. 离魂案

病案　金少游治徐太乙之女，年十六，许字巨族。而太乙日窘，女忧虑不食不寝，长卧目不瞑。太乙往郡城售丝未归，女卧床上，自言曰：若许，丝止价四钱八分，不满五数，侍者询其何以知之？答曰：予方随父入市也。太乙归，少游先问其丝价，太乙言其数果符。少游云，此离魂病也。

处方：人参、黄连、龙齿安魂等药。

出处：《奇症汇·卷之四·心神》。

### 3. 中风案

病案 1 范子默，自壬年五月间口眼㖞斜；右手足麻无力；次年八月间，气塞涎上，不能语，顷刻欲绝；尔后又觉意思少异于常，心中愦乱。

处方：自壬年五月间口眼㖞斜，灸听会等三穴即正。右手足麻无力，灸百会、发际等七穴愈。次年八月间，气塞涎上，不能语，金虎丹、腻粉服至四丸半，气不通，涎不下，药从鼻中出，魂魄飞扬，如坠江湖中，顷刻欲绝。灸百会、风池等左右颊车共十二穴，气遂通，吐涎几一碗许，继又十余行，伏枕半月余，遂平。尔后又觉意思少异于常，心中愦乱，即便灸百会、风池等穴，立效。

出处：《续名医类案·卷二·中风》。

病案 2 赵以德治陈学士敬初，因醮事，跪拜间就倒仆，汗注如雨。

中医体征：脉大而空虚。

治法：补气固脱。

处方：急煎独参浓汤，连饮半日，随于独参汤中加竹沥，开上涌之痰；次早稍加连、柏之正。

分析：年当五十，新娶少妇，今又从跪拜致劳。故阳气暴散。急煎独参浓汤，连饮半日而汗止，神气稍定，手足俱疯，喑而无声，随于独参汤中加竹沥，开上涌之痰。次早悲哭，一日不止，因以言慰之，遂笑。复笑五七日，无已时。此哭笑者，为阴火动其精神魂魄之脏。相并故耳。正《素问·宣明五气论》所谓五精相并者，心火并于肺则喜，肺火并于肝则悲是也，稍加连、柏之属泻其火。八日笑止手动，一月能走矣。

出处：《续名医类案·卷二·中风》。

### 4. 不寐案

病案 渔庄沈，肝阳未静，夜寐少安，呛咳。（杏月初四日。）

中医体征：脉右尚弦，左细数，舌色如前。

治法：柔肝肾以和阳。

处方：生首乌（三钱），紫菀（钱半），炙龟甲（四钱），南沙参（三钱），茯神（三钱），参贝陈皮（钱半），光杏仁（三钱），生米仁（四钱），桑椹子（三钱），生牡蛎（四钱），炒杜仲（三钱）。清煎四帖。

分析：肝阴已虚，而阳不潜藏，且肝藏魂而肺藏魄。今以魂魄不安，则夜不安寐，肝逆乘肺，则为呛咳。故治以潜阳育阴，柔肝清肺为主。

出处：《邵兰荪医案·卷二·不寐》。

**5. 烦躁**

病案　万密斋治邱氏子，痘正作脓，瘙痒烦哭，其面磊落红绽，脓浆未熟，两颊先红干，皮肉木硬。

治法：补中祛邪。

分析：左颊属木，肝也，肝主血，藏魂。右颊属金，肺也，肺主气，藏魄。两颊木硬，气血不荣，魂魄不靖，所以烦哭也。请药。曰：欲解其毒，则中气反伤，欲补其中，则邪火正盛，不可为也，是夕加烦而死。

处方：《续名医类案·卷二十七·烦躁》。

**6. 痰火**

病案　某，素有痰火，一二年一发，发则詈人掷物，自以为痫也。曰：非痫也。夫痫者，发则暴仆，不知人事，口吐涎沫，声如猪羊鸣也。

中医体征：脉细弦而并不洪大。

治法：补土抑木。

处方：制南星（六分），辰茯神，煨天麻，橘红，盐炒竹茹，天竺黄，白蒺藜，九节菖蒲，郁金，镇心丸（一丸化服）。

分析：每至动作，虚里辄大跳动，《素问·平人气象论》谓其动应衣，宗气泄也。病之着眼处，当在于此，所以前诊脉细弦而并不洪大，与病相应，直认其为中气虚而不能制木，致魂不安谧，神不守舍。欲遵经训，似非补其中气，交其心神不可也，乃投之罔效，其中必有曲折。此次偶服攻劫之方，大吐大下。

二诊：右部之脉转滑微大，寸脉依然细滞。

分析：因思肝用在左在于胁，肝郁之极，气结不行，由胁而蔓及虚里，气郁则痰滞，滞则机窍不宣，是神机不运，在乎痰之多寡，痰踞机窍之要地，是以阻神明、乱魂魄。然而吐下之后，神志而未灵爽者，盖肠胃直行之道，积痰虽一扫而空，至窍络纡回之处，非郁开气行，痰不得动也。今才经吐下，理应休息数日，乘此以四七汤开其郁结，参入芳香以宣窍络。旬日之后，再用攻法，即请裁夺行之。

处方：上川朴（一钱二分），磨苏梗（一钱），广玉金（三钱），制半夏（三钱），茯苓（四钱），九节菖蒲（七分），姜（二片），枣（二枚）。

出处:《张聿青医案·卷八·痰火》。

**7. 虚劳案**

病案  邵,精血伤。

治法:补气潜阳。

处方:人参,炙草,建莲,茯神,龙骨,金箔。

分析:气不潜纳阳浮扰神,则魂魄不宁,脏阴不安其位。

出处:《临证指南医案·卷一·虚劳》。

**8. 产后案**

病案  吴,新产阴气下泄,阳气上冒,日晡至戌亥。

治法:镇阳救逆。

处方:生龙骨(三钱),生牡蛎(三钱),桂枝(五分),淮小麦(百粒),炙甘草(三分),南枣(二钱)。

分析:阳明胃衰,厥阴肝横,肝血无藏,气冲扰膈,致心下格拒,气干膻中,神乱昏谵,若恶露冲心则死矣,焉有天明再醒之理。回生丹酸苦直达下焦血分,用过不应,谅非瘀痹,想初由汗淋发热。凡外感风邪,邪滞汗解,此热昏乱,即仲景之新产郁冒也。倘失治,必四肢牵掣,如惊似风痫则危。议从亡阳汗出谵语例,用救逆法。

二诊:气从涌泉小腹中,直冲胸臆,而心下痛,巅晕神迷。

处方:人参(二钱),龙齿(三钱,捣),酸枣仁(三钱),茯神(三钱),炒黑枸杞子(二钱),黑壳建莲肉(五钱),紫石英(一两),捣碎,用水三盏,煎减半,用以煎药。

分析:此肝肾内怯,无以收纳自固。每假寐必魂魄飞越,惊恐畏惧,非止一端,救逆法镇阳颇应,但少补虚宁神,益之固之耳。

出处:《临证指南医案·卷九·产后》。

**9. 幼科门**

病案  仁渊曰:幼儿不能明告病情,脉亦难凭,虽以一指按寸口,惟得浮沉迟数大略而已,故称哑科。四诊只得其二,惟察声望色,询之乳母,得其梗概,最为难看。而难中亦有易焉。易者何? 乃三因之中绝少内因,大都外感六淫、内伤乳食而已。即有内伤,亦因病致虚,非七情六欲因虚致病者可比。苟仔细详审,不难得其要领,近世风气之最坏者,莫若挑惊。不问外感内伤,概以惊风呼之，非推即挑，继以牛黄、脑、麝香开之药。明理之家亦蹈此习，不知冤杀多少婴儿矣。夫惊病偶亦有之，儿体脆弱，魂魄未坚，猝见异言异服及奇怪之物，惊恐惶骇，此必有因。须将惊风二字拆开，惊自惊，风自风，断不可混治。夫惊乃惊骇受病，风为温热所化，或感触风邪，治判天渊。喻氏云：幼科与大方一理，苟请伤寒名家视之，断无错误。此乃见道之言。夫六淫之邪，皆能化火。幼儿病热者多，病寒者少，由阴气未充，生阳正旺，化火尤易耳。为父母者，每未寒先衣，未饥先食，食不化即变为痰，痰与风热相并，最易痉厥，俗医即呼为惊风，病家亦认为惊风，非一日矣。吾愿同志大发慈悲，相与挽此颓风，功德无量。（《王旭高临证医案·卷之四·幼科门》）

**10. 劳瘵**

病案　阿魏散，治骨蒸传尸劳，寒热羸弱，喘嗽。

处方：阿魏三钱研，青蒿一握细切，向东桃枝一握细锉，甘草如病患中指许大，男左女右，童便三升半。先以童便，隔夜浸药，明早煎一大升，空心温服，服时，分为三次。次服调槟榔末三钱，如人行十里许时再一服。丈夫病用妇人煎，妇人病用丈夫煎。合药时，忌孝子、孕妇、病患及腥秽之物，勿令鸡犬见。服药后，忌油腻湿面诸冷硬物。

分析：服一二剂，即吐出虫，或泄泻，更不须服余半。若未吐利，即当尽服之。或吐或利出虫，皆加人发马尾之状，病瘥。即吐利后虚羸，魂魄不安，以茯苓汤补之。茯苓、茯神各一钱，人参三钱，远志去心三钱，龙骨二钱，防风二钱，甘草三钱，麦冬去心四钱，犀角五钱锉为末，生干地黄四钱，大枣七枚，水二大升，煎八分，分三服温下，如人行五里许时更一服，谨避风寒。若未安，隔一日再作一剂。以上二方，须连服之。（《居易录》）

出处：《续名医类案·卷十一·劳瘵》。

**11. 凉药遏经案**

病案　钱国宾曰：甲子春，余舟泊清江浦时，征辽官兵沙船，两岸打闸，水急索断，头目王元跌倒，头向地，脚朝天，正对石桩，脑盖骨圆圆如钟大，竟离头坠地，去人丈许。众兵围看，余见而呼曰：某知接骨，今病者破脑，魂魄惊散，怕人，不敢归窍，汝等在此，此人立死矣。且暂散，脑骨虽坠，脑膜未破，可救。

中医体征：脉洪浮。

处方：先安脑骨，急取舟中接骨药，散于周遭，内用四物汤加桃仁、大黄各一钱，红花五分。恐血攻心，移病者于无风之室，令倚勿睡，睡则血上。至半日，始苏醒，次日能饮食。日日与接骨药一剂，十日而痊。接骨神方：土鳖虫四十九个，酒炙黄；暴死人骨一两；螃蟹黄，五钱；象虱十个；半两钱十个，红醋淬取末；自然铜三钱，红醋淬；乳香、没药各三钱；木香二钱，麝香五分。为末，每服七分，热酒调下，照量加酒，以行药力。服后，骨中自响，轻者数服，重者十余服，接骨如故。

处方：《续名医类案·卷三十六·凉药遏经》。

### 12. 伤寒后余热证

病案　王玉原昔年感证，治之不善。一身津液，尽为邪热所烁，究竟十年余，热未尽去，右耳之窍尝闭。今夏复病感，缠绵五十多日，面足浮肿，卧寐不宁，耳间气往外触，盖新热与旧热相合，野狼狈为患，是以难于去体。医者不察其绸缪胶结之情，治之茫不中，延至秋深，金寒水冷，病方自退。

分析：然浅者可退，深者莫由遽退也。面足浮肿者，肺金之气，为热所壅，失其清肃下行之权也。卧寐不宁者，胃中之津液干枯，不能内荣其魂魄也。耳间大气撞出者，久闭之窍，气来不觉。今病体虚羸，中无阻隔，气逆上冲，始知之也。外病虽愈，而饮食药饵之内调者，尚居其半，特挈二事大意。为凡病感者，明善后之法焉。盖人当感后，身中之元气已虚，身中之邪热未净，于此而补虚，则热不可除；于此而清热，则虚不能任，即一半补虚，一半清热，终属模糊，不得要领。然舍补虚清热外，更无别法，当细辨之。补虚有二法：一补脾，一补胃。如疟痢后脾气衰弱，饮食不能运化，宜补其脾；如伤寒后胃中津液久耗，新者未生，宜补其胃，两者有霄壤之殊也。清热亦有二法，初病时之热为实热，宜用苦寒药清之；大病后之热为虚热，宜用甘寒药清之，两者亦霄壤之殊也。

人身天真之气，全在胃口。津液不足即是虚，生津液即是补虚，故以生津之药，合甘寒泄热之药。而治感后之虚热，如麦冬、生地黄、牡丹皮、人参、梨汁、竹沥之属，皆为治法。仲景每用天水散以清虚热，正取滑石甘草，一甘一寒之义也。设误投参、苓、术补脾之药为补，宁不并邪热而补之乎？至于饮食之补，但取其气，不取其味，如五谷之气以养之，五菜之气以充之。每食之间，便觉津津汗透，将身中蕴蓄之邪热，以渐运出于毛孔，何其快哉！人皆不知此理，急于用肥甘之味以补之，目下虽精采健旺可喜，不思油腻阻滞经络，邪热不能外出，久久充养完固，愈无出期矣。前哲有鉴于此，宁食淡茹蔬，使体暂虚而邪易出，乃为贵耳。前药中以浮肿属脾，用苓、术为治，以不寐责心，用枣仁茯神为治，总以补虚清热之旨未明，故详及之。

出处：《寓意草·辨王玉原伤寒后余热并永定善后要法》。

### 13. 月经不调案

病案　安昌寿　血虚木旺，项背掣痛，癸水先后不一，脘中偶痛，夜寐少安。

中医体征：脉弦，右虚细。

治法：补心平肝。

处方：丹参（三钱），当归（一钱半），生牡蛎（四钱），小胡麻（三钱），茯神（四钱），炒白芍（钱半），木蝴蝶（四分），鸡血藤（钱半），枣仁（三钱），炒杜仲（三钱），川楝子（三钱）。清煎五帖。

分析：肝主筋而藏魂，肾主五液而恶燥，兹以肾液不能上承，则心不生血而癸水愆期，肝不藏魂，则夜寐不安，又不养筋，则项背掣痛而联及脘中。故治以补肾养心，柔肝和血。

出处：《邵兰荪医案·卷四·调经》。

### 14. 丹痧案

病案　严（右）咽痛红肿，丹痧已透三朝，上至头面，下至足胫，是为透足。邪从痧出，热随邪达，理当病退十七，乃热势仍然不减。咽痛稍轻，仍然赤肿。

中医体征：脉象滑数，舌红无苔。

治法：化热散火。

处方：川郁金（一钱五分），淡黄芩（一钱五分），大连翘壳（三钱），黑山栀（三钱），紫丹参（三钱），大力子（三钱），泽兰叶（二钱），白桔梗（七分），薄荷（八分），白茅根（一两）。

分析：咽痛稍轻，仍然赤肿，足见邪势太重，半发丹痧透露于外，半化火热郁于肺胃。况当经水适行，若肺胃之热，乘血分之虚，袭入营中，便是热入血室。今当出入之际，治法不可不细论也。经云火郁发之，则开泄之药，在所必用。又云热者寒之，则清化之药，在所难缓。而白喉忌表。殊不知白为金色，火热亢盛之极，金受火刑，所以喉间结成白点，甚者起出白条。凡表药之性，皆带升泄，恐升动火热，所以忌用。即非白喉，如喉风喉疳喉蛾之甚者，往往亦有白腐，其为火甚刑金，则一也。刻下咽痛较前昨稍轻，白点似有若无，喉症之势已得稍缓。而痧点渐化，热势不减，其火热之渊薮，不在喉间，而蕴于肺胃，显然可见。肺主皮毛，则开泄肺气，是散邪，即散火也。清泄上中，是化热，即防其入血室也。拟清泄一法，即请商榷行之。

二诊：辛凉解表，微苦泄热，参以和营，遍身痧点畅发，邪从痧透，怫郁之热自得稍松，喉间赤肿大退，热势略得减轻。然脉仍滑数，舌红无苔，不时恶心，还是胃火逆冲，胃气不降。良由邪势太重，泄者虽泄，留者仍留，总望痧退之后，继之以汗，热势步退，方为正色。再拟清化法，即请商裁。

处方：大连翘（三钱），紫丹参（二钱），赤茯苓（三钱），盐水炒橘皮（六分），牛蒡子（三钱），黑山栀（三钱），苏薄荷（一钱），水炒竹茹（一钱五分），淡黄芩（一钱五分），广郁金（一钱五分），桑叶（一钱五分），白桔梗（七分），茅根肉（一两）。

改方去薄荷桔梗，加芦根一两，竹叶三十片。

三诊：热势降序，咽痛亦轻。然痧点出而不化，寤难成寐，多言而时有错语。脉数细弦，舌红无苔，边尖皆布红点。此由热甚之时，经水适行，血海空虚，邪热乘虚而入血室，神藏于心，魂藏于肝，而心主血，肝藏血，今热扰血中，所以神魂不能安贴，灵明渐次为之扰乱，二十二日案中早经提及，正为此也。恐致神昏痉厥，不得不为预告也。拟养血凉营，以宁神志，即请商榷行之。

处方：大生地黄（四钱），磨犀尖（三分），粉牡丹皮（二钱），紫丹参（二钱），朱茯神（三钱），川贝母（二钱），生赤芍（一钱五分），水炒竹茹（一钱五分），辰灯心草（三尺），上濂珠（三分），西血珀（四分），真玳瑁（三分，以上三味研极细末，蜜水调服）。

出处：《张聿青医案·卷三·丹痧》。

# 三、"志意"异常古代医案

## 1. 乳岩案

病案　乳岩。

治法：化痰解郁。

处方：西洋参，童便制香附，青皮（蜜炙），川贝母，全栝蒌，赤白芍，毛菇，陈皮，夏枯草，清半夏，当归，佩兰叶，红枣头。

分析：乳头属肝，乳房属胃。胃与脾相连，乳岩一症，乃思虑抑郁，肝脾两伤，积想在心，所愿不得，志意不遂，经脉枯涩，痰气郁结而成。两乳房结核有年则攀痛牵连筋，肝阴亦损，气化为火，阳明郁痰不解，虑其长大成为岩症，速宜撇去尘情，开怀解郁，以冀消化乃吉，拟方候裁。

处方:《马培之医案·乳岩》。

**2. 癫痫案**

病案　顾（四六）神识如醉，厥阳上并，志意不乐，有时叫喊。

治法：清热化痰，开窍安神。

处方：羚羊角（一钱），化橘红（一钱），陈胆星（五分），龙胆草（一钱），天竺黄（一钱），石菖蒲（六分），远志（七分）。

分析：凡动皆阳，诸静为阴，此属热痰阻蔽灵机。经云：重阳者狂，重阴者癫。议降肝胆相火。

出处:《也是山人医案·癫痫》。

**3. 遗精案**

病案 1　遗精。

治法：补中健脾，交通心肾。

处方：龙骨，赤苓，丹砂，东洋参，茯神，远志，益智，甘草。为末，服二钱，温酒调下。

分析：肝主疏泄，肾主封藏。二经俱有相火，其系上属于心。心为君火，心有所动，则相火翕然而起，此遗泄之所由来也。宜先服用妙香散，安神秘精。

分析：病源已裁前方。惟心肾不交，缘少年阴精不固，真阳失守，目有所睹，心有所慕，意有所乐，欲想方兴，不遂其求所致。盖心有所爱，则神不归，意有所想，则志不定。心藏神，肾藏志，脾藏意，志意不和，遂致三阳否隔，此心肾不交之本末也。二十余年，病多变态，近服归脾获效，是求末之功，岂泛治所能瘳也。心肾不能自交，必谋中土。拟媒合黄婆，以交婴姹法。

出处:《王九峰医案（二）·中卷·遗精》。

病案 2　遗精。

治法：通志意以御精神，宣抑郁以舒魂魄。

熟地黄，东洋参，茯苓，菟丝子，山药，石莲子，黄芪，白芍，远志，枣仁。粉糊丸。

分析：精之藏制在肾，精之主宰则在心，肾精之蓄泄，听命于心君，心为君火，肾为相火。君火上摇，相火下应，二火相煽，消烁真阴，情动于中，莫能自主，肾欲静而心不宁，心欲清而火不息，止令婴姹不交，夜多妄梦，精关不固，随感而遗，反复相仍，二十余年。前进媒合黄婆，以交婴姹。数月以来，颇为获效。第病深药浅，犹虑难复，仍加意调养，通志意以御精神，宣抑郁以舒魂魄，方克全济。

出处：《王九峰医案（二）中卷·遗精》。

### 4. 类中风案

病案 1　旋转掉摇，火之象也。志意烦惑，阴液亏也。肾虚无以荣肝，一水不胜二火，木横土虚，壮火食气，血热化风，乃痱中之渐。当以脾肾为主。水能生木，木能培土。水为物源，土为物母。水土平调，肝木自荣，则无血燥化风之患。故陈临川曰：治风先治血，血行风自灭。拟六味四物归脾，合为偶方主治。

处方：六味地黄丸，四物汤，归脾汤。水丸。

出处：《王九峰医案（一）·正卷·类中风》。

### 5. 中风案

病案 1　俞（氏）寡居一十四载。独阴无阳，平昔操持，有劳无逸。当夏四月，阳气大泄主令。忽然右肢麻木，如堕不举，汗出麻冷，心中卒痛，而呵欠不已，大便不通。

中医体征：诊脉小弱。

处方：桂枝，附子，生黄芪，炒远志，片姜黄，羌活。

分析：诊脉小弱，岂是外感。病象似乎痱中，其因在乎意伤忧愁则肢废也。攻风劫痰之治，非其所宜，大旨以固卫阳为主，而宣通脉络佐之。（卫虚络痹）

出处：《临证指南医案·卷一·中风》。

病案 2　刘七三，肉脱，肢废，皆痿象也。

中医体征：脉虚。

处方：黄芪，白术，桑寄生，天麻，白蒺藜，当归，枸杞子，菊花汁，加蜜丸。

分析：三神伤思虑则肉脱，意伤忧愁则肢废，皆痿象也。缘高年阳明脉虚，加以愁烦，则厥阴风动，木横土衰。培中可效，若穷治风痰，便是劫烁则谬。

出处：《临证指南医案·卷一·中风》。

#### 6. 女科案

病案　经闭半载有余，腹中虚胀作痛，荣色憔悴，饮食减少。

中医体征：左脉弦出寸口，脉络为之枯涩。

治法：益气补血，健脾养心。

处方：归脾汤去黄芪，加柏子仁、阿胶、泽兰叶。

分析：左脉弦出寸口，志意隐曲不伸，抑郁损心阴。阴虚血少，血不荣脾，脾伤不能为胃行其津液，胃病不能容受水谷而化精微。精血日以益衰，脉络为之枯涩。

二诊：服药五贴，病势似有退机。因循怠治，停药月余，遂至肉全消，喘鸣息肩。症本隐情曲意，郁损心脾，病传于胃。所谓二阳之病发心脾是也。心为生血之源，胃为水谷之海，脾为生化之本，海竭源枯，化机衰惫。血枯经闭，气郁化火，火疾风生，消灼脱肉，故消瘦如风驰之速也。火灼金伤，气无依附，故喘息如逝水之奔。犯经旨风消、息贲之忌，虽仓扁复生，无如之何。姑拟一方，以副远涉就医之望。

处方：大生地黄（三钱），大麦冬（一钱五分），柏子仁（二钱），泽兰叶（二钱），东洋参（三钱），陈阿胶（二钱），白当归身（三钱），白茯苓（三钱）。

出处：《王九峰医案（一）·副卷二·妇人》。

#### 7. 眩晕案

病案　头晕多痰，心悸少寐。

治法：苦泻安神。

处方：川连、辰砂拌麦冬、酸枣仁、丹参、橘红、法半夏、云茯神、龙齿、橘叶、竹茹。

分析：坎离不交，心志不宁。

出处：《何澹安医案·眩晕》。

### 8. 虚弱案

病案　顾仲恭心肾不交，先因失意久郁及平日劳心，致心血耗散，去岁十月晨起，尚未离床，忽左足五趾麻冷，倏已至膝，便不省人事，良久而苏，乍醒乍迷，一日夜十余次。医者咸云痰厥。仲淳云：纯是虚火。服丸药一剂，今春觉体稍健，至四月后，丸药不继，而房事稍过。至六月初十，偶出门，前症复发，扶归，良久方醒。是日止发一次，过六日，天雨稍感寒气，前症又发二次，见今足无力，畏寒之甚，自腹以上不畏寒，仲淳云：人之五脏，各有致病之由，谨而察之，自不爽也。

治法：清热补心、降气豁痰以治其上，益精强肾，滋阴增志以治其下。

处方：贝母（三钱），白茯苓（三钱），远志肉（一钱五分），酸枣仁（五钱），苏子（二钱），石斛（三钱），麦冬（五钱），炙甘草（五钱），木瓜（三钱），牛膝（八钱），石菖蒲（人乳和童便浸，一钱）。水二盅，煎八分，调入牛黄末一分、天竺黄末二分、竹沥一大杯，临卧饥时各一服。三剂后，加人参五钱，枇杷叶三片，调入牛黄一分，天竺黄三分，霞天膏五钱。

分析：夫志意不遂则心病，房劳不结则肾病，心肾交病则阴阳将离，离则大病必作，以二脏不交故也，法当清热补心、降气豁痰以治其上，益精强肾，滋阴增志以治其下，则病本必拔，以心藏神，肾藏精与志故也。平居应独处旷野，与道流韵士讨论离欲之道，根极性命之源，使心境清宁，暂离爱染，则情念不起，真情自固，阴阳互摄而形神调适矣。暂服汤液方。

出处：《先醒斋医学广笔记·卷之二·虚弱》。

### 9. 阴痿案

病案　年少，事未遂，郁闷至阳痿，人谓命门火衰，谁知心火闭塞乎。

治法：宣心郁，开阳气。

处方：用宣志汤：茯苓、生枣仁、山药（各五钱），甘草、石菖蒲、志肉、柴胡、人参（各一钱），白术、当归、巴戟天（各三钱）。四剂愈，不多剂。

分析：夫肾，作强之官，技巧出焉，藏精与志，志意不遂，则阳气不舒。阳气即肾中真火，肾火必受命于心，心火动，肾火应之，心火郁，肾火虽旺，不能动，似弱实非弱。法不可助命门火，以命门火旺于下，则郁勃之气不宣，变痈疽而不救，宜宣心郁，使志意疏泄，阳气开，阴痿立起。此症原因火闭而闷其气，非因火寒而绝烬，故一升火而腾，不必大补火，世多误治，可慨也。

出处:《辨证奇闻·卷九·阴痿》。

## 10. 不寐案

病案　神扰意乱，竟夕无寐，无故多思，怔忡惊悸。

处方:东洋参，当归身，赤茯苓，炙甘草，酸枣仁，黄芪，远志，白术，广陈皮。

分析:忧思抑郁，最损心脾。心主藏神，脾司志意。二经俱病，五内俱违。心为君主之官，脾乃后天之本，精因神怯以内陷，神因精怯而无依。以故神扰意乱，竟夕无寐，无故多思，怔忡惊悸。

出处:《王九峰医案（二）·下卷·不寐》。

## 11. 怔忡

病案　怔忡。

治法:培养心脾，条达肝木。

处方:熟地黄，东洋参，白术，茯神，酸枣仁，远志，当归身，女贞子，墨旱莲，姜半夏，炙甘草，蜜水为丸。

分析:木不能伸，克制中土，传化失常，津液凝渍成痰，内扰肝胆心胞之络，致有怔忡之患。甚则惊悸，莫能自主。服培养心脾，条达肝木之剂，诸恙虽平，未能如故。今远涉江汉，志意多违，饮食起居，异于故土，防微杜渐，恐有来复之虑。安不忘危，必以寡欲澄心为主，土能培木，水能生木，必得水土平调，方无抑郁动扰之患，拟归脾二陈加减。

出处:《王九峰医案（二）·下卷·怔忡》。

## 12. 惊悸

病案　惊悸。

处方:六味和六君加沉香，蜜丸。

分析:人至半百而衰，必少壮有恃强之弊，非一朝一夕之故，其所由来者渐矣。公议补肝肾，运中枢，以杜痰源；省思虑，益精神，以舒志意，方克有济。张景岳云:此为不慎其初，所以致病于后，今病已及身，而又不知慎，则未有能善其后者矣。此言最初，故幸留意焉。

出处:《王九峰医案（二）·下卷·惊悸》。

### 13. 郁案

病案 戴氏，隐情曲意不伸，是为心疾。

治法：理气解郁，宽中除满。

处方：香附，川芎，小川连，茯苓，半夏，橘红，炒楂肉，神曲浆丸。

分析：此草木攻病，难以见长，乃七情之郁损，以丹溪越鞠方法。

出处：《临证指南医案·卷六·郁》。

### 14. 癫狂案

病案 居士弟樟之妻，瘦长色苍，年三十余，忽病狂言，披发裸形，不知羞恶，众皆谓之心风。或欲饮以粪清，或吐以痰药。

中医体征：浮缓而濡。

治法：健脾安神。

处方：遂用独参汤加竹沥，饮之而愈。

分析：此必忍饥，或劳倦伤胃而然耳。经云二阳之病发心脾，二阳者，胃与大肠也。忍饥、过劳，胃伤而火动矣，延及心脾，则心所藏之神，脾所藏之意，皆为之扰乱，失其所依归矣，安得不狂？此阳明虚也，法当补之。

出处：《石山医案·附录·石山居士传》。

### 15. 伤暑案

病案 陈校，瘦长而脆，暑月过劳，饥饮烧酒，遂病热汗，昏愦语乱。

中医体征：脉皆浮小而缓，按之虚豁。

治法：清暑以安心，宜脾以宁意。

处方：遂用八物汤加麦冬、山栀子、陈皮，煎服十余帖而愈。

分析：曰：此暑伤心、劳伤脾也。盖心藏神，脾藏意，二脏被伤，宜有此症。

出处：《石山医案·附录·石山居士传》。

# 第二节 今案赏析

病案一 张某，女，67岁，2014年12月17日初诊。

主诉：头部刺痛 10 余年。

现病史：患者平素好思虑，自 10 年前无明显诱因头部出现游走不定性刺痛，呈阵发性，每于醒后疼痛加重，自行按摩症状可缓解。为求系统治疗来我院就诊。现症见：头部阵发性刺痛，伴头部昏沉，无头晕，无胸闷，阵发性咳嗽，伴黏痰不易咳出，伴咽痒，咳嗽前自感脊背部发凉，纳一般，眠可，多梦，小便可，大便稀，日行 2~3 次。舌淡红，苔少薄白，脉滑数。

既往史：即往阵发性心动过速 3 年，否认高血压、糖尿病、冠心病等重大疾病史，否认肝炎、结核等传染病病史，否认重大外伤、手术及输血史，否认食物及药物过敏史。否认重大家族遗传病史。

诊断：头痛（神机惑乱）。

治法：安神益智，解思定虑。

处方：瓜蒌 12g，薤白 12g，半夏 9g，郁金 12g，远志 15g，牡丹皮 15g，玄参 15g，炙杷叶 15g，浙贝母 12g，白芥子 15g，天麻 15g，川芎 20g，秦艽 15g，徐长卿 15g，枳壳 12g。7 剂，水煎服，日 1 剂。

按：患者头痛的病机为神机惑乱，患者平素思虑过度，气结而伤及脾胃，气血生化乏源，无法上养心神，且患者年过半百，神机减退，加之气乱于心，导致神机惑乱；患者痰积于脘，痰气郁而化火，演化出痰停气滞等二级病机，故治疗时除了要解决患者的基础病机，还要顺应患者的病情发展解决其演化病机，达到标本兼治的效果。方中以瓜蒌、薤白、半夏、炙杷叶、浙贝母、白芥子以解思定虑兼以散痰气郁结；远志养心安神定志，天麻平抑肝阳，两者合用可平心神之乱；川芎，枳壳行气开郁止痛；秦艽、徐长卿祛湿化痰。全方配伍，标本兼顾，共奏解思定虑、安神益智之功。

病案二  孟某，男，58 岁，2013 年 12 月 21 日初诊。

主诉：头晕头痛 7 年余，加重 1 周。

现病史：患者自述于七年前无明显诱因出现头部胀痛，并伴有阵发性头晕，每年发作 2~3 次，患者自一周前生气后头晕加重，口服"盐酸氟桂利嗪胶囊"症状缓解，为求进一步系统治疗，来我院就诊。现症见：头部胀痛，伴有头晕，生气后加重，无视物旋转，无耳鸣，纳少眠差，眠浅易醒，多梦，小便急，量少，大便秘结。舌暗红，苔少薄白，脉浮数。

既往史：既往高血压病史 5 年，口服代文，血压控制良好，否认糖尿病、冠心病等重大疾病史，否认肝炎、结核等传染病病史，否认重大外伤、手术及输血史，否认食物及药物过敏史。否认重大家族遗传病史。

诊断：头痛（心肝火旺，上扰脑神）。

治法：清心泻肝，醒脑安神。

处方：天麻 15g，川芎 20g，葛根 15g，升麻 9g，白芍 15g，远志 12g，茯神 20g，党参 20g，红花 12g，知母 15g，黄柏 12g，首乌藤 15g，香附 12g，桔梗 9g，生甘草 6g。7 剂，水煎服，日 1 剂。

按：本病基本病机为心肝火旺，上扰脑神。患者头痛于生气后加重明显，因心主火，肝主木，肝失调达，气郁化火，木火相煽，上扰神明，邪热扰乱神明，肝胆火盛而发为头痛，表现为头部胀痛，阵发性头晕，失眠多梦、大便秘结。天麻平肝息风；黄柏清泻肝经湿热，使神明得安；香附疏肝行气，解郁止痛；葛根、升麻升阳散邪；党参补气安神益智；白芍、首乌藤滋阴养血，与远志、茯神合用共奏宁心安神之效；桔梗宣肺；川芎清利头目，养血和血，红花、知母活血生津润燥；甘草调和药性。诸药合用，共奏清心泻肝，醒脑安神之功。

病案三　栗某，女，45 岁，2014 年 1 月 17 日初诊。

主诉：发作性头晕伴心慌 5 年余，加重 3 天。

现病史：患者于 2008 年 5 月份患脑梗死，于齐鲁医院住院治疗好转出院后出现头晕、心慌等症状，口服"拜阿司匹林、硝苯地平缓释片、脑心通、美托洛尔"治疗，现头晕、心慌症状加重，来我院就诊。现症见：头晕伴恶心，发作后数分钟内可缓解，自觉平素走路不稳，无视物旋转，左侧头部发胀，自觉发热，眼干，口苦，心慌，胸闷，四肢乏力，倦怠懒言，纳少，眠差，入睡困难，多梦，眠浅易醒，二便调。舌红，苔薄黄，脉细弦。

既往史：既往高血压病史 5 年，口服硝苯地平缓释片、美托洛尔治疗（具体用量不详），高胆固醇血症 2 年，未经系统治疗，否认糖尿病、冠心病等重大疾病史，否认肝炎、结核等传染病病史，否认重大外伤、手术及输血史，否认食物及药物过敏史。否认重大家族遗传病史。

体格检查：血压 120/95mmHg，闭目难立症（－），轮替试验（－），无眼震。

辅助检查：2011 年 9 月颈动脉彩超示：双侧颈动脉轻度粥样硬化并斑块

形成。

诊断：眩晕（气血亏虚，脑神失养）。

治法：补气养血益脑。

处方：川芎 15g，香附 12g，郁金 15g，天麻 20g，白芍 15g，生甘草 6g，生麦芽 15g，远志 12g，柏子仁 12g，红花 12g，葛根 15g，丹参 15g，瓜蒌 15g。7 剂，水煎服，日 1 剂。

按：本病基本病机为气血亏虚，脑神失养。气血虚弱，脑失所养从而导致眩晕。患者久病素体阴虚，加之食少，导致脾胃功能低下，使气血亏虚，肢体倦怠乏力，导致清阳不展，脑失所养，发为眩晕。气虚阳气不布，故神疲倦怠、少气懒言。血虚心失所养，心神不宁，因此心悸怔忡、眠差多梦。方中用川芎、丹参、红花补气养血、活血通窍，使气血得通，神机得养；白芍养血养阴柔肝；远志、柏子仁交通心肾，宁心定志，与白芍合用更兼补养心神之效；天麻镇心安神；香附、郁金疏肝行气，以防补益气血之药滋腻碍胃；葛根升举阳气；甘草调和药性。诸药合用，共奏补气养血益脑之功效，使气血得复，充养脑神，眩晕自止。

病案四　周某，男，53 岁，2014 年 2 月 3 日初诊。

主诉：入睡困难伴多梦 7 年余，加重 1 个月。

现病史：患者自诉于 7 年前无明显诱因出现入睡困难，伴多梦。现症见：入睡困难、多梦、眠浅易醒、复睡困难，心情低落，不愿与人交流，偶有头晕目眩，头枕部压痛明显，记忆力减退，神疲乏力，精神不振，饮食无味，胃脘部饱胀感，大便干 2 日一次，小便调。舌尖红，苔少，脉细弱。

既往史：既往体健，否认高血压、糖尿病、冠心病等重大疾病史，否认肝炎、结核等传染病病史，否认重大外伤、手术及输血史，否认食物及药物过敏史。否认重大家族遗传病史。

诊断：不寐（心脾两虚，心神失养）。

治法：补益心脾，养血安神。

处方：半夏 9g，厚朴 15g，紫苏叶 15g，柏子仁 15g，远志 12g，茯神 30g，防风 15g，百合 30g，丹参 15g，知母 15g，生麦芽 15g，玄参 24g，麦冬 30g，莱菔子 15g。7 剂，水煎服，日 1 剂。

按：本病基本病机为心脾两虚，脑神失养。心主血，脾生血，心藏神，心脾两虚则心神失养，故而入睡困难，眠浅易醒，多梦健忘；气血不足，不能上养于脑，则清阳不升，神用不及，故而会产生头晕头痛等症状；神的激发作用减退，机体功能减弱，脾气虚弱，脾失健运则饮食无味、腹胀。

方中丹参、玄参补气健脾，除烦安神；茯神、远志、柏子仁补益心脾，安神定志；麦芽、莱菔子消食和胃除胀；半夏、厚朴、防风、紫苏叶疏肝解郁，以畅达气机。诸药合用健脾生血，养血安神，气血上滋脑神，神用得复则睡眠正常。

病案五　彭某，男，34 岁，2013 年 12 月 14 日初诊。

主诉：思维不连贯，不由自主 1 年半。

现病史：患者自诉于 1 年半前练气功后始出现思维不连贯，思维不能自控，时有幻觉、幻视出现，于精神卫生中心诊断为"精神障碍"，口服"富马酸喹硫平片"未见明显好转。现症见：思维不由自主，思维不连贯，时有幻视、幻觉，平素性格急躁，常因小事而与别人争吵，纳少，食后不消化，时有腹部饱胀感，眠差，入睡困难、早醒、夜间梦多，二便调。舌红，苔薄白，脉浮滑。

既往史：既往体健，否认高血压、糖尿病、冠心病等重大疾病史，否认肝炎、结核等传染病病史，否认重大外伤、手术及输血史，否认食物及药物过敏史。否认重大家族遗传病史。

诊断：癫证（神用过亢）。

治法：镇心安神，养血清热。

处方：朱砂粉 0.5g（冲服），茯神 30g，生地黄 15g，防风 15g，半夏 9g，厚朴 15g，白芍 15g，生甘草 6g，当归 15g，黄连 9g，生龙骨 15g，紫苏梗 15g，远志 15g，天麻 15g。7 剂，水煎服，日 1 剂。

按：《医家四要·病机约论》："癫疾始发，志意不乐，甚则精神痴呆，言语无伦，而睡于平时，乃邪并于阴也。"脑为元神之府，主宰五脏之志，脑失其常，则五脏失和，神机失用。本例病人自认为练气功后开始出现思维不连贯，思维不由自主，患者性格急躁，常因小事与别人吵架，心火亢盛，扰乱神明，出现幻视、幻听，夜间睡眠质量差；患者癫证日久，脾失健运，出现饮食不消化，腹部饱胀感等症状，脾虚日久，生化乏源，气血俱衰，又导致心神失养。方中朱砂、生龙骨重镇以安神；黄连苦寒，清心降火，生地黄滋阴凉血，共助心平神静；天麻平肝息风；远志、厚朴除痰安神定志；茯神健脾益气，宁心安神；当归补血活血；甘草清热解毒、调和药性。诸药共用，泻偏盛之火，补不足之阴血，共奏镇心安神，养血清热之功效。

病案六　罗某，男，63 岁，2014 年 12 月 3 日初诊。

主诉：胸闷、气短 3 年余，加重 1 月。

现病史：患者自述因家庭原因出现胸闷、气短，曾于多家医院治疗，效果一般。现症见：胸闷、气短，午后明显，夜间改善，右侧后背胀痛，右侧肋骨闷痛，腹股沟胀痛，耳鸣、脑鸣，双目干涩，伴视物模糊，烦躁不安，坐卧不宁，思虑过度，情绪低落，闷闷不乐，口干，纳可，眠差，入睡困难，二便调。舌暗红，苔黄燥，脉弦滑。

既往史：既往体健，否认高血压、糖尿病、冠心病等重大疾病史，否认肝炎、结核等传染病病史，否认重大外伤、手术及输血史，否认食物及药物过敏史。否认重大家族遗传病史。

诊断：郁证（气机郁结，魂魄惑乱）。

治法：疏肝解郁，安魂定魄，益智安神。

处方：瓜蒌 21g，薤白 12g，半夏 9g，檀香 12g，砂仁 9g，白芍 30g，丹参 21g，红花 12g，川芎 15g，紫苏梗 15g，防风 21g，甘草 6g，青皮 9g，徐长卿 15g，牡丹皮 20g，栀子 12g，姜黄 12g，桃仁 9g。7 剂，水煎服，日 1 剂。

按：本例患者胸闷、气短的基本病机为气机郁结，魂魄惑乱。患者思虑日久，思则气结，日久气机郁滞，伤及脾胃，气血生化乏源，无法上养心神，气乱于心，痰积于脘，痰气郁而化火，演化出痰停气滞、心神失养，继则出现魂魄惑乱，引起入睡困难等失眠的表现，魂不舍肝或肝魂失养可以引起气血运行紊乱，精神上表现为情绪低、烦躁不安，形体上可以表现为胸闷、气短、耳鸣、脑鸣、双目干涩、视物模糊等症状，故治疗时除了要解决患者的气机结滞，还要顺应患者的病情演变解决其演化病机，以期标本同治，双管齐下。方中以瓜蒌、薤白、半夏以解思定虑兼以散痰气郁结；紫苏梗理气宽胸，青皮破气消积以解郁结，使气机得畅，肺魄得安；姜黄、丹参、桃仁、红花活血祛瘀；檀香、砂仁化湿行气并和胃；川芎行气开郁，徐长卿祛湿化痰，栀子清热泻火，合白芍养阴柔肝，共奏平肝安魂之效。全方配伍，标本兼顾，共奏理气活血、解思定虑、化痰泻火、安魂定魄之功。

病案七　韩某，女，62 岁，2014 年 11 月 10 日初诊。

主诉：头部胀痛 20 余年。

现病史：患者 20 年前来无明显诱因出现头部胀痛，呈阵发性，发作时伴有血压升高，自行按摩后症状可缓解。为求系统治疗来我院就诊。现症见：头部胀痛，后颈部酸胀，急躁易怒，口干、口苦，纳可，眠浅易醒，醒后难以再次入睡，二便调。舌象：舌红，苔薄白。脉象：刚、直、上。

既往史：腰椎间盘突出症 10 年，否认高血压、糖尿病、冠心病等重大疾病史，否认肝炎、结核等传染病病史，否认重大外伤、手术及输血史，否认食物及药物过敏史。否认重大家族遗传病史。

诊断：头痛（思虑化火，扰动心神）。

治法：解思定虑，清热安神。

处方：天麻 30g，钩藤 30g，石决明 30g，栀子 9g，杜仲 12g，寄生 12g，川牛膝 15g，黄芩 12g，首乌藤 12g，茯神 15g，代赭石 15g，檀香 12g，丹参 20g，香附 15g，苍术 20g，降香 12g，益母草 12g，远志 12g。7 剂，水煎服，日 1 剂。

按：患者长期疼痛主要由于心理焦虑引起。气机郁滞日久化火伤阴，或火扰心神，或心神失养，神机不宁，出现一系列神用不及的病机表现，辨证治疗需直击患者根本病因，釜底抽薪，达到治愈目的。患者的头痛与其个性有密切的关系，平素易钻牛角尖，遇到事情后烦躁易怒，久而久之导致患者气血壅塞于上，沉降失常，导致头痛。神机惑乱，心神不宁可以出现眠浅易醒、醒后难以入睡的表现，针对患者烦躁易怒，肝火上炎，方选天麻钩藤饮加减，平肝息风，引火下行，解思定虑。加檀香、丹参、香附、苍术理气止痛，益母草活血祛瘀止痛，合用可使气血得通，神机平顺；代赭石降气化痰；杜仲、桑寄生则补肝肾、强筋骨；黄芩、栀子清热泻火安神，远志安神定志，诸药合用则思虑得解，火热得清，心神得安，诸症自除。

病案八　张某，男，47 岁，2013 年 5 月 12 日初诊。

主诉：情绪低落 10 月余，加重伴失眠半年。

现病史：患者 10 月前因劳累出现情绪低落，表情淡漠，胃脘部不适，胸闷，时有心前区刺痛，急躁易怒，食欲不佳，曾服西药及中药治疗，效不佳，近半年上述症状加重，并出现入睡困难、易早醒、醒后难以入睡。现症见：情绪低落，急躁易怒，头昏沉，四肢乏力，胸闷，心前区偶有疼痛，咳嗽，痰白质黏，鼻塞，无恶心呕吐，纳眠差，二便调。舌象：舌尖红，苔薄白。脉象："郁"动、厚、浊、热。

既往史：既往体健，否认高血压、糖尿病、冠心病等重大疾病史，否认肝炎、结核等传染病病史，否认重大外伤、手术及输血史，否认食物及药物过敏史。否认重大家族遗传病史。

诊断：不寐（魂机惑乱，意气不足）。

治法：疏肝定魂，健脾强意。

处方：丹参 20g，砂仁 9g，檀香 12g，瓜蒌 20g，薤白 9g，半夏 9g，白芍 20g，苍术 20g，防风 12g，牡丹皮 15g，焦栀子 9g，黄柏 15g，荆芥 12g，川芎 12g，甘草 6g，桔梗 12g，紫苏梗 12g，红花 9g。7 剂，水煎服，日 1 剂。

按：患者情绪低落主要是由于郁闷不舒所致。肝气郁结日久，则魂机惑乱，精神上表现为情绪低落，急躁易怒，情绪低落，表情淡漠；意气不足，脾失健运，痰浊内生，出现四肢乏力，胸闷，心前区偶有疼痛，咳嗽，痰白质黏，鼻塞的病理表现；神志不安则表现为入睡困难，易早醒，醒后难以入睡。治疗上以疏肝定魂，健脾强意为主要原则，方中檀香、瓜蒌、薤白行气化痰散结；砂仁、苍术理气健脾，和胃化痰，以助脾运，增意气；荆芥、防风、紫苏梗、桔梗行气解郁，疏肝安魂，缓解心理压力；牡丹皮、丹参、川芎、红花活血祛瘀；栀子、黄柏清热燥湿泻火，合白芍滋阴养神安神。诸药合用，共奏疏肝定魂，健脾强意，开郁活血之功。

病案九　吴某，男，82 岁，2012 年 9 月 12 日初诊。

主诉：意识不清，嗜睡 15 天。

现病史：患者 15 天前无明显诱因突然出现口角㖞斜，饮水呛咳，言语不利，意识尚清。就诊于当地某医院，颅脑 CT 示：双侧放射冠区大面积脑梗死，脑萎缩。用药不详。住院期间病情加重，时有无意识哭闹和防御反应，意识逐渐模糊，伴有发热，肺部感染，体温最高可达 38.9℃，咳嗽痰多，色白质黏，不易咯出，给予泰能控制感染，并插胃管，行导尿。现症见：全身皮肤干燥，嗜睡，意识模糊，四肢肌张力增高，双侧上下肢屈曲内收，双下肢伸直内旋，口干，纳差，二便失禁，大便一周一次，臀部褥疮，尿量每天约 2000mL。舌象：舌干红，苔薄黄。脉象：枯、热、细、数。

既往史：既往脑梗死病史 12 年，否认高血压、糖尿病、冠心病等重大疾病史，否认肝炎、结核等传染病病史，否认重大外伤、手术及输血史，否认食物及药物过敏史。否认重大家族遗传病史。

诊断：痴呆（痰热蒙窍，神机惑乱）。

治法：清热化痰，安神开窍。

处方：桑白皮20g，玉竹15g，北沙参20g，黄芩12g，金银花30g，赤芍20g，牡丹皮20g，水牛角5g（冲），麦冬30g，玄参30g，石膏30g，知母20g。7剂，水煎服，日1剂。

按：患者年过半百，阴气自半，魂魄虚弱，意志不安，痰热蒙窍，时会有神机惑乱：时有无意识哭闹和防御反应，意识逐渐模糊的症状，形体上可表现为伴有发热，肺部感染，咳嗽痰多，色白质黏，不易咯出，全身皮肤干燥，嗜睡，四肢肌张力增高，双侧上下肢屈曲内收，双下肢伸直内旋，口干的症状，继则出现肝肾阴虚，阴虚内热，燔灼津液，病久入血分，气血阴阳亏虚，脏腑失于润泽，阴阳离绝，阴脱阳浮，则出现一系列的病理表现。方中玉竹、沙参、麦冬、玄参滋肾阴以安神固本，拨神机之乱返正；水牛角清热凉血，镇静安神开窍，石膏、知母相互配合清热泻火，金银花、赤芍、牡丹皮滋阴清热凉血，桑白皮润肺化痰清热。诸药合用，共奏养阴清热，顺安神机，化痰开窍之功。

病案十　李某，女，45岁。2014年3月15初诊。

主诉：心情抑郁，情志不舒2年余。

现病史：患者自诉2年前因家庭矛盾而致心情抑郁，情志不舒，心中自感憋闷，生气后上述症状加重，自服逍遥丸、疏肝解郁的中药以及抗抑郁的药物（药物不详），效果欠佳，为求进一步系统治疗来我院门诊。现症见：心情抑郁，情志不舒，心中自感憋闷，胁肋胀痛，生气后上述症状加重，健忘，纳可，入睡困难，眠浅易醒，二便调。舌质紫暗，脉弦或涩。

既往史：既往高血压病史3年余，否认糖尿病、冠心病等重大疾病史，否认肝炎、结核等传染病病史，否认重大外伤、手术及输血史，否认食物及药物过敏史。否认重大家族遗传病史。

诊断：郁证（思虑日久，血行瘀滞，心神失养）。

治法：活血化瘀，理气解郁。

处方：当归15g，生地黄15g，川芎12g，桃仁9g，红花9g，柴胡12g，川牛膝 9g，桔梗 9g，枳壳 9g，茯神 20g，木香 20g，甘草 6g。7 剂，水煎服，日 1 剂。

按：患者出现心情抑郁，情志不舒主要是由于思虑日久伤及心神所致。患者自诉本身考虑事情比较多，不愿与人交流，长期处于压抑状态。由于思虑过度，使人精神不济，心情压抑不舒畅，思维迟缓，精神恍惚，对周围事物丧失兴趣。长期情志不舒，气机不畅，日久影响血液的运行而致血行瘀滞，出现心神失养，神用不及故可见健忘，失眠等，因此以血府逐瘀汤加减治疗本病。方中桃仁破血行滞而润燥，红花、赤芍、川芎活血祛瘀，使血荣以养神；牛膝活血通经，祛瘀止痛，引血下行；桔梗、枳壳，一升一降，宽胸行气；木香理气，柴胡疏肝解郁，升达清阳，生地黄、当归养血益阴，清热活血，气血得通则神机可复；桔梗并能载药上行；茯神安心神，甘草调和诸药。合而用之，使血活瘀化，气行郁解，情志得舒，则诸症可愈。

病案十一　孙某，女，20 岁，2014 年 11 月 7 日初诊。

主诉：入睡困难 5 年余，加重 15 天。

现病史：患者 5 年前无明显诱因出现反复发作性入睡困难，多梦，白天精神可，未予重视。半月前因受到惊吓，入睡困难加重，易醒、醒后难以入睡，白天嗜睡、乏力，精神欠佳，影响日常学习，为求系统治疗来诊。现症见：入睡困难、眠浅易醒、多梦，偶有心慌，出汗，白天自感乏力，嗜睡，偶有头目胀痛，胆怯易惊，纳少，二便调。舌淡，苔白。脉弦细。

既往史：既往体健，否认高血压、糖尿病、冠心病等重大疾病史，否认肝炎、结核等传染病病史，否认重大外伤、手术及输血史，否认食物及药物过敏史。否认重大家族遗传病史。

诊断：不寐（心神不安，志气不定）。

治法：安神定志，益气镇惊。

处方：人参 12g，川芎 12g，远志 15g，茯苓 12g，茯神 15g，石菖蒲 9g，龙齿 15g，酸枣仁 12，柏子仁 12g，知母 9g，朱砂 0.5g（冲），甘草 6g。7 剂，水煎服，日 1 剂。

按：患者出现失眠的主要病机为心神不安，志气不定。在与患者交流中得知患者胆小，怯弱，遇事好忍受不好发泄，在受到惊吓后不敢倾诉，长期憋在心里，情绪高度紧张。长期情绪紧张害怕则会影响脏腑功能气血运行，进而影响五神，心神首当其冲。心神具有接受和反应外界客观事物，并对其作出反应的能力。若心神不安则就会出现机体反应能力的减退。患者心神不安，日久神机过耗，出现夜晚失眠，白天嗜睡、乏力、精神差等表现；心慌，做事能力降低，记忆力差皆是志气不定的表现。因此治疗应以安神定志，益气镇惊为主。人参增加心胆之气，更能补心神定志气；石菖蒲化痰散结；茯苓、茯神、远志宁心安神，交通心肾；龙齿、朱砂镇惊安神，定志气，柏子仁、酸枣仁、川芎养血安神。诸药合用使心胆气足，心脑神安，不寐即愈。

病案十二　颜某，男，36 岁。2013 年 3 月 8 日初诊。

主诉：心悸，乏力 2 年余，加重 10 天。

现病史：患者自诉因工作压力大，思虑过度而出现心悸、乏力，失眠，健忘，上述症状反复发作，近 10 天因考试压力过大而病情加重。现症见：心悸，乏力，失眠，健忘，情绪不佳，易紧张，偶有手心汗出，气短易汗，入睡困难，纳呆食少，二便调。舌淡，苔薄白。脉细弱。

既往史：既往体健，否认高血压、糖尿病、冠心病等重大疾病史，否认肝炎、结核等传染病病史，否认重大外伤、手术及输血史，否认食物及药物过敏史。否认重大家族遗传病史。

诊断：心悸（心脾两虚，心神失养，神志不定）。

治法：补血养心，安神定志。

处方：黄芪 30g，人参 12g，远志 12g，木香 9g，白术 12g，龙眼肉 12g，五加皮 15g，酸枣仁 30g，当归 15g，茯神 30g，朱砂 0.5g(冲)，甘草 6g。7 剂，水煎服，日 1 剂。

按：患者出现心悸乏力主要的病机为心脾两虚，心神失养，神志不定。从整体脉象分析，患者属于思虑过度。该患者为典型的木形人的体质，多忧虑，个性偏于木形人中的"善思劳心"者。由于患者长期忧思过度耗伤心血，不能养心安神，心神失养，则出现心悸、乏力、失眠、健忘。治疗上应以补益心脾，养神定志为主。人参补气生血，能补脾养心，助养神机，黄芪、白术助人参补脾益气，龙眼肉、当归补益心脾、养血安神，使脏腑气血恢复，木香理气醒脾，合茯神、朱砂安神定志，诸药合用共奏补血养心、益气安神之功。

病案十三　李某，男，73 岁。2013 年 2 月 3 日初诊。

主诉：记忆力进行性减退 5 年余，加重半年。

现病史：患者家属代述患者近 5 年出现记忆力减退，呈进行性加重，出门迷路不知道回家，曾在省级医院就诊，诊断为"痴呆"，口服"多奈哌齐、尼麦角林"等药物，由于患者服药被动，时服时停，病情越来越重，近半年经常忘事，东西不知放到何处，自言自语。现症见：记忆力减退，呈进行性加重，以近事遗忘为主，出门迷路，东西不知放在何处。神志清，交流尚可，思维迟钝，计算力、判断力差，情绪焦虑，入睡困难，烦躁不安，纳可，二便调。舌红，苔薄白。脉沉、细、弱。

既往史：既往高血压病史 10 年余，脑梗死病史 3 年余，否认糖尿病、冠心病等重大疾病史，否认肝炎、结核等传染病病史，否认重大外伤、手术及输血史，否认食物及药物过敏史，否认重大家族遗传病史。

诊断：痴呆（肾精亏虚，志气不足，肝魂惑乱）。

治法：补肾填精强志、醒脑益智安魂。

处方：熟地黄 15g，肉苁蓉 15g，巴戟天 12g，远志 15g，石菖蒲 9g，丹参 12g，麦冬 15g，淫羊藿 12g，五味子 15g，川芎 9g，柏子仁 15g，菟丝子 15g，甘草 6g。7 剂，水煎服，日 1 剂。

按：患者出现痴呆的病机为肾精亏虚，志气不足，肝魂惑乱。《难经正义》所说："随神往来谓之魂，言其知觉之灵处也。"肝魂能够主导个体的知觉，以使人类具备识别面孔、区别声音、辨识物体位置及方向等能力。患者肝魂惑乱，则丧失定向力，又因魂乱不入于肝，导致气血运行障碍，出现失眠以及焦虑烦躁的情绪。肾藏精，精生髓，髓通于脑，脑为髓之海，肾精上奉于脑，化生脑髓。肾精充盈，则脑髓得养，其生理功能得以正常运行；若肾精亏虚，脑髓失养，志气不足，大脑功能减退，无法准确思考判断及记忆，则表现为健忘，思维迟缓。因此本病的治疗以补肾强志，益智安魂为主。方中熟地黄滋肾填精生髓；巴戟天、肉苁蓉、淫羊藿、菟丝子温肾阳、补肾血、安神强志；石菖蒲、远志、五味子醒脑开窍醒神，兼安肝魂；丹参、川芎益气活血、祛瘀通络。诸药合用，共奏补肾填精益智、益气祛瘀安魂之功。

病案十四　赵某，女 55 岁。2014 年 3 月 2 日初诊。

主诉：精神抑郁，烦躁不安，1 年余加重 2 个月。

现病史：患者自诉两月前因情志不遂，心情郁闷而致精神抑郁、烦躁不安、喜怒无常，曾在某中医院就诊，服用中药效果欠佳，为求进一步治疗来我院门诊就诊。现症见：精神抑郁，烦躁不安，心中自感憋闷，生气后上述症状加重，口苦，咽干，渴不欲饮，纳呆，入睡困难，小便黄，大便秘结。舌红，苔黄腻，脉滑数。

既往史：既往糖尿病病史 5 年余，否认高血压、冠心病等重大疾病史，否认肝炎、结核等传染病病史，否认重大外伤、手术及输血史，否认食物及药物过敏史。否认重大家族遗传病史。

诊断：脏躁（痰火扰心，心神不安）。

治法：清热化痰，宁心安神。

处方：黄连 6g，半夏 9g，茯苓 12g，陈皮 9g，石菖蒲 9g，酸枣仁 12g，远志 15g，枳实 9g，竹茹 12g，瓜蒌 9g，川贝母 15g，甘草 6g。7 剂，水煎服，日 1 剂。

按：《金匮要略·妇人杂病》曰："妇人脏躁，喜悲伤欲哭，象如神灵所作，数欠伸，甘麦大枣汤主之。"本病因情志内伤所致，以精神抑郁、烦躁不安、悲伤欲哭、神志恍惚不定为主要表现。

患者自诉平素多愁善感，容易感伤，心情抑郁，精神不佳，肝气郁滞，郁久化热，炼液为痰，痰火郁结，内扰心神，心神不安则出现精神恍惚，悲伤欲哭，因此治疗上以黄连温胆汤加减，清热化痰，宁心安神。方中黄连清心泻火，半夏燥湿化痰，合天竺黄、川贝母清热化痰，息扰心之痰火以使神安；石菖蒲化痰醒神开窍，瓜蒌、陈皮、枳实理气化痰，宽胸散结；酸枣仁、远志、茯苓宁心安神，全方合用共奏清热化痰、宁心安神之效。

病案十五　李某，男，79 岁。2015 年 5 月 18 日初诊。

主诉：慌张步态 10 余年，双下肢活动不利伴反应迟钝 2 个月余。

现病史：患者于 2005 年无明显诱因出现慌张步态，迈步时以极小的步伐前冲，双足擦地行走，步态变小、变慢，未进行系统治疗。2010 年就诊于当地医院，颅脑 CT 未见明显异常，予口服药物治疗，未见明显改善。2013 年再次就诊于当地医院，颅脑 CT 示：多发腔隙性脑梗死。输液治疗后仍未见好转。2015 年 3 月份无明显诱因出现双下肢活动不利，伴反应迟钝，不能行走，抬步困难，全身疼痛，尿急，难以控制，大便偶有失禁。现症见：双下肢活动不利，伴反应迟钝，不能行走，抬步困难，肌强直，屈曲体态，全身皮肤多处红色斑点，无静止性震颤，无饮水呛咳，无视物模糊，无心慌胸闷，无恶心呕吐，大便急，尿急，难以控制，纳眠可。

既往史：高血压病史 10 余年，曾规律服药，血压控制尚可，维持在 140/80mmHg。否认冠心病、糖尿病等慢性病史。否认肝炎、结核等传染病史。否认输血史。否认药物、食物过敏史，否认其他接触物过敏史。

诊断：颤证（神魂亢盛，志意定持）；中风病—中经络。

治法：安定神魂，解思定虑。

处方：人参 30g，黄芪 30g，麦冬 30g，五味子 12g，黄精 20g，当归 18g，白芍 18g，香附 18g，天麻 30g，钩藤 30g，防风 18g，紫苏梗 12g，沙参 20g。7 剂，水煎服，日 1 剂。

按：患者老年男性，平素易烦躁焦虑、生气，内心敏感、心理负担较重。属于典型的"金行人"，具有多思虑、情绪化明显的特点。在中医五神辨治体系下，"神、魂、魄、意、志"五个要素按照不同的贡献度形成了不同的人格特性，这是人与生俱来的，它决定了一个人的疾病易趋性，在遇有外界损伤的情况下便会产生不同类型的疾病。本患者思虑过度、易失眠、对外界事物过于敏感、做事执着等说明其"神亢、魂亢、魄弱、志意定持"，在社会、家庭等环境的影响下，慢慢形成了不良心理状态，此状态导致患者经络功能改变，渐渐瘀阻，超出了人体的承受能力后便会发病，在本患者身上表现为肌张力增高、慌张步态、二便急数、健忘、急躁易怒等。故治疗就应该摆脱外在症状的束缚，深入疾病的本质进行干预。处方当以安定神魂，解思定虑为原则，方中人参、黄芪、麦冬、五味子、黄精均有安神定魄之功；天麻、钩藤、防风、紫苏梗、香附等药具有行气解郁之功，针对患者志意定持、思虑过度状态；神魂亢盛、思虑过度本身来说就是一种慢性消耗状态，可表现为气虚、阴虚、血虚等，本患者阴虚明显，故用沙参、白芍、当归滋阴养血。

病案十六　冯某，女，78 岁。2015 年 5 月 22 日初诊。

主诉：阵发性头晕 1 年，加重 10 天。

现病史：患者 2014 年 6 月 12 日无明显诱因出现头晕，呈阵发性，体位变换时症状明显，伴恶心、视物旋转，就诊于武警部队山东总医院，给予控制血压，改善脑循环，活血化瘀药物治疗，住院 11 天，症状改善后出院。10 天前无明显诱因再次出现头晕，可自行缓解，不伴有恶心呕吐，为求进一步中西医结合治疗，遂来我院门诊就诊，现症见：头晕，呈阵发性，体位变换时明显，行走不稳，伴耳鸣，无恶心呕吐，无视物旋转，入睡困难，睡眠时出现幻听（以敲门声为主），记忆力下降，小便调，大便干。舌暗红，苔薄白，脉弦滑。

既往史：高血压病史4年，最高可达190/90mmHg。冠心病病史4年。1967年因"乳腺癌"于济南市中心医院行手术治疗。否认肝炎、结核病等传染病病史。

诊断：眩晕病（肝郁气滞，魂不归肝）。

治法：活血化瘀，疏肝解郁，安神定魂。

处方：当归15g，熟地黄21g，桃仁12g，红花12g，川牛膝15g，川芎15g，枳壳12g，桔梗12g，柴胡12g，甘草6g，白芍21g，青皮9g，小茴香9g，川楝子20g，珍珠母30g，桑白皮15g。7剂，水煎服，日1剂。

按：患者自述头晕，呈阵发性，体位变换时明显，行走不稳，伴耳鸣。本病的病因为肝气郁结，郁滞时间较长，已入厥阴经，一般的柴胡剂效果已不明显。因患者只出现幻听之症，无担心害怕，说明患者魂用不及，魂功能处于薄弱状态。故方中以当归、熟地黄、桃仁、红花、川牛膝、川芎活血化瘀，改善其头晕之症；枳壳、桔梗、白芍、柴胡疏肝理气，使气血和顺，引魂入肝；因患者肝郁气滞时间长久，故用青皮、小茴香、川楝子疏肝破气，用珍珠母、桑白皮安神定惊，收魂安魂。纵观全方，标本兼顾，活血化瘀以治眩晕，疏肝解郁、安神定魂以治其本。

病案十七　患某，女，62岁。2017年12月26日初诊。

主诉：不自主性震颤发作1年余，加重4个月。

现病史：患者1年前无明显诱因出现右上肢不自主性震颤，后进行性加重，延及头部及左上肢，呈间歇性发作，难以自控，影响握持写字等精细动作，在当地医院诊断为"帕金森病"，给予美多芭片常规服用，疗效一般，病情仍进行性发展。发病以来患者情绪低落，烦躁易怒，思虑过度，善太息，对周围事物缺乏兴趣并伴有记忆力减退，认知功能下降，入睡困难、眠浅易醒、醒后难复睡。现症见：不自主性震颤，双上肢及头部尤甚，反应迟钝，烦躁焦虑，纳可，眠浅易醒、多梦、醒后难以复睡，夜尿频多，大便干结。舌质暗红、苔黄腻，脉弦滑。

诊断：颤证（阴虚风动，气滞痰阻，神魂亢盛）。

治法：滋阴息风，理气化痰，安定神魂。

处方：瓜蒌 20g，薤白 20g，半夏 9g，姜黄 15g，香附 20g，牡丹皮 15g，黄芩 12g，天麻 20g，钩藤 30g，防风 20g，降香 9g，枳壳 15g，川牛膝 20g，浙贝母 15g，甘草 6g。14 剂，水煎服，日 1 剂。

二诊：服药效显，烦躁焦虑、思虑过度症状缓解，失眠改善，震颤症状稍作改善，仍见头部及双上肢震颤，纳可，二便调。上方加天竺黄 9g，络石藤 20g，青风藤 15g，川芎 15g。7 剂，水煎服，日 1 剂。

按：患者患病后思虑过度，过度关注自己的病情，内心敏感，心理指向性过强，负担较重，导致气机郁滞，经络不通，进而导致肢体震颤加重；思则气结，伤及脾胃，气血生化乏源，心神失养，气乱于心，痰积于脘，痰气郁而化热，演化出痰停气滞，继则神魂惑乱，出现眠浅易醒等睡眠障碍的表现；魂不舍肝或肝魂失养则引起肝气郁结，表现为烦躁焦虑、情绪低落。故本方用瓜蒌薤白半夏汤为基础方以解除思虑，兼以散痰气郁结，因患者气郁日久，阴虚内热，故用牡丹皮、姜黄、川牛膝、黄芩滋阴清热活血，清心安神，天麻、钩藤、防风息风镇颤，平肝安魂；香附、降香、枳壳、浙贝母理气解郁化痰。全方共奏滋阴息风、理气化痰、安神定魂之功效。复诊时患者仍见头部及双上肢震颤，故加用络石藤、青风藤、天竺黄、川芎息风活血通络以巩固疗效。

病案十八　钱某，男，15 岁。2017 年 12 月 26 日初诊。

主诉：情绪暴躁 1 年余。

现病史：患者 1 年前因父母离异、与同学在学校发生矛盾等精神刺激出现情绪暴躁，易激惹，无缘无故发笑，发病时骂詈毁物，抽动秽语，且思维不连贯，言语无序，不能自控等症状，于济南市精神卫生中心诊断为"情感性精神障碍"，口服富马酸喹硫平片，未见明显好转。现症见：情绪暴躁，易激惹，抽动秽语，言语无序，思维不连贯，时有幻视幻听，不自主性头部后仰，咳吐痰涎，色清稀，质黏稠，量多，纳眠可，二便调。舌暗红苔白腻，脉弦滑涩。

诊断：狂证（痰蒙神窍，神机惑乱）。

治则：化痰开窍，安神定志。

处方：朱砂粉（冲）0.5g，龙骨 15g，牡蛎 15g，瓜蒌 21g，薤白 12g，半夏 9g，檀香 12g，砂仁 9g，丹参 21g，红花 12g，川芎 15g，紫苏梗 15g，栀子 12g，牡丹皮 20g，甘草 6g，徐长卿 15g。14 剂，水煎服，日 1 剂。

二诊：患者自述服药后情绪烦躁，易激惹，无故发笑等症状较前改善，自觉思维渐清晰连贯，仍抽动，不自主性头部后仰，咳吐痰涎，质黏，量较前减少，纳眠可，二便调，舌红苔白腻，脉弦涩。处方：上方去朱砂，加羚羊角粉（冲）2g，石菖蒲 12g，炒僵蚕 12g，蝉蜕 6g。14 剂，水煎服，日 1 剂。

三诊：患者上述诸证均明显好转，情绪稳定，思维清晰连贯，抽动，头部后仰等症状明显缓解，咳吐少量痰涎，纳眠可，二便调。续服上方 14 剂后患者诸证均作好转，行为如常。

按：脑为元神之府，主宰五脏之志，脑失其常，则五脏失和，神机失用。患者出现情绪、思维、心理及行为的异常，其基本病因病机在于患者父母离异，思虑过度，情志内伤。患者思虑日久，思则气结，伤其脾胃，痰湿壅盛，出现咳吐痰涎等症狂。气乱于心，痰积于脘，气滞痰阻，经络不通，继而出现肢体抽动，头部不自觉性后仰等症状。痰气久郁化火，上扰神明，神机惑乱，神惑则神"任物"的功能异常，统摄"魂魄"失常，精神上表现为情绪暴躁，易激惹，且思维不连贯，言语无序，幻视幻听，发病时出现骂詈毁物，妄行不休等症状。治疗时除了要解决患者的痰气郁滞，还要顺应患者的病情演变解决其演化病机，双管齐下。方中朱砂、龙骨、牡蛎重镇以潜心安神；瓜蒌、薤白、半夏解定思虑兼以散痰气郁结；紫苏梗理气宽胸；檀香、砂仁化湿行气兼和胃；丹参、红花、川芎、牡丹皮活血化瘀，行气开郁；徐长卿祛湿化痰；栀子清热泻火；甘草调和诸药。诸药合用，共奏理气化痰，安定神志之功。

病案十九　患某，男性，76 岁。2016 年 5 月 19 日初诊。

主诉：慌张步态 10 余年，双下肢活动不利伴反应迟钝 2 月。

现病史：患者于 2005 年无明显诱因出现慌张步态，双足擦地行走，步态变小，颅脑CT 示：多发腔隙性脑梗死。现症见：双下肢活动不利，反应迟钝，抬步困难，全身疼痛，肌强直，屈曲体态，尿急，难以控制，大便偶有失禁，平素易怒，全身皮肤多出红色斑点，无静止性震颤，无饮水呛咳，无视物模糊，纳可，眠差，入睡困难。舌红苔薄，脉象要素滑、凸、短，左关部可见烦躁焦虑谐振波。既往史：既往高血压病史 10 余年，血压服药后控制可，无其他疾病。

诊断：中风病（中经络）；颤证（神魂亢盛，志意持定）。

治法：安定神魂，解思定虑。

处方：麦冬 30g，当归 18g，天麻 30g，钩藤 30g，人参 10g，黄芪 30g，

五味子 12g，黄精 20g，白芍 18g，防风 18g，紫苏梗 12g，北沙参 20g。14 剂，水煎服，日 1 剂。

二诊：服药效可，病情好转，复诊主诉发作性头痛 2 天，上方加川芎 20g，红花 12g，知母 15g。7 剂，水煎服，日 1 剂，巩固疗效。

按：患者老年男性，平素易焦虑烦躁、生气，内心敏感、心理负担重，具有多思虑、情绪化的性格特点。患者思虑过度、易失眠、对外界事物过于敏感、执着等说明其"神亢、魂亢、志意持定"，逐渐形成了不良心理状态，导致患者经络瘀阻，功能改变，在患者身上表现为肌张力增高、慌张步态、二便急数、健忘、急躁易怒等。故治疗时应摆脱外在症状的束缚，深入疾病的本质进行干预。处方当以安定神魂，解思定虑为原则，方中人参、黄芪、麦冬、五味子、黄精均有安神定魂之功；天麻、钩藤、防风、紫苏梗具有行气解郁之功，可解除患者志意定持、思虑过度状态；神魂亢盛、思虑过度状态本身就是一种慢性消耗状态，可以变现为气虚、阴虚、血虚等，本患者阴虚明显，故用沙参、白芍、当归滋阴养血，阴血得复，心神得安。复诊时患者烦躁焦虑情绪病程较长，导致心肝火旺，上扰脑神。故上方加川芎清利头目，养血活血；合红花、知母活血生津润燥，达到宁心养心安神的功效。辨证施治，巩固疗效。

病案二十 患某，女性，29 岁。2018 年 10 月 11 日初诊。

主诉：头痛反复发作 3 年余。

现病史：患者于 3 年前因工作压力大出现头痛反复发作，休息后缓解，未行诊疗，近 3 月发作较前频繁，疼痛程度加重，持续时间延长，为求系统治疗来诊，诊断为"紧张型头痛"。现症见：头部胀痛，无跳动感，疼痛部位不定，以头顶及双侧颞部为主，伴颈部发紧，紧张或生气时易发作，发作时无恶心呕吐，无畏光出汗，平素情绪急躁易怒，心烦不安，纳可眠差，大便干，2~3 天 1 行，小便调。舌红苔黄厚，整体脉象"热、上、疾、涩、动"。

家族史：近亲家属并无头痛病史。

诊断：头痛（魂用过亢）。

治法：疏肝理气，重镇安魂。

处方：柴胡 12g，当归 15g，熟地黄 20g，鸡血藤 9g，桃仁 12g，红化 9g，枳壳 12g，甘草 6g，白芍 20g，川芎 15g，桔梗 12g，川牛膝 15g。7 剂，水煎服，每日 1 剂，早晚分温服。

二诊：2018 年 10 月 17 日复诊，自述诸症好转，予前方继服。

三诊：2 月后因感冒来诊，自述头痛未再发作。

按：患者平素急躁易怒，肝失疏泄，魂亢气机不畅，郁而化火，日久影响血液、津液运行而致血行瘀滞、痰浊内生，痰浊、瘀血阻滞，因而时有头痛。方中柴胡、川芎善入肝经，可疏肝安魂、行气开郁，使气机运转流利，气血调和而魂安；鸡血藤、桃仁、红花、当归活血祛瘀，擅通筋脉痹阻，合川牛膝共奏逐瘀通经之功；枳壳、桔梗，一升一降，调畅气机，气和则血和，气血和则筋脉得养；熟地黄滋阴填髓，《药品化义》云："熟地黄专入肝脏而补血，是为养心神、宁魂魄之圣药。"白芍、甘草养血柔肝，肝喜条达而恶抑郁，白芍可顺肝木之性，使肝体柔和，魂安而不妄动。诸药合用，安神魂、和气血以治其本，理气祛瘀通络以治其标。

病案二十一　孔某，女，35 岁。2019 年 10 月 08 日初诊。

主诉：四肢不自主运动 10 余年。

现病史：患者自述 10 年前无明显诱因出现四肢不自主运动伴投掷运动，挤眉弄眼，摇头晃脑，不能自行控制，入睡时缓解，曾就诊于当地医院，诊断为"舞蹈症"。现症见：四肢不自主运动伴投掷运动，挤眉弄眼，摇头晃脑，言语欠流利，入睡困难，偶有彻夜不寐，梦不多，全身乏力，上半身易汗出，下半身怕凉重，纳差，食欲不佳、小便可，大便稀，日一行。舌暗红苔黄，脉沉涩。

诊断：颤病（神弱魄亢，肝风内动）。

治法：养神定魄，行气活血，息风通络。

处方：羚羊角粉 2g，防己 12g，黄芩 12g，防风 20g，白鲜皮 20g，秦艽 20g，桑白皮 20g，白芍 20g，川芎 15g，川牛膝 15g，甘草 6g，柴胡 12g，桔梗 12g，枳壳 12g，炒桃仁 15g，红花 9g，熟地黄 20g，当归 15g。5 剂水煎服，日 1 剂。

二诊：患者诸症好转，继服中药 7 剂。

三诊：患者四肢不自主运动等症状较之前减轻，处方：减去防己，红花，桔梗，柴胡，熟地黄，加用酸枣仁 30g，木香 9g，紫苏叶 12g，琥珀 5g，茯神 20g，白术 15g，7 剂，水煎服，日 1 剂。

按：患者出现颤证的主要病机为神弱魄亢，肝风内动。在诊治过程中，了解到患者性格懦弱，心理耐受力差，遇事易退缩，缺乏自信，在社会、家庭等环境影响下，不良的心理反应不断蓄积，最终出现五神偏颇。神统御形体，总摄魂魄，可以支配人体脏腑的功能活动。神弱则机体功能活动下降，而致脏腑失和、气血瘀滞，故出现乏力，入睡难、纳差等表现；神弱不能摄魄，导致魄气过亢。《灵枢·本神》曰："肺藏气，气舍魄。"肺与魄生理上互相依赖，病理上相互影响。若魄用过亢，则影响肺的生理功能，肺主气、主皮毛的功能失常，毛孔开多阖少故汗多；加之气机郁滞，津液运行有碍，故仅上半身汗多，下半身气滞不通，失于温煦故怕冷。气血瘀滞不通，日久化火生风，肝风内动，经络阻塞失于濡养，表现为四肢不自主运动，挤眉弄眼，摇头晃脑，言语欠流利。故治疗应以养神定魄，息风通络为主，方用白芍、当归、熟地黄、甘草补血益精神、疗神弱；羚羊角粉平肝息风，镇静安魄；桔梗宣肺，柴胡、枳壳行气解郁，川芎、牛膝、炒桃仁活血化瘀，气血顺达，则神魄趋和；防风、防己、秦艽祛风止痉，与黄芩，桑白皮相伍共祛热风，共奏养心神定肺魄，息肝风通经络之功。三诊患者四肢不自主运动等症状较之前减轻，加用酸枣仁、琥珀、茯神宁心镇静安神，白术益气固表止汗，木香、紫苏叶加强行气解郁之功。

病案二十二　阚某，男，21 岁。2019 年 5 月 29 日初诊。

主诉：入睡困难 2 年余。

现病史：（患者家属代述）患者 2 年前无明显诱因出现入睡困难，无眠浅，多梦。曾服用西药治疗（具体不详），症状有轻微改善。现症见：入睡困难，无眠浅，多梦。双手及头部摇动频繁，手足出汗甚，平时情绪易激动，易烦躁生气，自言自语，一人时发笑，口中吐涎沫，吐涎沫后胸部掣痛，移时好转。纳可，二便调。舌红胖大少苔、边齿痕；脉长、细、敛、浮动。

诊断：失眠症（神弱魄亢）。

治法：补养心神，行气安魄。

处方：川楝子 12g，元胡 15g，白芍 15g，丝瓜络 12g，半夏 9g，五味子 9g，炙甘草 6g，干姜 3g，黄芩 12g，远志 12g，浮小麦 15g，丹参 12g，天麻 12g，白芍 15g，益智仁 15g。7 剂，水煎服，口 1 剂。

二诊：患者自述入睡困难较之前明显好转，情绪较之前平稳，仍双手及头部多动，自言自语，一人时发笑，手汗多，多吐涎沫，纳可，二便调。舌红少苔；脉长、细、敛。处方：上方减去浮小麦，加茯神 30g，苏子 12g，白芥子 12g，7 剂，水煎服，日 1 剂。

按语：患者平素易思虑，心理负担重，生气不欲与人诉说，长久积压于心，"思则气结，郁则气滞"，导致气行不畅，升降出入失常，气机紊乱失衡，气行血、津液失常，而致气血失和，津液代谢紊乱，脏腑失和。心主血，脾生血，思虑伤及心脾，心脾两虚，且出汗日久阴液亏虚，汗血同源，日久气血暗耗，心气不足鼓动血脉无力则心神失养，故见神弱，患者性格懦弱，心理耐受能力差，不欲与人交流，入睡不能。气血运行失常，阻滞经络，经络不通，表现为肌张力高，出现双手及头部不自主摇动频繁。郁则气滞，肺为气之主，肺主皮毛。神弱不能制魄，魄气过亢，肺脏升降功能过盛，生理功能异常亢奋，超出机体承受能力，则可见多梦，吐涎沫，易激动烦躁；毛孔开多阖少则汗多；肺部气机壅滞，则吐涎沫时胸部掣痛。治疗应当补养心神，行气安魄，方中茯神、远志、五味子、甘草益气养心宁心，合白芍酸甘养阴，补血安神，浮小麦固阴敛汗，汗血同源，防止阴液进一步受损，又能助养神机。益智仁温脾摄涎唾，川楝子、丹参、元胡与白芥子、半夏合用行气活血安魄，开郁化痰散结；天麻、丝瓜络通经活络，解肌舒筋；诸药合用，使气畅血复，神魄安和以治其本，理气化痰通络以治其标。

病案二十三　患某，男，48 岁。2019 年 11 月 11 日初诊。

主诉：左侧肢体活动不利伴言语謇涩 3 月。

现病史：患者于 2019 年 8 月 12 日因劳累而出现左侧肢体活动不利，言语謇涩，走路偏移，伴意识不清，于山大二院诊断为"脑梗死"，行溶栓手术后症状缓解。现左侧肢体活动不利，左侧手、足麻木，左手持物不稳，语言謇涩，时有头昏沉不爽。精神亢奋，思维敏捷，言语滔滔不绝，好说大话，记忆力增强，对事情细节记忆清楚，情绪易急躁，脾气大。面色红，近 3 月体重下降 17kg。纳呆，眠差，入睡困难，睡眠早醒，每日仅可睡 2h 左右。舌：紫红苔黄，舌有裂纹，弓形舌，舌两侧有白涎。脉：散浮动，左脉上，重按无力。

诊断：躁症（神魂亢进证）。

治法：平肝清心，安定神魂。

处方：天麻 30g，钩藤 30g，石决明 30g，栀子 9g，杜仲 12g，茯神 15g，桑寄生 12g，川牛膝 15g，黄芩 12g，夜交藤 12g，益母草 12g，远志 12g，黄

柏 12g，羚羊角粉 2g( 冲 )，代赭石 12g，生牡蛎 30g，清半夏 9g，夏枯草
12g，丹参 15g。7 剂，水煎服，日 1 剂。

按：患者中年男性，属于《内经》中的太阳之人，《内经》言："太阳之
人，多阳而少阴，必谨调之，无脱其阴，而泻其阳。阳重脱者，易狂，阴阳皆
脱者，暴死不知人也。"患者为多阳少阴之人，平素工作劳累，睡眠无法保证，
损耗体阴，故出现脉重按无力，舌有裂纹。阴不制阳，肝阳上亢，"肝藏血，
血舍魂"，肝阳上亢则引起魂亢，"肝气受伤则神魂散乱，故令人欲卧不能眠"，
故而出现入睡困难，睡眠早醒。神是人精神活动的主宰，神亢则患者表现出虽
眠差但精神亢奋，思维活跃，言语多且语速快，精神亢奋、性格外向则脉浮。
精神长期处于亢奋状态，长期消耗，出现体重下降，脉散，出现疲劳之象。处
方当以平肝清心，安定神魂为原则，方中天麻、钩藤、羚羊角粉平肝潜阳，石
决明、代赭石、生牡蛎平肝重镇潜阳，安定肝魂；栀子、黄芩、黄柏、夏枯草
清降，抑上亢之神机；牛膝引血下行，合益母草活血利水，有利于平降神魂，
杜仲、桑寄生补益肝肾之阴以摄上亢之肝阳；茯神、夜交藤、远志宁心安神定
志；清半夏降逆，丹参清心除烦；诸药合用，共奏平肝潜阳，安神定魂之功。

病案二十四　郑某，男，54 岁。2019 年 10 月 22 日初诊。

主诉：过度关注鼻部不适 1 周余。

现病史：患者感冒后出现鼻塞，于社区门诊诊断为"鼻炎"。后患者过度
关注鼻部病情，现患者鼻部一出现不适即情绪紧张，坐立不安，心慌烦乱，转
移注意力后缓解，入睡困难、眠浅易醒、醒后难睡、多梦。平素多思虑，近日
纳差，二便调。舌紫暗苔少，脉曲热。

诊断：郁证（志意定持，神用过亢）。

治法：解思定虑，安神益智。

处方：半夏 9g，厚朴 15g，紫苏叶 12g，茯苓 12g，生姜 6g，羚羊角粉 1g
（冲），天麻 15g，远志 12g，木香 9g，丹参 12g，桑白皮 12g，生龙骨 30g。7
剂，水煎服，日 1 剂。

按：患者中年男性，平素易焦虑烦躁、生气，内心敏感，具有多思虑、情
绪化的性格特点。患者志意定持，症见强迫想法并引起烦恼、焦虑不安、恐
惧，表现在睡眠上主要为难眠，多梦，早醒。患者因志意持定引起神舒敛不
利，进而出现神亢，表现为不能自主，烦躁亢奋，多思纷纭，甚至彻夜不寐。

患者多思，思想和精力都突出集中在了鼻子这一兴奋点上，心理思维关注面狭窄，兴奋点之外的事情全面抑制，表现为脉"内曲"等特征。思则心有所存，神有所归，正气流而不行，故气结矣，气结日久，则化火化热，则见脉热。处方当以解思定虑，安神益智为原则，方中半夏辛温入肺胃，降逆气，厚朴苦辛性温，下气除满，助半夏降逆；茯苓养心安神；远志安神益志；防风、紫苏等风药药性趋上趋外，可向上升发肝气，可疏通调畅气机；桑白皮、羚羊角粉缓解患者志意定持、思虑过度状态；气结日久，则化火化热，伤阴耗气，加用丹参凉血清热，患者苔少阴虚明显，故用白芍、当归滋阴养血；木香调畅气机，且《神农本草经》中记载，木香"味辛温，强志，久服不梦寤魇寐"，可以治疗多梦不寐；龙骨镇静安神；诸药合用，共奏解思定虑，安神益智之功。